脉诊导论

（第2版）

周达君　著

人民卫生出版社

图书在版编目（CIP）数据

脉诊导论 / 周达君著 . —2 版 . —北京：人民卫生出版社，2018

ISBN 978-7-117-25988-0

Ⅰ. ①脉… Ⅱ. ①周… Ⅲ. ①脉诊 Ⅳ. ①R241.2

中国版本图书馆 CIP 数据核字（2018）第 016764 号

脉 诊 导 论

（第 2 版）

著　　者：周达君
出版发行：人民卫生出版社（中继线 010-59780011）
地　　址：北京市朝阳区潘家园南里 19 号
邮　　编：100021
E - mail：pmph @ pmph.com
购书热线：010-59787592　010-59787584　010-65264830
印　　刷：三河市尚艺印装有限公司
经　　销：新华书店
开　　本：710 × 1000　1/16　　印张：15
字　　数：246 千字
版　　次：2011 年 7 月第 1 版　2018 年 2 月第 2 版
　　　　　2020 年 4 月第 2 版第 2 次印刷（总第 4 次印刷）
标准书号：ISBN 978-7-117-25988-0/R · 25989
定　　价：39.00 元
打击盗版举报电话：010-59787491　E-mail：WQ @ pmph.com
（凡属印装质量问题请与本社市场营销中心联系退换）

许　　序

周达君主任出身于中医世家，毕业于陕西中医药大学中医专业，工作中又博采民间中医长技，学验俱丰，以之临床，多获效验，屡得同行之称颂，常受患者之好评。

我与达君主任相知日久，其学之渊，其技之精，每与其谈论，常击节称叹。在众学之中，达君尤精于脉诊和针灸。脉诊之学为中医之蒿矢，亦为中医窥道之径，渡河之舟。然当今脉学之道渐隐而式微，孰能于此沉寂之态而扬其清波，倡中医学术之先声，非似达君之有志于中医者而不能为之。

周主任曾言："要做能够面向未来，面向现代化的传统中医"，我深以为然。这本著作就是在这种思路之下，对脉诊之学的研究与分析。通过作者自身学习脉诊的经历，提示继承传统的重要性。对经典的回顾与研读，则可让习脉者面对现存各种脉诊体系的学习时，先在心中打下了一定之规。最后，则是从临床医生的立场出发，从面对未来的角度分析传统脉象的基本结构。

在新的时代，我们面对的已经不仅仅是机器时代的文明，我们面对的是互联网，是大数据。利用全新的认识理念回归传统，是时代赋予我们的任务。希望能够见到更多更好的、利用现代意识解读中医传统技术的著作。

国家"973计划"项目首席科学家
教育部科学技术委员会学部委员
中国针灸学会副会长
广州中医药大学副校长

自　序

《脉诊导论》出版已经有好几年的时间了。近段时间，中医脉诊似乎成为中医实践推广的热点。社会上出现了越来越多的脉诊之书、各种不同的脉诊流派、层出不穷的脉诊学习班。从这个现象出发，我想明确两个问题。问题1:“导论”的意思是什么？我想导论的意思应该是，作者对某一学科的发生、发展及其内在结构提出的整体性、指导性的意见。问题2:中医的脉学理论与临床学习需要这样一个总结与指导的意见吗？我的回答是:需要。

张仲景《伤寒论·序》中言:“观今之医，不念思求经旨，以演其所知。各承家技，始终顺旧。”指出要想学好中医一定要回到经典，即在《黄帝内经》《难经》等经典中探求本源。又指出学习中医最大的困难就是“各承家技”，而这正是脉诊学习的难点。汉代以降，脉诊之学花样翻新。王叔和著《脉经》欲一统脉诊之学，其志未酬。高阳生因之著《王叔和脉诀》，反到在后世形成“《脉诀》出，《脉经》隐”之论。自此以降，所出脉书，多是褒《脉经》，而贬《脉诀》。明·李时珍著《脉诀考证》，其意即在辨析不同脉诊流派之异同。清·周学霆著《三指禅》，所言所论则皆独出心裁，与众不同，但内容却是中规中矩。这些事例说明，要想立足传统、面向未来，在脉诊体系中还真得要有一个“导论”性的著作出现。

经过对中医脉诊理论几十年的学习与研究。我发现，要想真正理解脉诊的实质，必须回到汉以前的中医成形期，回归经典；并且要从现代科学的高度重新认识脉学理论。从现代的研究看，《黄帝内经》中的脉学实践本身就是多源头的。经过王叔和、李时珍等几次不成功的汇总。外观上，脉诊体系的一致性有所增加；从细节上看，仍是分争不断。具体表现是:不同作者所写的脉诊书籍之间，多有攻讦、辩驳之言。如:李时珍说“诊脉者，特以候五脏六腑之气；非以候五脏六腑之形”，提出诊脉有“诊脉气”与“诊脉形”之辨。清·张秉成则走得更远，在《脉诊便读》中提出:“脉虽血府，而所以主持其血运行不息者，惟一气而已，不特无寸关尺之分，且无脏腑之别”，更是直接否定了寸口脉“寸、关、尺”脏腑定位的诊脉方案。表面上看，这些理论差距之大，已经到了南辕北辙的地步。问题是，中医脉诊各流派自身的内部，却是完整而且自洽的。用之临床，大家却又都是切实可行。这种情况似乎不可思议，但又在现实中实实在在的客观存在。做为现代的中医师，拥有着现代医学的新知识、新方法。到底该如何对待传统脉诊理论中出现的这种现象，以至于该如何理解脉诊本身？回到本源、关注细节，应该是现代脉诊研究的必经之路。

按照定义：导论就是将涉及内容很广的学科做概括性介绍，一般不会有非常深入的分析，但对历史和未来都有精简扼要的介绍，使读者对这门学科有一个概括的了解。所以，本书中没有将一般脉诊书中所常见的：寸关尺如果布局、何脉当主何病等内容做为关注的重点。本书主要是对脉诊体系认知中的难点进行剖析与说明。从经典出发，对后世各种脉诊流派中，内在的合理性与外观上的相互对立，做了概要的提示。着重关注的是脉诊认知理念与临床实践之间的关系，医者手感与理论认识之间的相互作用，如何从最简单的手感训练走向实践中的游刃有余。这些内容都是其他脉书所没有关注到的要点与细节。书中众多的临床实例举例与反复分析，也皆源于长期的临床实践与临床带教。当然，本书也包含着大量的临床诊断及处方技巧，只等着有心人去挖掘。

《脉诊导论》出版至今，得到广大业内人士与中医爱好者的肯定。多有读者写信到出版社要求再版，人卫出版社的相关同仁也因之与我联系。因此，在对第一版修订的基础上再出了第二版。这个版本中一方面保持原书的结构，做了大量文字方面的调整，更加强调“逻辑严谨、语言规范”，因此专业性就更强了。另一方面，也增加了几个大的模块。如：通过对具体脉象的分析，对医者手感的层次进行了归类。从现代临床的角度，对传统的脉诊理论中的一些要点，进行辨析。更重要的是，对医者临床之时如何诊脉，即脉诊的内在流程，进行了归纳与整理。这些内容也皆是他书之中未见之言，也符合导论的含义。

说到底，中医脉诊属于中国文化的认知体系，必然具有个性化、意象化的特征。作为一种医疗技术，施之临床，则脉诊又必然具有客观化的内涵。所以，想要学好脉诊，也必然是件极为烧脑的事情。所谓纲举则目张，先解决认知理念上的问题，再解决临床实践中的难点，正是学习脉诊的捷径。这本书就是要解决脉诊学习中“纲”的问题。作为作者，我固然希望本书是初学脉诊的引路人；也希望本书对久经历练的临床医家提供返璞归真的契机；更希望本书能对脉诊现代化的研究者们提供指导性的启示。

周达君

2017 年 10 月于广州

目　　录

决　疑　篇

经 典 篇

实践篇

决疑篇

第一章 什么是脉诊

按《中医诊断学》的定义是:脉诊即切脉,是医生用手指切按患者的脉搏,感知脉动应指的形象,以了解病情、判断病证的诊察方法。这个定义提示:诊脉的主体是医生的手指,客体是患者的脉搏,强调医生所具有的主观能动性。目的是了解病情、判断病证。其中,对形象的概念则缺少更进一步的解释。

《黄帝内经》中有言:“脉为血府”,指出古人认识之中的脉与血管是密切相关的。脉是气血内出外达的通路。因而认为,医者可以通过对人体外部组织器官如血脉等的状态与功能的研究,探查推断内部组织器官的功能状态,并因而形成特定的诊断方法。所以我提出了对脉诊的新的定义,指出:**脉诊就是通过判断人体动脉搏动规律,进而搜集人体内在体质特征与疾病信息的方法**。这个定义首先提出了脉诊主体的问题。在之前的定义中,脉诊的主体只能是人;在我的定义中,脉诊的主体变得不确定了,可以是人,也可以是机器。所以,这里体现的是时代的要求,现代中医总是要面对现代科技给人们带来的进步。其次是对客体进行了约束。这个客体就是动脉的脉动点,这种方法应该是普遍适用的。也就是人体任何一支动脉,浅出体表的搏动点,都可适用相关的方法。这也是脉诊起源时的状态。当然,在脉诊起源时还有更多的选择,如:诊静脉、诊气脉等。再次,则是脉诊的目的。脉诊不仅仅是了解与疾病相关的内容,还可以了解患者的体质状态。也就是说,脉诊的结论应该包括患者生理状态与病理特点的合集。

我们知道《黄帝内经》时代的诊脉法很多,如五脏脉法、三部九候脉法、十二经脉脉法。这些方法的产生,都是为了从人体动脉浅表搏动点的搏动异常,去判断人体内在的生理与病理的改变,进而为临床治疗服务。可以说这些方法在当时都是有效且有用的。但随着历史的发展,有些技术被淘汰了,有的技术则被转换、归并,最后形成了现代的寸口三部九候诊脉法。

如果我们伸出自己的双手,用手指反复触摸自己双手腕外侧的桡动脉,就会发现两手桡动脉的韧性、力度，甚至粗细、长短都不一样。传统中医认为就是这些差异间接反映了人体的功能状态。对这种差异的诊查与分析研究，也就成了中医临床中最重要的技术——“脉诊”。通过对脉诊技术进行理论化与系统化的研究与阐述，即形成人们所说的“脉学”。

脉诊是如此重要，在中医古籍《难经》中明确指出“望而知之谓之神，闻而知之谓之圣，问而知之谓之工，切而知之谓之巧”。其中神圣者可望而不可即。工则是工匠的意思，也是认真的意思。而巧则为一种技巧，是真正能够使用及提高医者思维辨析能力的一门技术。曾有人说，脉诊为中医四诊之末，也是从这个排序而来。但中国人是一个含蓄的民族，第四的位置，恰恰是另一个方式的重点提出。

第二章
脉诊因何成疑

我曾经带过一个硕士实习生,这是一个具有良好认知理念与学习能力的学生。他明确地说过:在见到我之前根本就不相信诊脉,认为中医诊脉就是骗人的。见到我之后才发现诊脉是真的,而且是可以通过学习来掌握的。同理,如果用“诊脉是不是真的?”这个问题,面对众多的中医从业者,得到的结果可能大多都是不屑一顾。不过,理由则应该是完全相反。一部分人会说:“诊脉当然是真的,这还用问?”另一部分人则会回答:“诊脉当然是假的,这还用说?”其实,这个问题,也许要转换为另一个问题,才能更为清楚地表达它实际上的内涵。即:中医到底是怎么回事?

现在,站在21世纪的高度,回头看传统中医。传统中医本身的知识体系是非常完整而且是有序的。但不可否认的是,中医更偏于概念化,对学习者认知能力、对知识的理解能力要求更高。现代医学则明显具有直观与朴实特点。回到一百年前,那个时期西风东渐,西医挟科学之利,呼啸而至。从表面上看,西医是清楚与明白的。西医的理论与观点都可以通过相应的实验来证实,所以,是有科学事实支持的。于是,人们普遍认为西医是科学的,中医是不科学的。这时站在“科学西医”的立场上看中医,就会看到许多问题。将这些问题汇总起来就变成了一本书——《灵素商兑》。

在七十多年前,中医界出现了一个重大的事件,这就是“废止旧医案”的提出与推行,这件事对中医造成了极大的伤害。“废止旧医案”的提出者,同时也正是《灵素商兑》的作者,叫余云岫。他曾经说,如果让他来当中医会是一个很好的中医。此前,他也曾将自己的思考与疑问提了出来,但是没有得到太多的呼应。于是乎,写出一本书,又提出了一个“废止旧医案”。此时的中医从业者看到了“废止旧医案”的巨大杀伤力,于是群起而攻之。最终,中医靠自己的人气(现在叫人脉)、靠临床疗效终止了这个提案,但潜流未息。

《灵素商兑》的问题并没有得到真正的解决。从一开始,问题的指向就是中医的根本著作《黄帝内经》,并以中医的“脏腑经络”理论作为突破口,以解剖学的理论为依据，用比较的方法进行分析。将现代医学在解剖学上的成果与中医固有的解剖理念，进行对号入座式地对比。认为中医的"脏腑经络"理论是原始的、错误的，《黄帝内经》是不可靠、不可信的，从而给中医的理论体系以重重一击。于是，在制止这个提案的过程中，中医前辈们的主要方法是靠疗效说话，而不能依靠中医相对完整的理论体系与研究方法作针锋相对的辩驳，当然就更无法靠严密的逻辑关系来表达自己的意见。应该说最后的胜利仅仅是险胜，问题依旧悬而未决。此后，中医前辈们开始具有了用直观化理念剖析自身理论体系的意愿与行动。这也就是中医现代化研究的开端。但中医已经有几千年的历史，且体系完备，自成一格。特别是中医体系内部，大量的名词与理论，都有各自专属的解释与定义。事实上，中医的认识方法与研究理念是有一定超前性的，这样对研究也带来了极大的困难。如："心"这个名词，就有解剖结构概念、功能概念、系统概念等不同认识方法与认识层次。而这些层次的认识是在中医理念的指导下，以世界观的理论知识与医师的临床经验为背景，逐渐深化的过程。贸然将西医相对落后的直观性的研究理念与知识体系，直接生搬硬套到中医身上，必然造成中医自身的弱化与混乱。这时，那些强调体验感悟、强调思辨能力的技术走向"被"消亡的命运，就成为可以预测的事情。而"脉诊"就是这样强调直观体验的技术。于是，我们看到：脉诊是不是"真的"，这样一些命题，就会时时浮出水面。

也就在二十年前，我跟师学脉，渐入佳境。所言、所思、所用，无不关脉。这时有个朋友问我：你跟师父学了这么长时间的脉诊，到底学了些什么？我当时又讲理论，又讲用法，言之滔滔地讲了半天。他突然开口：你跟你师父也没学啥，就学了一句话：脉是真的。是的，"脉是真的"，这的确是我学习脉诊的第一个感悟。其实，脉诊是不是真的，在古代这根本就不是一个问题。脉诊仅仅是中医诊断中最基本，也最重要、最强调技巧的组成部分。但过分强调医者身体感触能力，以及古人在描述具体问题时相互问责。又为"脉诊是不是真的"这样的问题提供了被质疑的把柄，于是问题日渐复杂。经过二十多年的研究与实践，在这些纷繁复杂的线索之间，我找到一个线头，并沿着这个线头解开了所有的结。这就是"手感"，也就是医者指端的感知能力。古书上没有明言这个问题，是因为他们根本就不需要这个命题。而现代脉诊书中则不见言，这是因为，这些研究者或者根本就没有深刻体验到，或者就是不知道该怎么准确表达自己的思想。

第三章 我的脉诊实践

一、初识脉诊

三十多年前,刚上中医大学的我对脉诊极为感兴趣,于是多方探求。这时我外婆,一个儿科医生,说:诊脉? 不就是“左手心肝肾,右手肺脾门”吗? 我想一想,还真是这么回事,可又似乎没那么简单。看过很多脉书后,认识在各种不同的名词解释与脉象分析之中变得越来越糊涂了。有一次随便翻《神仙济世良方》中有“葛真人论脉诀”一文。指出:“脉诀大约言愈多,则旨益晦”,“切脉之最要在浮、沉、迟、数、虚、实、涩、滑而已”。细思之,真是知者之言。乃依言行之,感觉已经得脉诊之要。进而推衍精进,自认脉学功夫大有长进。有一次,一个同学忽然要我为他诊脉。该同学素不信脉,并明言:让我查脉就是为了验证脉诊是否可信。遂认真诊查,查之再三,觉得该同学的右手关脉偏弦,就断其腹中不适。回答说我诊错了。反复询问,同学才说,他当时胃痛。于是,我说脉诊诊对了,他却说没诊出来。两人各执一词,都不能说服对方。转眼之间,就要毕业了。此时,我已经可以熟练使用现代寸口脉诊中的脏腑定位理论,所谓:“左手心肝肾,右手肺脾门”,“浮脉多风,沉脉多郁,有力实热,无力虚寒”之类。用之临床,每言中的,如:头不舒服,腰有问题等,多有应验。不禁心中沾沾自喜。

二、发现手感

大学毕业后,舅舅给我介绍了吴老师。虽然是带艺投师(本身是大学本科生,当时人谓“天之骄子”),也算是师出有门了。孔子曰:礼失求诸野。师门虽然藏之民间,却是中医正途。师爷朱穆林是清朝最后一位御医,学术上传承名医黄元御。临证思辨正是中医正统。吴老师尤其精于脉诊,好凭脉用药。

与患者相处须臾，处方施药，每每中的，如有神助。而且不待问诊，只一脉诊，审证查源，如同亲见。到此方知脉诊为何，以及脉诊在中医临床体系中的重要性。然让人为难的是，每日侍诊，若有疑问，吴师只是点头微笑，或仅言“好、好、好”。如此三月之后，如有所问，吴师方可以有问有答。再三月，才可畅所欲言，兼及俗词俚语。此时才知，初三月间，问师不答，非不答也，实是答无可答。后来当我自己也带学生的时候，对这一点的感受也就更深了。经常面对学生的问题，有答无可答之感。因为首先，双方对脉的描述完全不同。往往学生自认为诊出了一个某某脉，事实上根本不是那么回事。更糟糕的是，有时这些学生对脉的表述纯粹是自己的主观猜测。如此论脉，让我这当老师的实在是不知从何说起。诊脉一道，最重感觉，所以古人极为重视师徒相传。实是师徒传脉，虽是手手相传，也需心心相印。如此手手相递的传脉之法，与书本之传、学校之传，这等口耳之传完全不同。故知诊脉的知识一定是来源于实践，来源于临床。古人尝曰：医不三世，不服其药。以往囿于课本知识，只知道所谓三世之医为能读所谓“三世之书”之医。即以《黄帝内经》《伤寒论》《神农本草经》为中医之根本，能通读此三书者是为三世之医。至此方知，此言差矣，真是书生之言也。为医之道有师承，有巧思，下苦功，缺一不可，方能得真。

三、认识全息

拜师学艺，从此中医学习似入坦途。想起恩师，查脉决疑之态，不禁心向往之。特别是老师常言，某某肺部某处有一炎症，某某胆囊肿胀，某某腰痛如何，心实讶之。每想深入，难得其门。有一次，母亲让我为其诊脉。自诉上感，咽痛。便按脉理于双寸细查，忽然感觉到寸脉的内上方，似有一物厥厥动摇，意之当为咽喉之地。以后凡类似病，多于此处见这种感觉，竟然十有九对，乃定此为咽喉。后来，我去本院西医科室轮转。值夜班时，多给这些年轻的西医师聊聊中医、西医之事。兴之所至，不禁故弄玄虚一下，常使这些年轻的西医医师，瞠目结舌，有不可思议之态。时间既久，发现在此处诊脉，不仅可以知道患者有无咽炎，还可以分辨咽炎急性期、慢性期，甚至于将发未发的状态。

回顾既往知识，发现寸口脉法中，左关归于肝脉是个问题。按现代脏腑解剖，肝脏大部位于人体的右侧，少部位于人体的左侧。同样的，胆囊也位于人体的中线偏右，可寸口脏腑定位，此二者却在左手之关部。也有人解释为,诊查者之左,即患者之右,以此为别。但联系到心也在左手脉,可知这样的解释肯定是不对的。这个问题只能从实践之中回答。反复查验后,发现慢性胆囊炎患者,多在左手关脉偏上的位置有一沉弱之点。乃知,此肝胆二者定于左手之关脉是正确的。这样的认识方法,必然会与现代医学解剖学产生密切的关系。也就是说,脉象的这种改变,说明脉搏变化是人体脏腑功能在诊脉部位的反射,而不是简单地将人体脏腑的形态移行于手腕部的脉象。家传"方氏头皮针",中学就已经反复学习过了。当时张颖清先生引领的"生物全息律"研究正是方兴未艾,而方氏头皮针,则正是旗帜鲜明地支持"生物全息律"。张颖清先生在《全息生物学研究》一书中,明确将"头皮针"(方氏头皮针)列为支持生物全息律的证据,同样列为证据的还有中医脉诊。张先生重点提出的是《素问·脉要精微论》中的条文:"**尺内两傍,则季胁也,尺外以候肾,尺里以候腹。中附上,左外以候肝,内以候膈;右外以候胃,内以候脾。上附上,右外以候肺,内以候胸中;左外以候心,内以候膻中。前以候前,后以候后。上竟上者,胸喉中事也。下竟下者,少腹腰股膝胫足中事也**"。这一段,早年看到这一部分时,颇有不以为然之感。此时,重读此书,则是"别有一番滋味在心头"。于是一路精进,似乎脉诊不过如此。所谓"山重水复疑无路,柳暗花明又一村",再向后研究发现脉诊还真不是如此之简单。

四、读书生疑

从中医历史看,诊断是中医学研究的重头戏,而脉诊的研究是重中之重,每个中医大家都要说两句。自说自话也没关系,问题是这些大家个个都要将别人评论两句。于是有褒有贬,评说不一,让人无所适从。如李时珍评述:诊脉"特以诊五脏六腑之气也,非以诊五脏六腑之形",就是明着在批评那些力图用诊脉的方法确定疾病病位的观点。但他自己说的对不对呢?也无从知晓。《全息生物学研究》提到:"脉诊也是全息",笔者颇有不以为然之感,也就是因为这句话先入为主。幸好,我还有老师,还有自己的脉学理念,以及大量的脉学实践,还有时间,我可以慢慢验证。

五、手感决疑

手感就是手指头的感觉。这两个字的组合,古代的脉书似未曾见,现代的脉学研究也没有明确提出，但这却是实实在在的事情。过去老先生们看病，一诊脉，将病情发生演化的过程讲得清清楚楚。所谓“不劳病家张口，病情原由尽知。”小字辈忙上去一摸，但觉茫无头绪。问问老先生是怎么做到的，老先生会说：“这是功力，慢慢来。”这个“功力”之间的差异，往往就是手感。

功力深的老师，诊脉是非常快的。这提示，手感与人的感知能力有关。我们也就是利用手感来搜集从脉象上所表露出来的各种疾病信息。人体的皮肤表面有痛觉感受器、压力感受器、温度感受器等不同种类的感觉神经末梢。这样，临床上的手感是一种综合感觉，所以掌握手感是很难的，也需要有长期艰苦的练习过程。刚到广东省中医院时，在出门诊的同时还需要去病房值班。晚上查房都有实习学生跟随，见到特别典型的脉象，就顺便让同学们体会一下。有一例脑血管病患者，脉象表现出明显的滑大之象，提示本病属于痰火上扰，蒙蔽清窍。组方当用龙胆泻肝汤的结构，减龙胆草加夏枯草。一味之变，则方用不变，而方味大异。如此典型的脉象，赶紧让身边的同学体验一下。不过他们的表情木然，于是，我也就无话可说了。手感这么重要，为什么以前的脉书未曾提及？原因是不必说，也不可说。

古代学医都是师带徒式的私相传授，徒弟随时都与老师在一起。金元四大家中的朱丹溪，即是脉诊大家。据《丹溪翁传》记载，由于朱丹溪医学基础好，罗知悌“即授以刘、李、张诸书，为之敷畅三家之旨，而一断于经”，“每日有求医者来，必令其（丹溪）诊视脉状回禀，罗但卧听口授”。朱丹溪本身是带艺投师，就被罗知悌收为徒后，跟师期间不仅要向老师学习各家医学理论，老师为了让他专心学习，还要给津贴，让其贴补家用。临证时，经常丹溪自己诊得脉症，上禀师父。在师父的直接指导下处方用药，手感在不知不觉之中，自然养成。所以，丹溪翁著《脉因证治》，专论脉证相应之道。我自己初入师门前三月若无所得，其阻碍也是在手感之上。学习即久，此关在老师的引领之下，不知不觉就已经通过了。如此可见，手感一论，知之者自不必说；不知者则没法说，故难于书中见到。

第四章
脉诊的诱惑

常听老辈人说“脉可通神”,意指对脉诊的掌握,可帮助医者达到神医的地步。民间也以脉诊能力当作医生技术的重要体现。常有患者见了医生不说一语,将手一伸说:“大夫你看我有什么病。”以前,经常看到医生见病人如此,就骂病人,认为这是不尊重医生。好一点的就会说:中医望闻问切,脉诊列于最后,好中医知不知脉没关系。于是乎病人一头雾水,医者洋洋自得。其实脉诊被神秘化了。因为它的神秘,患者总想用脉诊来检测出一个神医来。也因为它的神秘,很多医生认为它只是一种古人的炒作。而在《难经》中给了脉诊一个合理的定位,这是临床的一种“技巧”。但脉诊也的确有其神秘之处。因为,脉诊能力的高低,可以从侧面反映出医生的临证能力。并且这种能力不可能靠读书读出来的,而是要靠在临床实践中,通过大量练习一点点磨练出来。事实上,我学习脉诊也是从好奇心开始,抱着一种探奇的想法去实践与钻研的。现在,脉诊对我来说,则可以是一种清晰的表白。

曾经有一个女病人患感冒咳嗽,找我看病。她只是说咳嗽一周,我就接着说:“你的咳嗽不是很重,白天晚上都有,不是很重,又不轻,时不时地咳嗽一声,有痰又不是很多。平时不生病的时候,多少会有点无力。”患者非常惊奇,不知道我是怎么知道的。我说:“就是这样知道的,诊脉呗。”是不是有点神奇?处方:止嗽散 + 四君子汤。如果仅凭这些表面现象,则这样看病是有点神奇。但明白真实原因,也就不像看上去那么神秘了。从脉象分析,这个病人是气虚外感,表证已经解,咳嗽迟迟未愈。抓住了病机,加上主症,其余症状是可以推论出来的。至于治疗就更简单了,补气止嗽即可。但是为什么会有脉诊很神秘的感觉?因为,要想掌握,而熟练使用脉诊技术,需要大量的学习与实践。所以我说“脉诊不神秘,学习有难度”。

一、脉诊是中医四诊的重要内容

中医四诊是什么？中医四诊是搜集临床信息的手段。《难经·六十一难》有言："望而知之谓之神，闻而知之谓之圣，问而知之谓之工，切而知之谓之巧"。也就是仅凭望诊，看一下病人面色体态，就可以知道病根之所在，及病情变化的是神医。这种"望"与后来所说的"看"又不同。"望"是远望，如扁鹊见蔡桓公，以望而言病："君有疾在腠理，不治将深"，到"望见桓侯而退走"，很显然，说的是望气色的一种。我们现在则是"看"，也就是脸贴在跟前仔细看，不是望气色，而是看线条、看纹路、看斑点，显然这与"望"是不一样的。闻诊则以耳字为本，主要是听。古人分声音为五音，分别是宫、商、角、徵、羽，分归于土、金、木、火、水，再以五脏归于五行。通过对患者发音特点的分辨，将之与五行归类，通过五行的转接作用，与五脏形成关联。用这个方法来判断人体五脏盛衰，进一步推断人体生命状态。这两种诊断方法，既不用与病人直接沟通，又不用接触病人的身体，当然可以归之于神圣之类。事实上，这两种诊断方法也可以搜集一些临床资料，但资料内容有限，且稳定性不好，以此判断病因病机，临床实施难度极大。故自己常说一句话，叫：**"神圣者，可望而不可即。工也者，自己所不甘心。巧则可为。"**

1. 望闻难凭

由于望面色之诊法变异性太大，难度也高，所以现代的所谓望诊都变成以望舌为主的舌诊了。

现在来说，一般的临床医生都较重视望舌与问诊。从佛教中的认识来看，应该说人的视觉属于眼、耳、鼻、舌、身、意六根之中，相对来说是比较发达的。古人也认为舌为心之苗，因之奠定了舌诊临床有效的基础。但从现代医学角度看，舌仍然属于消化系统，对牵涉消化系统疾病的判断较有效。但对其他系统病证的诊断价值有限。以最常见到的湿重一证为示例。如果病人表现出不欲饮食，精神不振，则可见舌淡胖、苔白腻等明显的湿重之象。若仅表现为可吃饭，也可不吃饭，饭量却不减；干什么事都不感兴趣；身上懒懒的，不想动。这种问题也属于湿郁，但望舌不一定会有很明显的舌淡胖，苔厚腻等湿象，而多表现为正常舌。我多次在抑郁症、二尖瓣关闭不全等疾病中见到这种现象。现在又出现的看手纹手诊的方法，也只能是常规诊查手段的一个补充与扩展,难以独立存在。

闻诊的问题在于难以做到细致入微。仅对五音分类的认识与辨析,现代人已经难以认知。现代闻诊除了听音外,又加上了鼻嗅之“闻气味”。但闻气味缺少理论指导,只能成为一种个人的临证技巧,而难以支撑起完整的理论体系。

2. 问诊多惑

问诊所得到的疾病信息,较为丰富,但相对主观性较强。

首先,就是医患之间的表达与沟通。师爷朱穆林,在伪满洲国当御医,首先碰到的就是语言沟通问题。我从内地到广州,首先碰到的也是语言问题。其次也与病人的表达能力有关。有的时候一句“你哪儿不舒服”这样一个简单问题,病人可能说十几分钟都说不清。事实上,这种理解的分歧,大都掺杂有主观因素在其间。如有一个病人,做腹部手术。术前通知患者头天不能吃晚餐。手术时发现肠道内有食物,手术后出现腹腔感染。最后追问病人,回答是:我知道晚上不能吃饭,所以我只是头天晚上去吃茶。又比如在美国,为了辨别病人属寒还是属热,问病人喜冷饮还是喜热饮,白问。因为一般来说,西方人不管怎么样,都是打开冰箱拿出冷饮就喝,这是一种民族习惯。近来诊病,由于患者接触的中医普及方面的知识多了,往往在表述中间掺杂自己的判断。如说:“我心包经有热,所以手心发热”,“我有肾虚,所以腰困腿冷”。这些语言,能够直接影响医生判断的客观性。

临床中的问诊也是要有技巧的。我知道一个皮肤科医生长于问诊。他问病人皮肤瘙痒,是进被窝痒,还是出被窝痒。这是一个具有明显地域特色和个人特点的问话,体现了医者高超的问诊技巧。而他的实际目的是想问病人:皮肤瘙痒是遇热加重,还是遇寒加重。由于地域与环境不同,我则将这个问题转换为:进空调房加重,还是出空调房加重。

3. 脉诊有度

脉诊具有相对客观性,但这种客观是病人客观,医者主观。

病人客观,也就是说诊脉过程中,病人不需要做太多的动作与语言,只需保持一种相对平和的状态即可。当然,这种状态也是可以被干扰的。如患者见医生就紧张,或者刚吃过饭,喝过酒。碰到这种情况,就需诊脉者对脉诊结果进行纠偏处理。还有一些情况,如小儿多动,患者手摆放的姿势不对,都对脉象有影响。所以《素问·脉要精微论篇》曰:“诊法常以平旦,阴气未动,阳气未散,饮食未进,经脉未盛,络脉调匀,气血未乱,故乃可诊有过之脉”。提到诊脉的最佳时间是:早上起床后、未做活动、未曾饮食之前。当然,在现代临床上是很难做到这一点的。如果做不到,就要在患者心情平静时,找一安静的地点施诊就行了。这样就可以将脉诊的误差与干扰降到最低。我外公则讲过另一个故事。他年轻时不信中医。有一次去找老中医看病,一只手伸给老中医诊脉,另一只手藏在老棉袄的里面,压住对侧手臂的肱动脉。于是那个老中医,看着他眼睛发直。怎么能不两眼发直呢? 老中医发现眼前这个年轻人活蹦乱跳的,怎么没有脉呢?

医者主观则是指,通过脉诊方法搜集的信息量与诊查者的技术水平关系极大。所谓“病家不须开口,医家便知根源”,是极高的诊查水平。也正因如此,这也成为患者考量医生的重要方面。一个训练有素的中医师,可以通过脉诊得到极为丰富的身体信息,得到病人完整的生理与病理状态,从而对疾病的发生发展作出判断。理论上这些资料是可以追溯源头的,还可以与患者自己的讲述相互印证。如我在美国见到的一位病人,以左侧肩膀痛为主诉,其医师诊断为肩周炎。在肩及手部取穴治疗后疼痛略有减轻,由原来痛得不能睡觉,到现在可以睡觉,但依然很痛。经我脉诊后发现病人是足太阳膀胱经不利。于是,嘱先针双侧昆仑穴,再针双侧攒竹穴,最后才再次针刺肩部与手部的穴位,则效果明显提高。针后病人主动表示,他这个发病与洗澡后用背部吹空调有关。按经络理论的观点,背部为足太阳膀胱经脉所过,这个发病诱因,与脉诊结论是相互符合的。所以,脉诊所能得到的信息量极为丰富,可以为进一步的推理与判断提供基础。显然,脉诊有效与否,与医生掌握这种技术的能力密切相关。

二、脉诊提示中医临床能力

临床时间长了,自然体会到中医脉诊在治疗中的重要意义。对脉诊技术的掌握,可以直接影响临床中辨证论治,立法处方用药的问题。

由于专科的关系,经常接诊一些久治不愈的腰痛患者。病人来了,说:“医生,我现在腰痛,你就帮我治治腰痛吧。”如果我们就这样去治疗腰痛,效果肯定不好,为什么? 这些病人都是久治不愈,辗转多处才找来的。别的医生都已经把治疗腰痛的办法用完了。就这么直接治疗腰,效果怎么会好呢？这时就要看病人还有没有别的问题，于是诊脉的重要性就表现出来了。诊脉一看，这病人肺气虚，常年气短、轻咳。对这样一个病人，只是腰上扎扎针，吃点壮腰健肾的中药，什么左归丸、右归丸、肾气丸、壮腰健肾丸，效果当然不会好。只要肺气虚的问题不解决，所有的治疗腰痛的药都没用。先把肺气搞好，再把胃气搞好。最后处理腰的问题，效果才能出来了。所以，通过脉诊就可以解决临证治疗中，寻找切入点的问题，解决治疗层次问题。这种治疗也可以在处方中表现，如小剂六味地黄汤加大剂量黄芪来治疗腰痛。从治疗思路看，这个方案条理清晰，效率很高。问题是，患者看腰痛，不会主动跟医生说他咳嗽、气短。因为，在患者看起来，腰痛与咳嗽是完全没有关联的两个事。肺气虚的这个问题，要完全靠医生自己去寻找证据。而且，医生先治疗咳嗽的方案，病人不能理解呀！有时病人会说：医生我就要求你帮我把腰痛治好就行了。怎么办？事实上，病人都是很可爱、很实在的。解决了诊断问题，也就解决了取信于病人的问题。你告诉病人：你的体质本身就有问题，就是经常气短，多少有点咳嗽，一感冒咳嗽就很难好。先解决这个问题，人就会有体力，再治疗腰痛才能有了一个很好的出发点。这样表述，一般病人都是会听从的。这些病人往往都已经是多处求医，四处碰壁。只要你的表述清晰，能够见到临床疗效，不管是腰痛减轻还是气短好转，病人都会非常配合的。这样一方面治疗会出现层次性，另一方面，一步步起效，也可以取信于病人。

"行家一伸手，便知有没有"，要让病人看到您的能力。如前边那个例子，病人来看咳嗽，我就知道他咳嗽的特点甚至于其体质的特点。病人主诉是腿痛，我就可以跟他说，你这痛是胀痛、酸痛、刺痛，还是半痛半不痛。病人会想，我还没说呢，你一诊脉怎么啥都知道了，立刻就会相信你了。旁边的病人见了也会受到感染，还没给他看就已经建立了信任度。我们脉诊是为临床服务的，我们可以通过脉诊查出一个瘤子，摸出一个炎症。但更重要的是病机与体质状态。我们要知道这个病人为什么是现在这个样子，然后才是处方用药，因为这才是我们中医处方用药的基础。我们可以给病人看，给周围的人看。

三、脉诊与临证巧思

二十多年以前，我从陕西省人民医院借调到卫生厅科研处，曾去岐山县卫校主持一次考试。在那里碰到当地卫生局一个李姓科长,跟我一起主持这个考试。李科长当时患有咳嗽。咳嗽咯痰,日夜皆作。自己说已经看了当地很多名医,效果都不行。已经咳嗽快两个月了。知道我在大医院工作,就问我有没有什么好办法。我就说先给他看看。诊脉之后,心中明了。但当时不是医师身份,而是公务员身份,所以不便给他开中药方。就说,给他开两个中成药试试。用得是参苓白术丸与橘红丸。问:效果会怎么样?说:三天内可以见到效果。我们在这里主持考试也就是三天时间。这是个卫生学校,就去自己药房取药。药房说没有橘红丸,只有参苓白术散,可以吗?我说:也行,加个两三倍的量吃就行。早上开的药,中午教务长就找我,说:“李科长开会时已经不太咳嗽了,你也太厉害了。”我说:“不咳嗽就行了。”那个教务长说:“不对呀,参苓白术散是治疗小儿拉肚子的药,你怎么用来治咳嗽了呢?”我说:“这就是中医的道理,你慢慢学吧。”其实这一点也不奇怪,这个病的病机就是“脾虚湿困”,这四个字就是从脉诊上得来的。脾虚湿困用参苓白术散是最正常的治疗方案。不过一般的脾虚湿困多表现为慢性腹泻,而这位病人则表现为咳嗽。事实上,我也没想到效果会这么好。将近两个多月的咳嗽,结果早上吃药,中午就明显好转。这个科长也找当地老中医看过,但没效,为什么?可能是这些医生都在治疗咳嗽,而我其实根本没管他是什么病。只是根据脉诊,找到病机,处方用药,如此而已。后来才了解到患者发病的原因。李科长老家里在农村。前一阵回家看父母,碰上连续下了几天雨,父母下地去抢收成。因为事先没联系好,结果在父母家门口的湿地上坐了个把小时,受了凉,回城里就病倒了。也找了很多医生看,别的症状都治疗好了,就剩了个咳嗽,总是不好。这样的发病过程与我对疾病性质的判断与用药完全相符,所以才会有良好的疗效。

像《难经·六十一难》所言,学会切脉才算有了临床技巧,也才能有巧妙的治疗方案与思路。这些临床思路与辨证技巧,又与医者对中医理论的认识水平密切相关。所以,脉诊之巧当有深意。

四、脉诊与中西医结合

那么,学诊脉仅仅是为了提高中医临床治疗水平吗?当然不是。这是把脉诊小看了,脉诊只是收集临床信息的一个手段,我们是要用这个方法去探求人身的生理病理状态。从这个角度讲,它是无分中医西医的。只不过是由于中医传统上更关注这一方法，于是与西医相比视角更透彻，认识更完备。曾有一位病人，耳鸣1个月，在别人的介绍下来找我。其症状仅诉耳鸣、头昏，听力下降不明显。已经在耳鼻喉科就诊，高度怀疑耳水不平衡（梅尼埃病）。诊脉后，告知他，他的病不是梅尼埃病，也不是突发性耳聋。同时怀疑他此前曾有感冒，考虑本病是前庭神经炎。病人当时就否认了感冒病史。我说：也许你没有感冒，但我仍然怀疑是前庭神经炎。并判断患者应有咽干、口苦等症状，而这几个症状得到病人肯定，于是以小柴胡汤为基本处方加减用药。1周后，痊愈。后来他告诉我们，发病之前的确感冒过，也就是有点流清鼻涕，吃了些成药就对付过去了。因为症状较轻，加之工作忙就忘了这事。这个病例提出一个问题：我们临床中可以通过诊脉区别梅尼埃病与前庭神经炎。区别在哪里？一个是阳虚水泛，一个是少阳相火。少阳之为病，口苦、咽干、目眩。我是从中医病机的角度出发来区别这两种疾病。也就是当疾病的临床体征区别不明显、不典型的情况下，难以利用西医知识从症状上区分这两种疾病，但是我们从诊脉、从病机却可以很容易地将它们加以区分。说明我们甚至于可以通过脉诊手段从病机的角度，对部分西医疾病作诊断与鉴别诊断。就如同梅尼埃病是阳虚水泛，或湿邪弥漫，总之一定有湿，一定有水泛的症状。

所以，学好了脉诊不仅是为了提高中医临床水平，而且可以中医西医一起抓。在美国吴医师诊所处应诊，见到一例乳腺癌病人（是西方人）。施针前，患者脉象表现为乳腺癌手术治疗后的情况。针刺治疗后，患者的脉象立刻就出现变化，向正常形态靠近。这时发现病人右手关脉有问题，断为患者有慢性胃炎。嘱吴医生进一步问询病人，有无腹痛、进食不适等症状，都被病人否认。我当时表示没关系，因为慢性胃炎不在发作期往往无症状。当我要走的时候吴医生又叫住我，说：病人还有话说。她说自己不能喝牛奶，一喝牛奶就胃痛。这说明该患者还是有胃病。事实上，很多人都有胃病，但不是所有人都有胃病的症状。慢性胃炎在缓解期是没有症状的，但不管发病期、缓解期都应当能从脉象上看出来，并且进一步区分其病情特点，给予针对性的治疗。这些病例告诉我们，脉诊不但可诊断症状，还可以对症状进行分析与判断。不仅可以得出中医诊断、中医辨证，还可以诊断西医疾病，甚至于为现代医学作鉴别诊断。一般来讲，现代西医多半是症状诊断或病理诊断，而中医诊断则多是症状诊断与病机诊断相互关联的混合诊断。如：西医诊断骨性关节炎，既是一个病理诊断，也是一个症状学诊断。中医诊断：

风痹。前边的“风”是病因病机的概念。后边的“痹”则是症状概念。从临床意义来看,中医诊断自有其实在价值。

还是从这个乳腺癌病人来说,治疗前诊脉时只能看到乳腺癌治疗后的状态,针灸治疗后还可以看到慢性胃炎的脉象。这提示患者脉象会变的,而且具有时效性,会随治疗而改变。这个特点在临床治疗中具有重大价值。

五、脉诊是中医对人体生命状态的重要探求方式

对人体生命状态如何诊断与描述?在医学起源时期就已经成为一个非常重要的命题。一般认为,人的生命状态有特定的趋向性,如有的人天生怕冷,有的人则天生怕热。并且这些具体的体征,也与人体的性格,及易感疾病谱有关。前辈将这种具有趋向性的组合,叫做体质。

《素问·异法方异论篇》曰:“故东方之域,天地之所始生也。鱼盐之地,海滨傍水,其民食鱼而嗜咸,皆安其处,美其食。鱼者使人热,盐者胜血,故其民皆黑色疏理。其病皆为痈疡,其治宜砭石”。意即:位于东方的区域,是承接着天地初生之时的生发之气。那里的民众吃鱼多,而且喜欢吃偏咸的食品。吃鱼多可以使人产生内热。盐能入血(咸能走血)。所以,那里人民体质特征是皮肤颜色偏黑,肌肤纹理疏松。该地之民,容易得痈疡之类的疾病。对他们的治疗,比较适宜用砭石割刺的方法。“西方者,金玉之域,砂石之处,天地之所收引也。其民陵居而多风,水土刚强,其民不衣而褐荐,其民华食而脂肥,故邪不能伤其形体,其病生于内,其治宜毒药”。意即:位于西方的区域,是矿产资源丰富的地方,到处都是黄沙与石头。所承接的是天地收敛之气。这里的居民多依丘陵地形居住,这些地方多有大风,水土的性质又偏于刚强。人民不爱穿成套的衣服,穿戴宽松的大巾睡草席。喜欢吃精美的饮食,而且体型肥壮。因此,外来的邪气不容易侵犯他们的形体。他们所生的疾病,大都属于饮食内伤之类。对他们的治疗,比较适宜用药物内服的方法。“北方者,天地所闭藏之域也,其地高陵居,风寒冰冽,其民乐野处而乳食,脏寒生满病,其治宜灸焫”。意即:位于北方的区域,承接的是天地之气闭藏固密的地方。这里的地势特点是有着众多的高山,居民依山居住。气候多有大风而天寒地冻。这里的民众喜好居住于野外的游牧生活。饮食喜欢吃的是牛羊乳汁,因此普通内脏偏寒,而容易出现肚腹胀满的疾病。对

他们的治疗,比较适宜于使用艾灸熏灼的方法。“南方者,天地所长养,阳之所盛处也,其地下,水土弱,雾露之所聚也。其民嗜酸而食胕,故其民皆致理而赤色,其病挛痹,其治宜微针。”意即:位于南方的区域,承接的是天地之间生长繁盛的气机,是自然界中阳气最旺盛的地方。这里地势比较低下,水土薄弱,因此雾露水气非常容易聚集起来。该地的民众,喜欢吃偏酸的味道与腌制的食品。他们的皮肤腠理致密,皮肤的颜色偏红。容易出现关节拘急不利、肢体麻痹疼痛的疾病。对他们的治疗,比较适宜使用微针针刺的方法。“中央者,其地平以湿,天地所以生万物也众。其民食杂而不劳,故其病多痿厥而寒热,其治宜导引按跷”。意即:位于大地中央的区域,地形平坦而多潮湿。这里是天地之间生机勃发的地方,物产种类丰富。该地的民众的食物种类很多,不喜欢活动。所以,这里容易出现的疾病,多是肢体痿弱无力、活动不利,或受寒、发热这样的病症。对他们的治疗,适宜使用导引按跷的方法。在这段文字中,提出了体质与居住环境、生活习惯、特定的形体特点,以及疾病谱、治疗方案都是相关的。我想这里其实也应暗合了遗传这种先天因素及人类体质与疾病谱的关系。但人的生活状态是会变化的,人群总是要在南北东西中移动的。所以这种理论,只是一种理念,而不能真正成为医生诊断的依据。

《灵枢·阴阳二十五人》则提出了,木、火、土、金、水,这五大类体质。进而细分,形而分为二十五种体质类型。“木形之人,比于上角,似于苍帝……足厥阴佗佗然”。意即:木型的人,可以同五音中的上角相比类,其体形与天上东方的苍帝相似……这种体质,依附于足厥阴肝经,他的气质是自然优美的样子。“火形之人,比于上徵,似于赤帝……手少阴核核然”。意即:火型的人,可以同五音中的上徵相比类,其体形与天上南方的赤帝相似……这种体质,依附于手少阴心经,他的气质是精明强干的样子。“土形之人,比于上宫,似于上古黄帝……足太阴敦敦然”。意即:土型的人,可以同五音中的上宫相比类,其体形与天上中央方面的黄帝相似……这种体型,依附于足太阴脾经,他的气质是敦厚可信的样子。“金形之人,比于上商,似于白帝……手太阴敦敦然”。意即:金型的人,可以同五音中的上商相比类,其体形与天上西方的白帝相似……这种体型,依附于手太阴肺经,其气质是敦敏果断的样子。“水形之人,比于上羽,似于黑帝……足少阴汙汙然”。意即:水型的人,可以同五音中的上羽相比类,其体形与天上北方的黑帝相似……这种体型,依附于足少阴肾经,其气质是小心谨慎的样子。从字面上可以说,本文提出用经脉作为判断这些体质类型的依据。显然这个解释多少有点不伦不类。在后面的"经典篇"可以知道，所谓的"某某脉"本身就属于诊脉的方法之一。这样就可以知道，这篇文字本意就是用诊脉的方法，来辨析体质。在《黄帝内经》原文下半部，再次以经脉为中心，提出了足三阳、手三阳的体质分型，作为阴阳二十五型人体质分类的补充。内容是以"气血""盛少"来形容经脉与体质的状态，体现了脉诊在体质分类判断中的重要意义。通过"二十五人者，刺之有约乎"进一步提出，可以用经脉气血的多少，亦即对经脉状态的脉诊方法，作为针刺艾灸调整体质状态的依据。

我们用脉诊的方法，收集患者的各种生理状态，并进行分析，实际上就类同于体质辨证。西方也有体质辨证这个概念。古希腊医学就有四种体质之分，分别是：多血质、黏液质、黄胆汁、黑胆汁之分。现代西医虽然没有体质之说，但心理学家却提出了具有不同的性格的人群分类。认为"A 型性格"的人爱吃肥肉、吸烟、动作敏捷、爆发式地说话、性格急躁、心直口快、没有耐心、有较强的事业心、对人存有戒心、容易产生对别人的敌意、在受到挫折时更是如此、情绪很容易波动、经常处在愤怒与焦虑的情绪状态之中。"B 型性格"的人的心理和行为特征是：悠闲自得、不求名利、不在乎能否做出成就、缺乏时间观念、待人随和、不爱与人竞争、工作生活从容不迫、有节奏、对事业和婚姻比较满意、说话不像"A 型性格"的人那么快、那么高声。心理学家认为"A 型性格"的人相应更容易得冠心病，而"B 型性格"的人得冠心病的几率明显降低。根据进一步的分析，还有"C 型性格"的人，特征有：很难公开地表达自己的情绪、谨言慎行、害怕失败、态度悲观、常常自咎、怀疑自己、不善于交流。"C 型性格"则属于癌症的易患人群。这种人群分类固然是一个心理类型的分类，但内容包括生活习惯，性格特点，行为特征及疾病特点，已经具有体质分类的性质了。当然从体质分类的角度看，这种分类太简单，且稳定性不好。

显然，中医在体质研究方面，更加完备。北京中医学院王琦教授提出人有九种体质。分别是：平和质、气虚质、阳虚质、阴虚质、痰湿质、湿热质、血瘀质、气郁质、特禀质九个类型。由于体质研究多偏于对症状、性格、自身感觉的整体归纳，难以建立客观指标。王教授借用了现代心理学所经常使用的量表方法，通过打分的方法进行判断。量表的设立与判定建立在大量的问题之上，是对问诊的进一步深化。一般来说，将一份问卷随便答完也要五到十分钟左右。如果在指导下认真回答就要三四十分钟，速度太慢。量表还存在言语表达、文化背景对结果的干扰。如在中国中原地区，问病人："你的病情怎么样?"患者回答："差不多了。"意思是他的病情快好了。而同样的问题，同样的回答，在广州则意味着病情没有变化。临床情况总是千变万化的，如：寒热错杂，虚实兼见等情况都很常见。这些也是难以通过量表打分的方法进行判断的。如果能够熟练掌握脉诊技术，利用脉诊判断患者体质分型，则所花时间短，效率高，而且准确性也极高。

六、脉诊也是中医基础理论的起源与重要体现

中医与西医诊断的重要区别就是：西医更强调对疾病现象本身的判断与描述，中医则强调对人体整体状态的描述。所以，西医诊断："高血压"，只是对病人血管内脉压的简单描述。中医的类似诊断"肝阳上亢"，则不仅仅是血压的问题，还有可能包括患者的情绪、性格、生活状态等。而中医的这种诊断模式都可以在脉诊中体现。

我常常困惑于这样一个问题：为什么现代中医还在用草根树皮治病，但它的疗效却能解决现代西方医学都解决不了的问题？凭什么呀？现代医学，那是什么样的学术内涵？从知识内容看：解剖学、生理病理学、微生物与寄生虫、细胞生物学、分子生物学。治疗机制看：仅抗生素就牵涉到抗生素的发明，抗生素的作用机制，最后是抗生素的作用靶点。从技术角度看：随着现代科学发现了放射线，于是医学就有了X光机、有了放射医学，加上计算机又有了CT(计算机层析成像)、MR(磁共振成像)，现在又有了PET(正电子扫描)。这是一个怎样的不断发展着的技术进步的图画？但是，很多现代西医解决不了的问题，中医却有办法。西医的短板，又恰恰是中医的长处，这是为什么？是因为气吗？是因为阴阳五行吗？肯定不是。气只是对事物状态的一种表达方式，阴阳五行则仅是一种理论的推衍手段与汇集手段。中医一定还有一个统一的内核。这个内核首先要源于实践，其次，它必须是每一个医生都能体会到的客观事实。当然，它还会有一定的隐蔽性，有百姓日用而不知的特点。而且，我认为这个内核更应该是一个属于方法论的内容。在经过了多年的脉诊研究与实践之后，我略有所悟。

曾经有一个慢性泌尿系感染的病人就诊。诊脉之后，患者将她之前的病历拿出来让我看。患者是老干部，经年久病，曾找过多位专家诊治，效果

时好时差。看过之前处方随口点评，某方效果好，某方效果不好。甚至还明确指出，效果好的那张处方医者年龄并不太大。疗效呢，只可减轻，难以稳定。患者家属听了我的话有不可思议之感。而我的方法却很简单，诊脉明理。患者发病已经十年有余，初起病在下焦膀胱，久病迁延，渐及中焦，病势再延已至上焦矣。观其方，知立论于下焦者效必不佳，立方于中焦者半有效也。明代李梴《医学入门》有五脏穿凿论："心与胆相通，脾与小肠相通，肝与大肠相通，肺与膀胱相通，肾与三焦相通"。提示：治膀胱之疾可以从调肺降气入手，此法正得其宜。于是以此立方，果然疗效稳定，前后调理几个月，患者十余年之疾，渐次而愈。跟患者熟了，闲聊时又得到了更多的资料。原来患者发病已经有二三十年了。最早发病时，尿频、尿急、尿痛症状非常明显。找到一个乡下老中医，用中草药一试就灵。还曾将这个处方介绍别人服用，效果都非常好。此后该病多次复发，还用那个处方，效力就逐渐下降。近几年一方面用那个处方已经无效，另一方面，症状也渐渐不再典型，但患者却更加辛苦。甚至于曾经在工作岗位上突然昏倒。像这样一个病例如果没有脉诊基础，想迅速找到有效的治疗方法是不可想象的。同样对于李梴的"五脏穿凿"理论，单从脏腑生成理论或脏腑五行理论理解是很难的。但如果精通脉法，从脉象的角度理解这几个"相通"，就容易得多。

在刚开始读《黄帝内经》时，总觉得古人怎么那么聪明呢？在真正读进去以后，才发现，古人写书真是太实在。如《素问·生气通天论篇》："阴者，藏精而起亟也；阳者，卫外而为固也。阴不胜其阳，则脉流薄疾，并乃狂。阳不胜其阴，则五脏气争，九窍不通。"从病机到脉象到症状，闭目细思如同亲见。这是完全直白的描述。想来也是，古人写书不像我们这样拿支笔、拿张纸，写就行了。再现代化点儿，拿台电脑联上扫描仪，刷一下几万字，几十万字，就这么扫描进去，挑挑拣拣一本书就出来了。汉以前写字是刀笔竹书，把字刻到竹简上边，写字是力气活儿。不用考博士、硕士，不用写毕业论文，写出来的文字就是自己的知识与经验。写书的目的只是为了传诸后世。更有可能，很多技术性的东西根本就是给自己后代看的，所以他不作伪饰，也不做虚辞。但有一个问题，就是多少有点过分的"言简意赅"。现代人读古医书总是会有点不明不白。原因就是书中的言语表述太简单了。古人总是会用最少的字来表达最大的内涵。也就是说单位语句中的信息量太大。如果我们自己没有足够的知识面，没有深入而持续的思考，就无法真正认识与理解书中所表达的内容。这也就是我们经常说的，读古书要"悟"。

脏腑系统的概念是不是与脉诊有关系？近代中西医论战中，各方对中医基础理论的一些观点多有微词。如：中医认为，心主血，主神明。西医说，心脏就是一个泵血的器官，怎能主神明呢？不错，中医古人早就知道“灵机记性皆出于脑”。为什么还要搞出一个“心主神明”？现在我们知道，心脑的配血量有一个比值区间，过多过少都不对。我们还知道心钠素的存在，也许其于临床观察的心主神明本来就应该是对的。古人当然是不知道心钠素这种东西的，而且古人对循环系统的认识也远不如现代医学。其实，这里边藏了一个概念，“心系”的概念。“心系”也就是以心为主体的一个系统。它与现代医学中的循环系统不同，更强调循环系统与神经、内分泌系统的相互关系。所谓心主神明，实际上就是“心系”主管神明，而不是具有物理结构的心的本体主神明。这种概念的层次递进与深化，一定有其内在的理由。

长年的脉诊实践与理论钻研，让我产生了一个想法。像肝、心、脾、肺、肾所指代的系统概念的产生，很可能与脉诊的发展密切相关。在最近的两百年前，还没有人提出这个问题。也就是说，这个问题是在西学东渐后才成为困扰我们的问题。在近二三十年中，现代中医医学史方面有了一些新的发展，佐证了我的这个说法。但提出“**中医脏腑经络系统理论，来源于脉诊体系**”的说法，则是我自己所独有的一个观点。其实再想想，这也没什么奇怪。脉诊本身就是一种诊断方法。搜集资料，分析归纳，理论推演，得出结论，用之临床，结果反证。本来就是一个合理的思维发展过程。同理，古人对疾病的研究也是以诊断为前提。如：《难经》“八十一难”之前的“二十难”都是脉诊的内容，《伤寒论》的开篇就是“辨脉法”“平脉法”，《脉经》则全是诊断。提示了脉诊在中医理论体系中的重要价值。

当我在多年的脉学实践中，发现像肝脾不和、胆火扰心、心肾不交，这些概念都在脉象上有固定的指征时，就意识到脉学在中医基础中的地位没有人们所想的那么简单。我们都知道，中国东方哲学的基础是“周易”。圣人作意，远观诸物，内查诸身，即所谓“取类比象”。这样的研究方式也成为中医理论研究的认知基础。形成所谓“在天成象，在地成形，形象相因，相辅相成”的理论特点。这也形成了中医见微知著，内外相因的认识模式。具体而言就是形成了“有诸内，必形诸外”的中医认知理念。脉诊则是对这种认知方式在诊断方面的最佳体现。所以严格来说，脉诊并不仅仅是诊病的方法，而且还是探求人身生命机能状态的方法。同样地，它也会为中医基础的合理内核提供重要的素材。

第五章 怎样学习脉诊

这应该是一位同仁给我的一个问题，也是我多年摸索的一个课题。

当年我初跟师学脉时是这样的。我与师父隔桌相对而坐。患者入内打横而坐。师父搭脉，问诊，论病，处方。我则诊脉之后一言不发，老师也不理我。私下则认真看书，回忆，思考。3个月之后，我可以提问题了。于是老师认真地回答我问题。而这时我除了诊脉之外也可以抄处方。也就是说，当我有能力提问题之前，老师跟我是没有沟通基础的。只有当我可以提问题时我们才有沟通。也才有了学习与讲解，一切都是从问题开始，也是在问题中进步。这种教学方法，以学生的手感入手，以问题为导向，步步深入，循序渐进，终达目标。我想这就是正宗的师带徒的学习方法。这个方法用来大面积教学显然不行，或许这就是脉诊日渐走入沉寂的原因。当我带学生时，想的是正宗的中医学术多一个人学，就多一份火种。就努力摸索不同的教学方法。回想当年跟师时，老师假设我是一张白纸，我也真是以白纸的心态去学习的。而今不同，学生们皆是先有知识，后习临床，已经是先入为主。且，动则以己为能，以自己课本上的理论，代替自己的眼睛。以自己先前所学科目，划定知识的边界。此时教脉何其难也。故当反其道而行之。所以我提出：明理为先，临床跟进，以脉随法，悟道之机。

一、明理为先

1. 脉求全象

王叔和在《脉经》序中曾云："心中了了，指下难明"。当然，这句话是他说别人的。这句话的出现，说明王叔和是一个很真诚的人。不过说别人也就是在说自己，这句话说得如此真实，非有真实体验说不出这样的话。我曾经带过一个学生，真下苦功来学脉诊。看过很多脉书，结果把自己看糊涂了，最后跑来问我该怎么办。我就告诉他初学脉诊，绝对不能学《脉经》。为什么呢？因为《脉经》这本书太好了。本书集晋以前脉学之大成，问题是这个大成是文字上的。我们看《脉经》里边有《黄帝内经》中的脉学内容，《难经》中的脉学内容，还有《扁鹊脉学》《青乌子脉学》，本身就是一本脉学汇编。这个时代是脉诊成形期，众人各执一家之言。王乃文人出身，自己缺少师承，最后书看得多了，也看糊涂了，就有了“心中了了，指下难明”之叹。从现在“马王堆医书”中，可以看到这些脉书的原型。也可以看到王叔和的《脉经》确是集脉书之大成。

在《黄帝内经》时代，脉学就已经有了不同的诊脉体系，如有言“十二经脉”体系者，有言“三部九候”体系者，有言“五脏脉法”体系者，等等。事实上，脉学本就是个多面体，有不同的侧面及理解方式。每一种都是对的，但每一种也都是不完整的。这就像是瞎子摸象，有人摸到耳朵，有人摸到鼻子，有人摸到身子，各执一言。晋代以前是脉学的形成期，每一个前辈都是看到了脉的一个侧面。例如有的人诊十二经脉，有的人诊脏腑气血，有的人诊形态部位。每个人都把自己所见、所得、所思记下来，于是就有了各家脉学。如果能将各家知识合为一体，则为全象，如果做不到就会造成混乱。王叔和乃是文人出身，临床经验不够，没有能力将这些知识融会贯通，只是将各家学说汇集在一起而已，最后连自己也糊涂了。从而提出了这个千古一问。之所以我给学生说千万不能先学《脉经》，就是因为脉是一个立体。从一个个片面去学太难了。也容易引起自己的混乱。这也引出另一个问题：脉学之道当从哪里入手？

要想学脉首先要有入门之法，要由浅入深，先学一门。当学会了入门法，加上一定的临床经验，形成整体观的视角之后，才能去看《脉经》，再兼读其余各家脉学。此时看《脉经》就会觉得这本书太好了。但是一开始却不能学《脉经》。学习脉诊，既要顾及“时效性”，即在学习的不同阶段有不同的学习内容；也要顾及“实用性”，即在学习中能够不断体会到自己临床能力的进步。如果我们一开始只知道盯着《脉经》，不能从一个整体的角度看待问题，就会看得晕头转向，最后也能说两句在气在血、在表在里的套话。这可真就是“心中了了，指下难明了”。其实，这哪儿是明了知了，此时所看到的仅是一大堆支离破碎的片段，背诵了一些似是而非的概念。只有能够将这些片段与概念，用病机串联成为一个整体，才能说是真正的心中“了了”。

我曾辩驳之曰：**“心中不曾了了，指下如何可明。”**叔和所云“心中了了”

者，不过背得两句脉诀，说得两句气虚血瘀之类的套话而已，如此怎能说是明理？若如此便可称“了了”者，则指下实在难明也。真知脉者必从机制上明白。不仅知道浮脉主风，更需知浮脉为何主风，何时主风，有何变化，兼杂何脉，源于何证。处方用药，以果推因，则自然明了。何谓“以果推因”，以病机为因，治疗效果为果。脉则夹于其中，前后相参，才可得到真知。若再能验之于手，方有进步之机。如一个人有大热、大汗、大渴、脉洪大之征，而兼有小便量少，则此洪大之脉当是真的洪大。若是大热、大汗、大渴，而又有小便频数，则此脉之洪大是假，脉虚大无力才是真。如此学脉，才能真的明了。所以要想学好脉诊，必须从整体的角度，认真地探索每一个脉象形成的机制，验之于临床，才是真正明了。

2. 脉求因果

脉是会变的，脉象的变化来源于疾病的变化。医者要以脉立论，施用于临床。所以学脉是要讲究因果的。诊脉有两个因果：一个是病本身的因果，即这个病发生、发展、演变的过程在脉象上的反应。一个是看病的因果，即通过脉诊，寻找治疗疾病的方法与切入点，最后还要验之于临床。

病本身的因果是从诊断上来，更多的则是从脉诊上来。从脉象及症状推论，疾病及症状是从哪来的。如前边讲的前庭神经炎病的案例。这个果是少阳经的症状，而因是从太阳经来的。没有太阳证哪来的少阳证？所以，先要问病人之前有没有感冒。现代人阳虚多，阳虚从哪来的？阳虚从“劳逸”来的。长期生活不规律，经年累月的积累就可以导致阳虚。曾经有一个病人来看病。诊脉后，发现这个病人的脉象只是单纯的尺脉紧中带滑，我的判断是：这个人受凉了，而且是腿下受凉。证候是寒湿困于下焦。问病人职业。病人说：我是卖鱼的。好了，我跟他说：“这病治不好，只可以减轻。”为什么治不好？患者是卖鱼谋生之人，穿个大胶鞋，天天泡在水里，他这病怎能治好？减轻就可以了，我们总不能让人家随便更换谋生手段呀！所以有效就好，病情轻点就行。这是病的因果。

看病的因果。像前文中所述肺气虚腰痛患者。患者来看腰，医生却要先医咳嗽。表面上似乎有点矛盾，实际上先医咳嗽这个方案来源于对病机的认识。咳嗽治疗好了，精神体力增加，腰痛也会有所减轻。最后再专门治腰，效果自然明显。治疗前，与病人沟通一下；治疗期间用疗效说话。前后一串，一个明显的因果关系就出来了。这种效果是别人不可能否认的。像这样的治疗方案,在实践中有很强的预见性,这也是中医能够取信于人的重要原因。我们中医老说西医是"头痛医头,脚痛医脚",如果我们自己也是这样,糊弄糊弄西医可以,糊弄糊弄病人可以,糊弄自己可就糊弄不过去了。当然,有时也会碰到病人抬杠:我就是腰痛,你就给我扎腰吧。我会说,你就是扎腰还需要找我吗?一大早六点多来排队,一等就是三四个小时,太不值了。随便找个针灸医生都可以给你扎腰了。我们临床医生,治疗时首先是要作判断。在美国这个地方,就要跟西医医生做面对面的抗衡与比较,还停留在头痛医头,脚痛医脚的水平,肯定是不行的。怎么样解决这个问题?学习脉诊,强调对病情的预先评估,增强对医疗过程中因果关系的推理判断,则是一个捷径。

3. 立志当明

《易经》有言:"取法乎上,仅得其中;取法乎中,仅得其下。"意思就是讲立志是很重要的。立志时所立下目标与最后得到的结果往往是不相符的,并且是有差距的。如果学摸脉,就是为了将来看病时,能够摸出个感冒、咳嗽,就用不着下功夫了。患者感冒了自己都知道去买药,买点所谓"OTC 非处方用药",哪儿需要医生花那么大功夫。或者说,上个学习班,下了挺大功夫,能够摸出个咽炎。假若病人一来,医生问:"您哪儿不舒服?"回答:"咽喉痛。"一下就清楚了。又或者说,通过脉诊能够摸到病人肺里有个洞,自己拿不准。脉诊本身就不是标准诊断,于是,让病人再去拍个胸片吧。当然,这算是一个立志。如果学习脉诊的目标是审证查因、明辨病机、分析病证,这也是立志。能不能做到?不知道。但这一定要学、要练才行。如果学脉是为了打开中医之门,从诊脉走向脏腑病机、辨证论治,通过脉诊去寻找中医理论的内在基础,甚至于通过脉诊沟通中西之学。这就是一个不错的立志了。我以为,学脉诊的确是学中医的方便之门,是个捷径。脉诊是实证的、是客观的,有利于我们将那些偏于虚幻的中医基础理论实证化。学脉诊还可以找到中医基本理论的来龙去脉,可以养成中医特有的实证化、象形化的思维模式。

临床中有时解决了别人解决不了的难题,别人常常会问我:你怎么会这样想?你是怎么样想到的?回答:就是这么想的。但事实上,临床上的诊治技巧都不是凭空想出来的。而是经过对临床证据的搜集,再加上理论推演,推断出来的。这也就是脉诊的价值所见。比如:咳嗽病人来了,处方用百合固金汤加味,以金能生水立法。胃病病人来了,处方用荆防败毒散为主,以通畅足太阳膀胱经立法。治疗崩漏患者,用升陷汤升提胸中大气以止血。像这样一些临床用药,理法方药清晰明了,而临床制宜却又是别出心裁。时或有人问:你怎么能想到用这样的思路去处理这个问题。为什么?不为什么,当我从脉象上看到了相关的证据,结合患者的症状一推论,结果就出来了,那有什么难的。也就是说:我的辨证论治,理法方药都是从脉象入手,都是以脉象为基础的。所以,明理为先,重要的是明白脉的道理。

二、手感次之

1. 认识手感

从认识脉的层次上讲,手感应当放在第一位,而不是放在了第二位。因为,我们现代的学习,就是单纯地学习知识,而不是真正的传承。老法子教徒弟,就是你得先去干活,忙完了,给老师打打下手,先去摸摸脉。等哪天摸出点感觉了,能够从患者的脉象上提出点儿有意义的问题,才算开始真正的学习。事实上,以手感而言,每一个人的手感都是不一样的。实践中,老师会把学生的表述用自己的语言规范化。如学生说:老师,我怎么觉得这个病人的脉,咯吱咯吱的不滑溜。老师说:摸对了,这就是"涩脉"。好了,下一次再有涩脉,学生自己就知道了。这样,老师就将学生的手感归纳到自己的感知体系之中,加以分析与归纳。反过来,学生也就通过自己的感知领悟了老师的知识,这就是"传承"。这实际上是老一代师带徒所必需经过的途径。在这种情况下,传统的老中医带徒弟是不用讲什么手感的,因为它只是学习中医诊断的基础。学徒们是在最初的学习中,在不知不觉中练成自己的手感。但我们现代的医者不是这样的传承。我们被迫只能是坐在课堂之上的"学习"。只能尝试着用自己的知识与理性,指导自己的感觉。所以手感就被放到第二位了。

现在学习脉诊,我们首先要理解脉象是一个什么东西,知道它是干什么用的,然后自己教自己。比如:感冒应该是个浮脉,所以在患者感冒时,手指摸到的就应该是个"浮脉"。但感冒它就是浮脉吗?肯定不是。为什么呢?就一个感冒,有多少种不同的类型啊:桑菊饮证、银翘散证、小柴胡证、桂枝汤证、麻黄汤证、荆防败毒散证、羌活胜湿汤证、人参败毒散证……这么多方证,其内在的病机分别指向:风热外感、风寒外感、湿邪束表、虚人外感……哪是一个"浮"脉所能涵盖得了的。所以练习时,先摸大方向,能够摸出一个浮脉当然是对的。然后,还要进一步细分,看它到底属于哪个方证。是个桂枝汤证,记住了,桂枝汤的脉象一定还夹杂着寒证的因子,找到是这个因子,连寒症的脉象也学会了。如果,辨出来了这是个桑杏汤证,那么桑杏汤的机制是什么?桑杏汤的机制是燥。所以,这样一个"浮"脉,它与众不同的是其内部一定有一个燥的征象,抓住它,我们也就知道"燥"邪是怎么判断了。还有银翘散呢?都是浮脉,但也都有各自的特点。慢慢地,手感也就一点点地积累出来了。

2. 手感先天,后天可补

实际上,手感是先天形成的,人体皮肤触觉的敏感度天生是不同的。比如:我们说,看这小孩,手指细细的、白白的、长长的,一看就是弹钢琴的料。如果手粗粗的,短短的,皮肤粗糙,那是干力气活的,肯定不是弹钢琴的料,这就是天生的。人体手指上的感觉也是天生的。如果有人各拿一张五美元、十美元、一百美元的纸币,放在面前,蒙上眼睛,让你去摸。结果每张纸币摸到的几率都是三分之一,摸到哪张是哪张。换个人来,人家可能次次都拿一百美元的纸币。这种事没得比,人家的手感是天生的。为了提高自己的手感,就得去学去练。我曾经给美国刘医生的太太诊脉,说她十二指肠上有伤疤。结果他说,太太十年前得过很严重的十二指肠溃疡,吃了很长时间的西药才好。我告诉她,那溃疡面虽然好了,但从脉象看那地方还有问题。不认真处理,等到身体免疫力下降的时候,这问题还得犯。很神吗?是很神,不过大家也有可能做到这一点。为什么?我讲脉,有一个很重要的前提:我是个普通人,起步阶段跟大家都差不多,天生差别不大。但后天,我曾经过严格的训练。如果真找一个每次都能挑出一百美元的给大家讲课,大概是,他不知道怎么讲,学生们也不知道该怎么学。老师在上边讲脉象,一个脉讲了十个点。学生在底下也就摸出了两个点,甚至一点摸不出,那怎么学呀?所以手感天成,找个明师慢慢练吧。

现代研究,人的感觉是可以训练出来的。西方做过这样的试验。普通人看黑色可以看出十多种黑色。天分好一些的可以看到二十多种黑色。但一个有经验的老印染师可以辨别出五十多种黑色。比如,同时看两幅不同的黑布,别人就能看到区别,这幅好一点,色彩更为均匀。我们怎么看都一样。这种色彩上的差别看到了就是看到了,没看到就是没看到,没有任何道理可讲。比如:我们讲“芤脉”,如按葱管,两边微实,中间略空。有人就说了,脉就是一个血管,怎能分出什么两边与中间?“芤脉”就是寸尺浮,关脉沉。这就是有手感与无手感之间的区别。老一辈人形容中医,就是一个老头,三个指头,一个枕头。为什么一定是老头呢?这就是手感与临床经验的积累。从医时间,训练历程,临床感悟,都是与经验的积累相关的。这个老头要在这里边有着几十年的临床经验,几十年的临床练习。那些没多少临床经验的老头,肯定是不算数的。为什么新中国成立后,中西医结合运动,使得诊脉这种技术濒于失传?这是少了这些过程。后来,就算有人下了功夫,练出了一些感觉,但因为意识跟不上,而将自己找到的问题轻轻放过,也就难以找到诊脉的精髓。

我认识一个老医生,在一家三级甲等中医院工作,西学中的根底,自称会诊脉。带学生查房的时候,学生测血压。有时,他说你测的不准,自己来。一手按住病人的桡动脉,一手按肱动脉,交替用力稍作调节,就把血压值报出来了。准不准?很准。有用没用?没用。这不算诊脉,顶多就是一个人体血压计。最后,还得靠水银血压计复核。这里使用的就是人体触觉中压力觉的感知。当然,这也是学习脉学的一个方法。用摸血压作为提高手指对压力感敏感度的好方法。我曾将这个方法介绍到互联网上,作为个人锻炼压力感的一个办法。我自己也曾这样训练自己。手边放一个血压计,诊一个脉,测一下血压,慢慢地,手指的压力感就练成了。用三个指头测血压的误差在 5mmHg 以内,对病人来说已经很神奇了。顺便再吹吹牛,提高患者对自己的信任度。现在不搞这个了,也没必要了。血压只是一个症状,并不是中医辨证的依据。我们诊脉的目的是寻找病机。而且,很多病人高血压,服西药后血压正常了。有的根本就是血压时高时低,一时的血压高低代表不了什么,像那种情况,必须做动态血压监测。不搞这个事儿后,手指对脉压与血压的这种对应关系生疏了。所以也就无法精确摸出血压数值了,但人体对压力的敏感度却并没有下降。所以这个方法仍不失为一个练习脉诊的好办法,但它也只能是训练压力感觉。我们应该知道,手指对脉象的感觉是综合感觉。所以,最好的练习方法就是自己在临床中多摸。

3. 手感明理

手感是人体在手指上的一种自然的感知能力。正常情况下,在人的日常生活中,处处都会用它。当你端起一个茶杯,翻开一张书页,都会使用到手感。但这种简单的能力,对于中医医生诊查疾病则是远远不够的。还要通过后天去一点点地培养。现代科学研究认为,普通人指端对距离感知仅是0.5mm的跨度,也就是说,我们可以在光滑平面上摸到两个相距为0.5mm距离的微小突起。经过训练后这个距离可以缩小到0.1~0.2mm的跨度。从数量上看,这也就是零点几个毫米的进步。但想一下,这与人开始的能力相比,却是几倍的进步。从目前看,有这样一个级别的提高,在临床上就够用了,已经可以用来指导临床实践。但这也仅仅是对长度的感知。到了这个时候,看普通的脉书也就能看懂了。若在手感上达不到共识,则有"前人说脉如天花乱坠,后人听脉似云山雾罩"之感。也正因如此,一般师父教徒弟,起初是什么都不说的,直到学生开始提问题为止。而且这些问题还得问到他心里才行。此时他就会夸你有前途、有悟性。如果没有师父带怎么办?那就得回到临床,以明理为先。我们讲手与心合,是以脉诊为出发点,以对病机的探寻为目的,走向临床处方用药为结论。这里面起内在作用的,则是对中医基本理论的认识与理解。所以一定是手感达到一定程度之后,才有手与心合。

我们讲诊脉是人的一种综合感觉,诊脉的结论则是对整体感知内容的整合。人的感知是个综合的感觉:包括长度、宽度、硬度、弹性、形变、湿度、温度、流动等感觉。临床上,有时病人说,我感觉不舒服,是不是感冒了?我一摸脉告诉他:"你就是感冒了,很快就会发烧,先扎针吧。"扎完针告诉他:"可以了。回家后,还要再烧上一下,就会出汗降温,温度下来就好了"。为什么能这样讲?这就要靠对温度与湿度的判断。人手指上对宽度与硬度的感知,对应的是对洪大脉与实脉的感觉。手指对流体流利度、流动感的感知,对应的就是滑脉与涩脉。我对脉的认识也是以手感为基础的,所以这样一个学习只能从临床实践中获得。有了临床的功力,在学习中兼收并蓄,多方涉猎,才能练出理论上的辨别力,也就是一般人们所说的学力。比如说"缓脉"之辨。曾经讲学时,有学员说:"前段一位老前辈,给大家讲脉诊,提到如果在右手关脉见缓,则可以用理中汤",问我的观点是什么。我告诉她:用什么处方并不重要,重要的是什么是缓脉?按周学霆《三指禅》讲:"缓是有胃气,缓是有神气,缓为百脉之祖",此处缓是正常脉,那就不用治疗了。按黄元御《四圣心源》讲:"缓则热生。脉法:缓则胃气实,实则谷消而水化也",此处缓为热象,用药是以清热为主。很显然,这位前辈、周学霆、黄元御这三人对“缓”的定义是不同的，那么它们之间的区别是什么？如果脉诊能力达标，再将此三种概念带入临床实践，就可以明白地知道三者的区别。也就是说：用理中汤的这个“缓脉”的特点应该是：脉象沉而无力，脉速来去偏慢。当然，这本身就是用理中汤的脉证。这个“缓脉”应当是源出《脉经》之“去来亦迟，小快于迟”。所以说，只有从临床出身的人才能做到看书就懂，听说就明。以手感明脉理，以脉理带医理，在实践中反复学习历练，方有成功之机。有了手感、有了临床实践经验，才能有理论上的辨别能力。

三、读 书 第 三

经常会有同学问我：想学脉诊，读了很多书，结果越读越糊涂。前边也举了很多类似的例子，讲了很多感性的认识。走向临床，一定是感性认识在先，但理性知识也很重要。所谓的理性认识就在书里。也就是说，我们收集脉诊资料，推求临床病机，依靠的就是对理论的理解。这些理论知识，包括诊脉之前的种种理念的准备，都来源于书本知识。而且书本中的知识，本身就来源于前辈们的医学临床实践。所以读书也是非常重要的事情。

前边提到，每一个人的手感都是不同的。临床之中，要将自己的手感与书本知识完美结合，才能真正练成脉诊能力。前人的脉书也就是自己手感所得之经验积累。可是，古人对脉诊的很多细节都没能制定统一的标准定义。所以脉书中都会有一些指责别人的内容，也会有一些解释前人的东西。所以读书之时，碰到作者描述自己的经验，那很好，对大家有借鉴意义，因为每人的手感与认识不同。对于指责别人的内容，看看就行，别太当真。反过来，我们也可以从作者对别人的评述，判断他自己的手感到不到位。更深一点，我们可以根据对作者手感的判断而明了他对理论知识的认识能力。一般来讲，在他手感可控的范围之内他是对的。出了这个范围，那些理论方面的问题就要存疑。如果书上写什么就信什么，那么，我们就会陷入混乱。

因此，要想读脉书，先得学会怎么读脉书。有了方法，再去读书。用之实践，临床有验，就不会乱了。

1. 由浅入深

前边已经说了，手感天成，后天可练。手感要一点点练。一开始就学很深是不可能的。要由浅入手，一门深入。从我自己的经验来说，也就是从《神仙济世良方》入门的。书中有八脉法:“浮、沉、迟、数、虚、实、涩、滑”,也就四五行字,八个脉象。我就是从这里开始感受脉诊的味道。当然,过去曾经有所谓的练脉法,拿个竹棍漂在水上,用三个指头轻轻按压。面对这样一种办法我也无话可说。个人认为,脉是一个综合感觉,不可能是一蹴而就的,需要长期坚持不断地练习。而且这个练习应当靠临床,靠在病人身上练习,从治病审证中练习,才能练出名堂。这种练习,需要专注,重要的是不可好高骛远,要让自己的视野与能力相当,才能达到最好的练习效果。所以,“由浅入深”是手感练习中的自然过程,也是理论学习中的必经阶段。当然,如果有一个好师父在旁边时时指导,如同我当年所经过的经历,那就更妙了。必须先要一门直入、学好学深,然后才能广泛学习、博采群书。这种方法不只是学脉的方法,也是学好中医的方法。我们知道中医有一个很重要的特点,就是门派的存在。其实中医的门派,无所谓好,无所谓不好。都是因时而化,因地制宜。每一个学派的兴起,都是其内在动因,外在诱因共同作用的结果。一开始学医,就去学习这些门派,便会觉得纷繁复杂。只有从一个门派入手,一直学透,找到这一门派的内在动因,外在诱因。然后再去博采众长,也就有了依据。

刚开始,我也是学二十八脉法,最后把自己学得稀里糊涂。像濡弱缓,不同的脉书相互之间都不统一,都在变。什么结代促,沉呀伏呀,搞不明白的,不知道在讲什么。按《脉经》序中所云:“弦紧浮芤,展转相类。在心易了,指下难明。谓沉为伏,则方治永乖;以缓为迟,则危殆立至。况有数候俱见,异病同脉者乎?”意为:弦脉与紧脉、浮脉与芤脉,虽然是不同的脉象,但相互之间也有很多相似的特点。心里边容易明白,但在手上就难以分清。将沉脉误认为伏脉,那么方法与治则就会错误。将缓脉误认为迟脉,(依此立法处方),患者立刻就会出现危险。何况,临床可以见到不同的脉象同时出现在同一个病人身上。或者,不同的病人不同的病,可以出现相同的脉象。可见,脉诊的学习是很难的。出现这种情况的原因,是因为他的分类太细微了,而体系则过于混乱,没办法把手上的感觉与头脑中的思想相统一。王叔和自己提出了这个问题,却没能解决这个问题。比如《脉经》中对基本脉的描述本身就有很多都是不相容的。“滑脉,往来前却流利,展转替替然,与数相似。一曰浮中如有力。”也就是说关于滑脉有两种说法:一种指滑脉是对脉搏流利度的表述;一种指浮而有力为滑脉。显然,这两种解释是不相类同的。“弦脉,举之无有,按之如弓弦状。一曰如张弓弦,按之不移。又曰浮紧为弦”。

这弦脉也就更离谱了。一种弦指沉取而脉的紧张度高，如按琴弦；一种仅仅指脉象的紧张度问题；再一种则是浮取紧张度高。第二种说法尚可，而第一与第三种说法根本就是不相容的。“伏脉，极重指按之，着骨乃得。一曰手下裁动。一曰按之不足，举之无有。一曰关上沉不出，名曰伏。”伏脉则有四种说法：一说脉极深沉，着骨乃得；一说沉取厥厥动摇；一说沉取无力；一说关上无力。这四种说法，都是不能类比的。

其实古人也知道这里边有问题。所以一方面立《脉经》为四大经典之一，另一方面又有很多人对《脉经》提出质疑。更多的人则想规避其中的矛盾。崔嘉言《四言脉诀》提出纲要脉，将脉法归纳分类。既可以简化脉法，减少记忆理解的困难；又可以规避对每个脉象独立定义所引起的混乱。李时珍的父亲李言闻，继之作《补正四言脉诀》，提出以“浮沉迟数”四总脉象为总纲，提出以四脉法入门。这也就是最简易，最好上手的入门法。随着手感进一步，再进一步细化，别的脉也就出来了。如：“浮脉主表，腑病所居，有力为风，无力血虚”，“沉脉主里，脏病所居，有力痰实，无力气郁”之类。也就是诊脉之时，先要找到大方向，再对脉象进行深化，通过对兼杂脉的分析，达到将临床中疾病的病因病机与脉象相互对应的境界。其他还有六脉法，十脉法，等等。但是，这依然不能真正解决脉法定义混乱的问题。

2. 熟读经典

熟读经典，其实也就是说一说罢了。真正的经典不是用来读的，而是要背的。“浮脉为阳表病居，迟风数热紧寒拘，浮而有力多风热，浮而无力是血虚”，“滑脉为阳元气衰，痰生百病食生灾，上为吐逆下蓄血，女脉调时定有胎”。这些脉诀要背得滚瓜烂熟。我教学生学习脉诊，就让他们先练背功。二十八脉不必全背下来，几个重要的脉象则必须背熟。在我们临床实践中，脉的诊查与判断分析，就是一瞬间的事。如果背功不到位，临床之时现去想。一边摸一边想，时间就全浪费完了。所谓诊脉看病，就是一闪念的事，所以必须得背。而且，《四言脉诀》《濒湖脉学》都得背。后世说，《脉诀》出，《脉经》隐。也就是说高阳生的《王叔和脉诀》一出现，王叔和的《脉经》就没人读了。其实这也不难解释，《王叔和脉诀》本来就是按《脉经》的内容编写的。《脉经》的内容博杂，主要是讲脉诊的方法与理论，所以它的文体不适合背诵。《脉诀》则是专门为了背诵而编的，我们说“左手心肝肾，右手肺脾门”就是从《王叔和脉诀》中出来的，朗朗上口，非常好记，这句话讲了上千年。

所有学脉的人都离不了这句话。所以要背经典，背下来的东西才能用。

就师门所传，背诵最好是从《濒湖脉诀》和《脉理求真》这两本书入手。

3. 广泛涉猎

我学脉诊，背的就那么几条，临证倒有二十余年，看的书可以说是不计其数。脉诊方面的书，少说也有几十本。当然，一开始是越看越糊涂，后来则是越看越明的。所以，读书的前提是“手中有感觉，胸中有定见”，然后才能去广泛涉猎，也才能看懂这些书中真义。前边讲到了脉象是立体的。现代，很多人都在讲脉诊，讲自己的临床经验。看上去似是各有千秋，实际上是从不同的角度去讲脉象。当然，每个人都有自己的临床体会。用自己的临床体会去与理论知识对照，才能知道这些人的异同点在哪儿，应该怎么去理解。比如前边那个老中医说缓脉，我一听，就知道老先生讲的是什么意思。如果只是看书的话，不同书籍中关于缓脉的定义与老先生不一样，得出的结论自然也不一样，处方用药也不一样。相隔几百年的几位前辈，没办法通过相互沟通对缓脉定义取得一致。只是各说各话，苦得就是我们这些后来人。所以，胸有定数之后，看书就不容易混乱。《出师表》中有“兼听则明，偏信则暗”，学诊脉也是这样。古人对同样的问题也许会有不同的观点与看法，如果看的书多了，再加临证，辨别能力就会越来越强，也就不容易被这些歧义搅乱。

明朝李时珍就有一篇文章叫《脉诀考证》，专门解决这一方面的问题。又有元朝戴启宗著《脉诀刊误》专辨《脉诀》，最后结果只能是越辨越乱。所以学脉当由浅入深，不可贪多求深，更不可妄想一日功成。

北宋名相范仲淹有“不为良相，便为良医”之叹。后人尊之，以从儒入医，为医门正途。故医书之盛蔚为大观，脉诊之书又是重点。除单行本之外，诸论著中单列篇章，单独讨论者，自《难经》《千金方》以下，比比皆是。然自从《黄帝内经》首论脉学，脉论本身就非是一途，于是根基先乱。王叔和《脉经》与高阳生《王叔和脉诀》已经有高下之争。有宗《脉经》者，有尊高阳生《脉诀》者。其实，诸贤者所述总归是一个“脉”字，所论则相互否藏，传法则变化无穷。如脉赋、四言脉诀、七言脉学、脉图、脉论、脉症合参等。

故手感若得，当多读书，心照前人之得。搞得清何者为弦、何者为滑、何者为缓、何者为数，然后验之临床，方能得真。一本好书，当得清晰明了，要言不烦，尤重举一反三，前后照应。又谓为医之道，全是活法；读书之法，明理为先;死于句下,也是枉然。故诊脉三要,是谓读书。然读诸书之中亦有必须读者,即是《黄帝内经》与《濒湖脉学》。前者是脉学之根本,后者喜其平白易读,上手容易。

4. 相信古人

学古人书,先要学会相信,再要学会存疑。就我个人来说,比较推崇唐以前的书,尤其《黄帝内经》《难经》之属。历史上,汉以前是没有纸的,大家都是刀笔简书。也就是用刀子将文字刻在竹子上。写书那是力气活,所以大家没什么废话。还因为那时写书,不是为了现实的需求,如卖钱,升职称。写书就是写书,是为了把自己的经验传诸后世,甚至于写书就是为了给自己的子孙后代看,所以书中无假货,书中无虚言。到明清以后,就不同了,纸也轻了,笔也轻了,写书也可以图虚名了。而且很多是文人入医,随笔一挥,千言万语出于笔下。当人图名图利的时候,就开始争论了,也就开始骂人了,文人相轻嘛。见得多了,就发现这些人骂来骂去,却看不出他们在骂什么。不过我还是愿意相信他们,相信他们只是限于学识所限,而不是想把人教坏。所以我只是相信他们说的,而不相信他们骂的。只相信他们自己的表述,相信他们自己的临床体验与知识。对骂人的部分就先丢到一边。比如说,某大师书中说了,某某某说得没有道理。谁知道双方论点哪个说得更有道理。各家学术底蕴不同,有的是以训诂为宗,寻章摘句,有的是临床实证,疗效为先;学术出身不同,有的是自己读书悟出来的,有的是靠师承被师父一点点带出来的;学术流派不同,有宗《伤寒论》的规矩,有宗后世杂病之理念。当双方没有就一些基础概念的定义达成一致时,出现一些争执既是正常的,也是没意义的。

我们知道中医分三六九等,有庸医,有众医,有明医,有神医。宋元明清以后,张三李四各说句话,讲点理论就成一家之言。对吗?也对。不过差距真有那么大吗?比如说所谓四大经典之一的《温病条辨》,吴鞠通自己都说,是仿伤寒论的体例,并且第四条就伪造伤寒论条文云:“按仲景伤寒论原文,太阳病,但恶热不恶寒者而渴者,名曰温病,桂枝汤主之”。他实在是伤寒大家呀,为一己之论,伪造《伤寒论》条文,他在干什么?他在立偏言。他不立偏言,怎么会引起别人的重视。他为什么这么做?救时弊也。所以,把问题看明白了,也就没有什么争执了。东汉末年,三国时代气候特别冷。电视剧《三国演义》“三顾茅庐”中:天空飘着鹅毛大雪,地上积雪盈尺。这是真实的反映吗？按现代研究，当时是小冰河期，天气就有那么冷。《伤寒论·序》"向宗族二百余口……死于伤寒者十之八九"。到明末清初，天气转暖，多次瘟疫流行。此时用温病法的几率，就明显多了，于是就出现了温病学派。那么，这温病法是不是明清才有的呢？当然不是。这种方药，是清朝才有的。但其立法则早已经有之。"白虎汤""竹叶石膏汤""麦门冬汤"不都是温病法吗？后边的实践部分还会提到这些内容。所以看古人书不要看人骂人，如说某某人不好，对某某的观点提出质疑，不要去看。就看这些前辈自己的经验就行了。如果他说什么很好，就行了。我们立刻拿来用就行了。从实践中去验证古人的经验。证实或者是证伪，都没问题。这是相信古人。

5. 学会存疑

前边提到《黄帝内经》成书是汉以前，特点是言简意赅。这样后人注《黄帝内经》就会出现歧义。比如同一句话，后人解释纷纷不同。所以自古代起，中医就有各个不同的流派。我们说"伤寒派""温病学派""金元四大家"，都是从《黄帝内经》中变化出来的。那么谁对谁错？都对。如何理解？只有一个办法，就是从临床中理解。古人著书立说，就要讲理，讲理就要将理讲圆了。此时，也就有问题了。天下道理真的永远都是圆的吗？于是，有人糊涂了。当然，有的人是真糊涂，有的人是假糊涂。真糊涂是不明白；假糊涂则是要立偏言。所以读书中有不理解的地方，就放在那儿不理它。等到自己水平提高了，临床经验丰富了，自然也就明白过来了。实际上，很多医书中攻击别人的地方，也是大家都有疑问的地方。这些地方既是著书人有困惑的地方，自然也是我们进步的阶梯。往往过了很久以后，再回头看这些问题，想明白前人他们为什么这样说了，这就提示自己水平提高了。所以不对别人的争执发表意见，时不时回头看看这些问题还有没有。也就知道自己进步的速度了。每解决了一个问题就是进步了一点。从我个人学中医的体会，学中医是要下很大力气的。我这一路不是走平地，顺大路走来的。而是爬大山，一步步爬过来的。我向上爬的阶梯，就是这些问题。

后世，朱丹溪、崔嘉彦、李中梓、李时珍、秦景明、张景岳等，于诊脉一道各有心得。或有专论，或有专著，发为高论；若能用之临证，但求心心相印，则脉学可得。然诸贤之论，理固相同，小异当存。如十二经脉与奇经八脉所存何处？脏腑表里如何搭配？实践之中，又有种种之难题，须得一一解明。如迟数如何共见，滑涩为何同显？濡本主湿，浮濡为何又为阴虚？诸如此类,总须明辨。

诸脉名称又是变幻纷纷。高阳生著《脉诀》立“七表八里九道”之名,于是大行于天下。故后人有“《脉诀》出,《脉经》隐”之论。后世论脉者日渐繁杂,有二十七脉,二十八脉,多至一百零三种脉象。一般而言,论脉象有二十余种,加奇经八脉共为三十余种,此为常论。又有“太素脉”,专论清浊以明贵贱。诸本中,虽言大同,又多有小异。有问者曰:如此多之论,何者为对,又何者为错?答曰:论有善与最善之别,而无对错之分。盖此种种之书、之论,皆是作者经验之谈。其著者无不以为后学指路明灯自诩。是书皆是真传,所限者各人脉学功力有异,表达方式不同而已,故皆曰善。也许有一法可应脉,就是“只言其是,勿论其非”。也就是于诸书之中,凡言“是”处则验之,凡所辨别处则存疑以待将来。

四、临证第四

临证的重要,前边已经说得很多了。临证既是我们诊脉的出发点,又是诊脉的回归点。首先诊脉得到临床资料,其次判断病机,处方用药。等到病人吃下药,开始有疗效了,才完成一个完整的诊疗过程。这时我们就可以用临床疗效反推前边部分,判断从诊断到辨证用药的准确度。也就是说,脉诊只不过是临证的一个重要组成部分。当然,先得从脉诊上找到手感,临证中才能理明法当。

明脉须得临证,读书须得临证,练习手感尤其要多临证。所以世人有“熟读王叔和,不如临证多”之语。又有“知易行难”之辨,可知明理临证本是一途。学理不临证,是纸上谈兵,终是虚言。临证不读书,又有事倍功半之弊。比如:手感一道,古人有诊漂木之法以达之,而今则纯靠临床。

1. 脉证相应

事实上,临床上有些症状,我们是可以通过脉诊直接摸出来的。比如:前边讲刘大夫夫人的十二指肠上的问题,就是摸出来的。有的则要通过病理病机推理出来。比如说,咽喉炎是在寸脉上诊断。这是《黄帝内经》中说的,也是从脉诊中可以摸出来的。那如果病人来了,医师一搭脉,说:你得这个病,口苦,咽干,梦多,老想骂人。这就不是摸出来的了。为什么?咽喉炎是咽喉的一种病理改变,我们可以摸出来。口苦、梦多却只是人的自身感觉,所以这东西是摸不出来的,这靠的是推理。以脉测证,在脉象上诊查出来一个“少阳郁热”的证候。口苦,咽干,梦多,是少阳证的病症,所以就可以推论得之。话说回来,我们摸出一个咽喉炎,能不能就给处方用药呢?如果我们是西医,这就够了,给点抗生素先吃上一周再说。作为中医,这就不行了。我们先要判断这炎症是实火还是虚火,实火宜清,虚火宜补。如果可以确定是实火,还得看它是心火、是肺热,还是少阳火。一切查明,方可处方用药。所以脉诊的目的,是查病机,明辨证。然后处方用药才能有的放矢,才能确实有效。脉诊是四诊之一,我们还说脉诊是四诊的骨干,是最重要的组成部分。这依然体现于脉诊的实际价值,即诊脉就是我们采集临床信息的一个方法,为我们的辨证提供最主要的依据。辨证则是一个综合归纳的行为。要用证候将望、闻、问、切四诊所得到的所有信息,甚至于B超、CT、抽血化验的各项指标,所有临床资料汇总,并且在这个证候的框架中可以相互引证,才能说是得到了一个完整而确定的诊断。像这样一些技能,都要靠临床经验丰富才能掌握。

中西医一体的,比如说,发现患者左手关脉脉形不清。“左手心肝肾,右手肺脾门”。左手关脉脉形不清,提示肝代谢有问题。临床中,最常见的情况是什么?是高脂血症。那么,高脂血症患者,在左手关脉会不会出现脉形不清的问题?临床检验正是这样。于是,在这里,生理病理与脉理就结合起来成为一体。一般来说,看见别人胖,就说血脂高,见人长得瘦,就说营养不良。这种看法是不准的。现代人普遍营养品过剩,但每个人的代谢情况不一样。有的人胖,但血脂不高;有的人瘦,但血脂却很高。以前,我给一个亲戚看病,说她血脂高,后来另一个医生说:噢,他看你胖,就说你血脂高。这话就让我不知该如何评论,人胖就血脂高吗?我就见过很多体型较胖,但血脂不高的人。也见过很瘦,但血脂很高的人。很显然,血脂高不高与胖瘦无必然联系。

2. 脉有所变

我们为什么很重视脉诊?因为脉诊是四诊中相对客观的部分。为什么这样讲?脉象对病人来讲是客观,对医生来讲是主观。一般情况下,患者的脉象在无特殊干扰事件出现时,脉都是相对稳定的。不可能脉象一会变成这样,一会变成那样。我们在古人中也有脉时紧时数的描述。事实上,人体的脉象饭前饭后、晨起午后都是应时而变的,但此时它的基本结构是不会变的，是稳定的。从医生的角度看，脉象却是相对的，对同时一个脉象的判定，会随医生的不同而各异。一方面，医生的水平不同，每一个人指端的感受是不同的。另一方面，每一个医生的学习经历不同，经验各异。所以，对同一个病人的脉象，不同地方变化的关注度不同，所以其结论也有差异。同样的，对同一个病人，不同医师对脉象总体趋势性的看法，则应该是趋同的。我们通过这样一个相对客观的诊断方法，来整合其他的临床观测指标，最后得到对病情的一个相对固定的描述，进而指导处方用药。这也是诊脉的目的。

脉是变化的，我们古代的医书，经常有某某脉证某方，这样一种表述方式。我通过脉来决定处方用药。我们常常讲"西医治病，中医治本"。事实上，如果高血压病人，给他吃点西药，很好，血压降下来了，但过不了多久，血压又升上去了。那就再吃药，吃它几十年，血压控制几十年。这固然很好，也说明疾病本身却没有得到真正的治疗，而只是控制。还有一部分人，血压越来越高，控制不住了再加另一种药。当然这也是好办法，但毕竟病也没有得到有效治疗，只不过是在控制临床症状。正因为"病"本身没有得到真正治疗，所以治疗用的"药"也是稳定的，至少在一个很长的时间段中，是不需要调整的。中医则不一样，中医是从症状出发，但治疗目的却是疾病本身。所以，中药一旦见效，则疾病就会发生变化。此时就要对治疗药物进行调整，我将其叫做"效则更方"。这种变化的依据，则是脉象会随着疾病的病情演化而变化。

十几年前，当我在脉诊学习上渐入佳境时，在住院部管理过一位类风湿关节炎病人。患者女性，是本院的一位老护士长，因为该病提前退休。每年秋冬交界之时都会因症状加重住院，而且一住就是两三个月。治疗的时间长了，就摸出了一点规律。当她病情改变时，脉就先变了。此时，我的中药也会作相应的改变。那是一家西医三甲医院，只有在1周中固定的时间开中药，药房才给煎药。所以，一般情况下，医生开好处方，到患者吃到药这之间总有一个时间差。因为有了脉诊查病这个提前量，当该患者告诉我她哪里不舒服时，当天就可以喝到合适的中药。老护士长高兴得不得了。当然临床疗效也非常好。这件事，让我有了"脉有所变，变在症先"的认识。后来的临床实践，更坚定了这种观点。

脉有所变，审证求因，寻找脉象及病理改变的原因。有时候，我们真的通过吃药扎针，让患者的脉象改变，病情好转。有时候，则是通过改变患者的生活习惯达到病情与脉象的改变，当然，诊脉处方也是临床治疗的重要方法。但到底是什么引起了患者病情的改变？我们是可以通过脉诊来检验与证实。前边已经谈到临床中，脉、证、方、症是统一的。当疾病发生改变后，我们同样可以诊查这种脉证的变化，是否与方药相当相应。如果结论是相应则是治疗有效果，不相应则可能有新的干扰因素。当然，这种干扰因素，可以是正向的，也可以是负向的。

3. 脉有所藏

前边举过这个例子，患者，女性，西方人，乳腺癌术后，在吴医生诊所长期治疗，病情稳定。针灸前在右手寸关部位看到了濡散之象，这与其基本病及手术有关。治疗后，这种征象明显好转，但其基本结构未见变化。提示治疗有效，病情出现了量变而非质变，当然对一次针灸治疗来说，这已经是很好的了。这时候，因为患者脉象向正常线靠拢之后，又在患者右手关脉发现一弦紧之象，因此，断其为慢性胃炎。最后，病人先否定，后肯定我们的判断。这里为什么一开始没有摸到？这是因为“脉有所藏”。也就是说，疾病的脉象是可以相互掩盖的。事实上，我们知道疾病的发生发展不是线性的，而是互相掺杂，互相掩盖的。一般来说，是新病盖久病，实证掩虚证。从脉象上讲，它也表现出同样的规律性。也就是说，脉有所藏的基础是证有所藏。

有一本书叫《经方实验录》，旧题曹颖甫著。这本书是姜佐景跟曹颖甫学习的跟师笔记。后来，将这个笔记系统化后写成一本书。其中说曹有一次开两方之能。书中记载了这样一则病案。一个体形壮硕的外感病人，搬运工人出身。曹给他开了一剂麻桂汤，又开了一剂小承气。嘱，先服第一服药以汗出为效，第二天再服第二服药，病就好了。这学生不明白，又不敢问，就拿着这个病例去找另一位老师。那个老师看了后说，先解其表，后解其里。先用麻桂解其表，后用承气解期里，这是仲圣大法，又有什么可怪的。也就是在《伤寒论》中明显提出了分层次治疗的思想。而其中的一日太阳，二日少阳，三日阳明，也是疾病分层次的一种体现。事实上，脉象的变化也是一致的。先有里证再有新感，此时，脉中以新感为显，治疗以新感为先。我也有这样的经历。病人来看病：“周医生，我早就想来调理了，一直没时间。最近有点感冒，就赶来看看，你帮忙一起调理一下吧。”回答：“对不起，还是先看感冒，感冒好了再调理。”这就是脉有所藏与病有所藏，有新感时是无法处理老病根的，只能是看见什么，处理什么。老说：不须病家开口，便知病症来由。是不是我们什么都可以知道？是的，我们什么都知道，但我们知道的只是现在的状态。还有很多事要靠经验,靠推理。我曾经治疗过一个三叉神经痛的病人,号称走了半个地球也没治好自己的病。患者是一家外资木业公司的老板,几年前得了三叉神经痛,痛苦难忍,到处求医。最后找到一位国内名医,以重剂麻附细入手治疗。服药后上吐下泻难以忍受。最后找我治疗,我起手之用药颇为平淡,初始两周效果不佳。然后,患者渐渐出现怕冷症状。两周后自觉怕冷症状明显加重,此时病标渐退,是病本渐出,乃可用辛温重剂,加大附子用量达 30 克 / 剂。配合针灸,效果渐显。直到最后控制症状疼痛消失。这位病人初来时,就已经知道他属于沉寒痼冷,然其寒气沉伏于内。前医肆用大热之品,则寒邪未化,格拒先生。故用药无效,反添种种不适。我则根据疾病的变化层次,先解表浅之邪,待其寒气外显,方用温通之法,故可平稳收功。这个病例的关键点就是患者的状态,从平到冷、从冷到温、痛止身安,这几个转换点的把握。脉有所藏,讲的是临床中疾病的发生、发展、变化是有层次的,相应的诊断、治疗也要有层次。这种能力也是在脉诊实践中慢慢培养出来的。

4. 相信自己

在《医学三信篇》中讲“**信于古人,信于今人,信于来者**”。也就是要相信古人的真诚,相信古人不会骗我们。相信病人的真实,病人不会乱说,乱说是坑他自己。尤其是要信自己,相信自己的判断力。作为医生,要有相信自己的勇气。比如:病人来看病,说自己有什么病,有什么样的症状,让你给看。一搭脉,没摸出相应的指征,再摸还没有。是不是就会非常灰心,觉得自己不是学中医的料?没必要这么妄自菲薄。很可能这方面的征象被别的问题给掩盖了。你摸不出来,别人也摸不出来。病人是不懂什么层次、先后、新旧的,他是没有这些概念的,他们只要两个字“需求”。换言之,病人是想干什么就干什么,医生却不是这样。医生是能干什么才干什么。一字之差,其逾千里。临床上,我们在脉象上看到了什么,就从什么地方入手。有了这样一个概念之后,再去摸脉,心里就有底了,也就会进步了。这时才是“心中了了”,若仍是“指下未明”,怎么办?没关系,只需要时间。只要心明,指下总有明了之日。如果随随便便就说,“心中了了,指下难明”。反过来说,“指下未曾分明,心中如何可了?”有时间,有练习,才能练好手感,而前提是,首先要从理念上知道脉是怎么回事,怎么来的,怎么变的,怎么分层。然后才有机会谈到浮沉、滑涩这种具体的概念。

近来，整理病案，以崩漏为题。有用温散之法以桂枝汤为起手方治疗者，有用祛湿化浊之法用藿朴夏苓汤起手治疗者，也有用升阳举陷为法用升陷汤为主者，甚至于用紫苏散、肾气丸等，千变万化。多有未见于成书之中的方法。然皆合于病理病机，自然用之得效。类似之法之用，固然出于脉诊，也须有相当自信方可。所以，学好脉诊当是临床学习疑难杂病治疗的捷径。当然，如果能得明师指导，就可以少走很多弯路了。

回想二十多年前，初习脉诊，尚不敢妄称己能。临证之时，先切诊后问诊。切诊之后，将脉诊所得记于纸上，略作分析。然后再细细问诊。再将所得结论，两相对照，认真揣摩。相得则窃喜之，相异则深思之。有时也会将自己纸上所写，付于病患，则有皆大欢喜之叹。这个过程极是微妙。所谓“功力日进而不知，学力日加而未明”。当然也有难言之事。老师曾言一例。治一老妪，时腹胀痛，以脉诊辨之为气郁证。7 天后复诊，病未愈，而症更重，直言：医生不神。再诊脉而细查之，脉证方药皆当，就是药不见效。复问之，而不得其故。后有旁人指点，原来老太太与儿媳斗气，故病未减而反加。所以临床经验的积累是很重要的。临证既多，仍需理明，故曰：临证第四。

第六章

古今脉辨

脉诊是中医自古以来就用之有效的临床观察手段,是中医临床辨证处方用药最重要的依据之一,也是我们中医能够取得良好疗效的重要保证。但为什么却会濒于失传?甚至于“脉诊是不是真的”都会成为一个问题被讨论。这在二百年前是不可想象的,也就是说对脉诊的质疑,来源于“西风东渐”,这是一种外部力量的挤压。在中西医结合热潮中,面对中医传统过分注重取其精华去其糟粕,过分强调中医变革中的人为因素,则从内部加重了这种伤害。邓小平同志说“实践是检验真理的唯一标准”。为什么脉诊这种经过几千年实践所证实,在几千年实践中聚集起来的临床精华会面临这样的尴尬?我认为这个问题的形成,来源于认识问题的方法与角度的差异。所以不将这里边的问题搞明白,就无法深刻认识脉诊在临床中的重要性。更不能,也无法快速提高脉诊技能。

一、寻找立足点

1. 西医的立足点——分析与解剖

现代西方认识世界的方法是还原论,这不可避免地影响了西医的认知模式。西医的认知模式就是分析与解剖。于是西医对脉象的认识必然也是单系统的、局限的、孤立的。特点是大体解剖、局部解剖、系统解剖、生理与病理解剖。对身体的认识往往是从一切独立的部分出发,分体系地认识,如:大体解剖,消化系统、循环系统。限定固定场景下的认识,如:生理学及病理学。强化细节的认识,如:分子生物学、微生物学。这些知识都是有用的,但如果将这些知识当成事物本身就不合适了。因为事物是复杂的,也是多因素相关的。如果我们将腕部的组织分层解剖,由浅入深分别是:表皮、皮下组织、血管、神经、肌肉、骨膜等,这些都与脉象的形成有关。但其中最主要的主导因素，还是动脉血管的搏动因素。典型的西医认知必然是以循环系统为中心展开，又以血管为效应器开始研究。

2. 中医的立足点——系统与整合

我们中医的立足点是系统与整合的认识模式。中医学者看待问题的特点，就是任何时候看问题都是一个整体体系。所谓“麻雀虽小，五脏俱全”的观点，用时髦的话也就是全息学与系统论的认知方法。用传统的说法就是太极与阴阳五行的观点。任何一个点的问题都可以泛化为局部改变与总体结构之间关系的问题。任何一个疾病的产生，都起源于多个相对独立的部分，出现异常时的汇总。身体在生长过程种会遇到各种损伤，它们相互作用，形成身体的体质特点。外界不同的致病因素作用于这个共同的体质背景之上，就可以形成各种疾病。如一个简单的上呼吸道感染，从西医角度看就是一个细菌或病毒（微生物）侵入的问题，从中医角度看，首先是人体正气，也就是免疫力的状态如何？然后才是细菌问题。如果是流感，问题就会更复杂一点，这种微生物毒性更强，中医就叫疫毒。如果再推广一点，还有气候环境，这里有环境对细菌的选择作用，也有人体对环境的顺应性改变。所以，这就是一个立体的结构。同理，中医也会将脉象看成是立体的结构。那么，我们讲脉学也是以立体的角度来讲。有了这个立足点，才是一个中医学者所应有的态度。中医所说的脉象是一个立体结构，是与脉搏变化相关的各种相关因素的汇总，而不仅仅是一条简单的动脉，更不是简单的对动脉跳动模式的描述。

我们讲脉有全息，就是指在脉象分析中有一个全息脉法的分枝。这个全息脉法就是从立体结构的角度来分析、认识脉象。全息脉法的命名来源于现代人们对生物全息律的认识，但它的本源则出自《黄帝内经》。这种研究方法绝不是把桡动脉拿来分成一寸寸的很多段，然后再一点点地解剖与分析。它是将脉搏视为动脉搏动与其周围组织之间的挤压牵拉等不同影响的总和。也就是将动脉血管自身的变动与周围组织的扰动，当成一个整体进行分析判断。局部组织的改变是有脉象变化始动因素，动脉搏动则是组织改变的放大器。这种认识模式，就是典型的系统与整合的认识模式。

二、分析与解剖式的脉论

1. 心脏的泵原理

如果我们多看看现代的脉书，就会发现心脉的泵原理是脉诊阐述中一个很重要的模型。这也是血液循环的原动力，在此摘录了少量典型的叙述。

心是一个唧筒，它保持着血液的循环不息，供给体内所有器官的需要。右心室唧血进肺循环（小循环），左心室唧血进体循环（大循环）。假定以左心室收缩的时期开始来讲，这时候左心房里充满了血液，房室瓣是紧闭着，但肺静脉不断地把新鲜的血液注入左心房而增加了左心房里血压，这种压力终于冲开了二尖瓣，于是血液注入了左心室。左心室开始收缩所产生的压力，终于冲开了动脉瓣而把血液唧进主动脉。左心室开始舒张了，压力消失了，但因为主动脉壁的弹性和血液与地心吸力的关系而将半月瓣压闭，血液向动脉的远端流去。当左心室把血液逼到主动脉的时候，就产生了一次脉搏，这个脉搏的波，比血流的速率快得多，每秒钟可以推进九公尺。这种波愈离心愈弱，到了微血管消失。（任应秋:《脉学研究十讲》）

此段文字认为，脉搏就是以心脏的原动力展开的。就是通过脉搏的搏动判断心脏功能的强弱与盛衰。文章提到了，脉搏波随离心脏的距离而减弱，直到消失。那么脉搏波真的会消失吗？现代认为，脉搏波是不会消失的，在微循环中也有脉搏波，它是一种自主节律，且与心脏的跳动相关。这本书是四五十年前写的。这说明西医是一直在发展的，自然也是不完备的。当我们五十年后，看现代的很多知识，将很难用对错来进行简单表述。

2. 脉搏波的原理

（心脏所产生的）脉搏向外展开，好像波浪一般，所以又叫做脉搏波，在动脉管系统的任何处，管墙底扩张很快地达到极点，惟在往后的回位则较缓。在毛细血管中，因流床骤然变广，脉搏波便消失了，不能再见，但如果小动脉扩大，有时候脉搏也很可能传至毛细管的，脉书上所载的浮、沉、迟、数各种现象，都从这脉搏波一一反映出来。

脉的搏动率，即是心脏缩张的搏动率，也就是说，脉至数就是心脏缩张的至数，于是便知道脉搏波的变化，首先是代表心脏疾病的变化，或是全身疾病的变化。

从上文得到的结论，脉搏波直接来源于心脏的跳动。它的相关因素，首先是心脏的力量。有心脏的搏动才有了脉搏波。其次是血管壁的弹性。动脉壁弹性与力度的变化，直接影响脉搏波形态的变化。血管壁的弹性越小，血管壁就硬，同等脉压下脉搏的振幅越小；弹性越大，血管壁就越软，同等压力下的脉搏振幅就越大。

3. 定义与批判

切脉就是考察心脏与全身病变方法的一种，无所神秘，无所神气，不过要注意的一点，动脉管本身起了病变，也是常常影响脉搏的，不容漠视。有的中医过于偏信脉法，不惜穿凿附会，也不是没有彻底了解脉的生理缘故。

从这里的定义来说，将心脏放到了前一位。从整个文章的体例来讲，这个定义是将心脏放到核心地位，而将所谓的全身病变放到一个从属地位。意即全身病变是依从于心血管的功能而表达的。这是典型的循环体系的脉诊模式，也是典型的分类与局部系统式的思维模式。

4. 臆断

这里知道，古人切脉是要切遍头手足的，只有这些地方的动脉比较显露，容易诊察。虽然穿着什么天、地、人的外衣，其取义不过就在这一点。但是，诊一个病要切这多处动脉搏，是极不方便的，久而久之，许多医生就在方便的地方，随便巧切病处，不方便的地方，干脆就不切了。

我以为将这几段话放在一起，就出现了几个问题。

一是小视了古人的认真。医乃仁术，虽秦始皇焚书坑儒也独不禁医农之书，以此二者是人生身之本。可见古人对医书是特别重视的。没有依据，没有体验的东西，古人是不敢乱写的。书乃难事，古人刀笔简书。写字跟刻字是差不多的东西，是力气活。所以，著书更是非常难的，绝不轻下刀笔。古人书以短小紧凑真实为佳。

二是目的不同，古人写书的目的也与现代人不同。古人写书基本上是要传诸后人，而这个后人多半是有血缘关系的后人。古书中多有提到对书与文字的郑重之意。如《黄帝内经》："得其人乃传，非其人勿言"，"雷公至斋七日，旦复侍坐。"《伤寒论·序》："上以疗君亲之疾，下以救贫贱之厄，中以保身长全。"投机取巧的东西是很难保存下来的。

三是前后矛盾。从结论上看，作者是支持遍切头、手、足的遍诊法。但如果立足于以心脏为中心的循环系统动力模式，则遍诊法是没有实际意义的。一个脉位就足以对心脏的功能与血管壁的弹性，有一个大致的了解。从解剖观点来讲，这个脉位最合理的就应该是手的桡动脉，也就是寸口脉。而这也正是现代西医所做诊脉搏时所关注的地方。

四是忽视了脉学发展过程中的继承与发展。从对《黄帝内经》脉法的研究可以看到：远古时期，中医前辈们在不断观察中形成了“有诸内，必形诸外”的思想。在这种认识之下，血脉成为一个信息载体或信息通道。人们通过诊查动脉搏动点，来探求体内的各种生理与病理变化。这时的“脉”是泛化的，非特异性的。人体的任何一个表浅的动脉搏动点，都可以成为诊查对象。随着经验的积累，对这种基本理念的实践积累了大量的经验，进而形成了不同的诊脉体系。而现在的“寸口脉法”，则是对众多脉诊体系再次会聚整理升华的结果。

三、系统与整合式的脉论

1. 脉是波动

古今之脉，按照现今的医学理论，脉动的形成是这样的：心脏左心室收缩，将大量血液射入主动脉。此时，由于动脉血管壁自身弹性的原因，这些血液在主动脉形成一个巨大的血球，这个血球沿心室的发力方向，向远心端滚动，并随动脉血管的分支，逐渐递减，湮没于毛细血管网之中。但只要在动脉血管中，血球都会呈滚动的形式向前滑动。其实，这个道理古人一直都懂。如《黄帝内经》中“脉为血府”的观点，我们还知道以脉与呼吸之间的比例关系来判断脉搏跳动的频率，如“一息脉再动”“一息脉三动”之类。

2. 脉的形态学变化

从机械的角度分解脉，就是只是一个血球，一条胶管，部位搭配。这里只有部位是相对固定的，其余两项都是变量。从实际上我们可以看到，血球有大小、速度、黏滞度、力量之分，胶管有弹性、厚度、紧张度之别。随时都在变化。这些变量有的是单独的变化，有的却与别的变量相关联。故不可精确计算，只可以估算，是一个典型的混沌问题（系统问题）。

3. 脉的多因素相关

当我们讲动脉中的这个血球时，我们可以考虑到的是，它不仅与心脏的动力相关，也与血管壁的硬度相关，也与紧挨血管的软组织的状态相关联。但事实上，血液并不是理想的流体，血液是一种悬浊液。血液中，液体与固形物的比例，如红细胞、白细胞、血小板等血细胞含量的变化，血清等蛋白质含量的多少，炎性物质的存在都会对血液的流动性产生影响。血管壁弹性的变化则不仅取决于其自身的物理学特性的变化，如年龄偏大，动脉硬化，也受神经内分泌改变的影响，如肾上腺素等体内激素的影响。脉象还受脉外因素，像软组织的影响。如受凉出现紧脉，就明显与皮肤的紧张状态有关。《黄帝内经》寸口尺肤诊法，"脉涩则尺涩，脉缓则尺缓"就提出：脉象的变化与皮肤软组织受外界刺激后出现的变化有相关性。

脉象的变化是靠医者指端的感觉来捕捉的，是直观的，是时时可变的。与脉象变化相关的血细胞的化验指标变化也是直观的，也是时时可变的。人们所看不到的背后的影响因素则还有：心脏动力学的改变、神经内分泌的改变、患者的体质与生活习惯异同，这些影响脉象变化的变量远远超过三个，且这些变量既可以独立影响脉象的改变，也可以通过相互关联模式影响脉象。正因为脉搏的形成是多因素相关的，所以脉象才会表现出各种不同变化，也才携带了更多的信息量。

我们将脉象分类，则有脉搏的形态的变化、脉搏流利度的变化、脉搏的力度的改变、脉形位置的变化、脉壁弹性的变化，这些都是最基本的变量。还有长度、均衡度的改变。所以这是一个系统的认识方法。同样的是，生理、病理、解剖，因为我们认知模式不同，可以带来完全不同的结论。这已经不仅是脉诊的问题，而是整个中西医认识模式异同的问题了。从这个立足点出发，所有现代文明的成果都可以被中医所用，为中医的发展服务。

第七章
脉象仪的发明

“客观性”始终是压在广大中医学者心中的一块大石头。为了解决这个问题,新中国成立以后,中医学者在中医的客观化研究上投入了巨大的精力。事实上,这个所谓的“客观化”只是带有浓浓时代标记的美好想象而已。但是自五六十年代开始的中医脉象仪的研究仍然给中医研究带来了巨大的影响。当然它也要面对历史带来的种种迷惑。

一、脉诊理念问题

那个时代,首先是对脉搏的表述没有达成共识,更没有形成理性的概念。对脉诊的研究只是对某些老中医脉诊结果的选择性分析。比如说:浮沉是血管壁与体表之间皮肤的距离吗?(同样的是浮沉与骨膜之间的关系如何?浮沉是个线性的概念,还是个可见的量?)力度表述是不是脉搏表述的关键?但很显然,在早期的脉象仪上,力度无疑是最重要的变量。寸关尺怎么划分也没有得到共识。那么对脉形、脉感的认识,如何进行处理?我们知道脉的形状是立体的,是一个不那么规则的圆柱体,那么如何在诊查与判断中去体现与认识这一点?在实践中,这些理念问题都没有成为问题。研究者,只是做了几个电极(感应器),然后,找一些老中医给病人摸脉。摸一个脉象,用感应器记录一下;再摸一个脉象,再记录一下。试图用数量的积累来规避种种问题。最后,研究者的确得到了一些规律性的东西。这一方面的知识在现今中医脉诊书籍中得到广泛引用。但这种研究方法所固有的问题并未得到真正解决。在《中医脉象今释》中提出了两个问题:一是“由于切脉时的指感以压力搏动为主,所以一般都试图以压力脉图作为研究手段来解决脉诊客观化的问题。但是,这种方法有一定的局限性。”二是“中医脉象的名目繁多,教科书中一般有 28 种,而各种类型的兼脉则不计其数。况且,历代医家对一些脉象的描述与理解学存在许多差异。”

二、技术先进性的疑问

电极的排列密度问题。早期的脉诊仪一般只有一个触诊头。现代,这个触诊头多是通过压电效应制作的电极。这样所谓的脉诊图,都是基于单电极触诊头的临床观察形成的。近十几年,人们意识到,脉诊仪是模仿人手摸脉的,这样开始有了三个电极的触诊头。但是,这些电极之间的排列密度合理吗?当我们伸出三个手指头按脉时,指间一般没有缝隙。但是手指本身的感觉是不平均的。在脉诊手法中,通过“寻”这种推移法,来解决这个问题。这样,在我们脉诊时,即使三个指头之间做不到严丝合缝,仅靠指头在寸关尺三个部位之间的平行滑动,依然可以保证清晰准确地触及每一个脉诊点。这一点用简单的三个探头是无法模仿的。

电极的亲和力的问题。在几十年前发展起来的脉诊议,必然建立于当时的科技水平之上。从当时的情况来说,仅电极亲和力就达不到应有的要求。我们脉诊所测的不是一般弹性变形的物体,脉管与表皮之间有多层组织间隔,而且脉管本身的特质也不稳定。所以电极与表皮的亲和力,对测量的结论影响关系极大。而多年前的电极显然是不足以承担这个任务,现代的技术可以达到这个要求了,但问题是测量的设计思路却也没有变化。

电极的吸附性的问题。因为诊脉是贴于皮肤,但诊查对象则是皮肤之下的血管。血管是有弹性的,这样电极与皮肤的吸附性,便成了非常重要的问题。这种软性的电极几十年前是做不出来的。现在可以做到了,但知识的惯性作用,使这一问题依然存在。

脉象仪的探头,从机械杠杆到光学杠杆,到硅杯,再到压电薄膜,脉象仪的探头经历了飞跃发展。但现有的传感器依然与压力传感器一脉相承,所不同的只是灵敏度与稳定性的改变。

如前文所述,脉搏的信息量,来源于动脉搏动本身与周围软组织的共同作用。这种复合变量探头,则是目前现代技术难以完美制作出来的。

三、信息处理的难度

1. 变量的设定

我们已经知道,诊脉有一个很重要的前提:脉象是立体的。我们讲浮沉既包括脉体与体表之间的距离，又包括脉体与骨之间的距离。讲脉大脉细，是说脉的直径也是会变化的。讲脉的虚实力度，是说脉壁的压力与血管壁的弹性也是会有变化的。显然，单纯的力学探测仪，或电位仪无法完成这样一个多变量的信息收集。

"中医切脉的指力轻重，不仅可以区分脉位的浮沉，而且与鉴别脉象的其他属性有关。在用脉图仪描记压力脉图时，可以观察到对同一脉例，在不同取法压力下所记录出的脉图，不仅波幅不同，而且波形也会发生变化"（《中医脉象今释》）。作为人类，我们切诊手法中的"举、按、寻"，所寻找的正是这种变化。但脉图仪是如何做的呢？它取的是"最适取法"下的脉图。"所谓最适取法是指在各种取法检测下，获得波幅最大的脉图时所用的取法"。显而易见，这种取脉图法，与我们的脉诊指法是不相兼容的。事实上，这种最适取法下的取脉图法，也是无奈之举。在电脑计算能力得到巨大提升之前，人类无法依靠仪器判断与计算如此大的信息量。

2. 电脑的发明与应用

我们讲西医在近几十年间得到了非常重大的发展。这种发展是追随着现代科技而进步的。有了X线，才会有放射科、X片。有了电脑才能有CT片。有了现代生物化学的发展，才会有生化检测仪。这种发展很明显是与当时科技的发现相适应、相同步的。我们中医则不同，中医的特点是远远走在同时代的前列。成形完善于两千年前的中医，直到现在依然保持着自己的独立性。面对用现代科技武装起来的西医仍然时不时地表现出自己的优越性。这说明，中医是超前于时代的。那么当我们用西医的方法来研究中医时，就要考虑：科技的发展能否有效地跟上与展示中医的实践能力。多年的临床实践，使我认识到在凭脉诊病时，要处理大量的信息数据。中医人士常常挂在嘴边的一句话，叫做"三因制宜"。也就是中医的理法用药，要因人、因时、因地而变。本质上，这也是对相关变量的处理，当然这些内容也都会在脉象上得到反映。在电脑发明之前，人们根本就没有能力来处理脉诊所得到的如此多的信息量。

四、对脉象仪的重新认识

付出总是有回报的。从脉象仪的角度来看，前人还是做了大量的有益工作。比如,发现了“回波”。回波就是血液从心室泵到主动脉后,主动脉瓣关闭时,主动脉内的血液反击主动脉瓣所形成的波。回波的发现实际上是脉搏客观化的一个重大发现。它说明了一个问题:脉是有来去的。几十年实践与临床,说明脉诊仪还是有用的,是可以说明一些临床问题的。

现代研究所谓的脉搏,从波动的角度讲,由心房波、主波、重搏前波、重搏波四个波共同组成。如果以主波最高点定为B点划分,则B点前为升波,B点后为降波。那么,脉搏的所有变化皆围绕着升波与降波的力度、斜率、时间、厚度等关系展开,最后形成临床诊断。其实在传统脉诊中,已经有这一方面的内容了。

在《难经》中有呼吸定五脏法,如第四难曰:“呼出心肺,吸入肾肝,脾居中间”,一般讲呼吸就是人的呼吸,显然这只是字面上的解释,以此解脉是不合理的。接师门所解,“呼出心肺”,即是以脉来的状态判断心肺的功能状态。“吸入肾肝”,即是以脉去的状态判断肝肾的功能状态,脉到高点的中间状态判断脾胃的功能状态。这也就是所谓的“一动定五脏的脉法”。从后世脉法中也出现了类似方面的论述,如:洪则来盛去衰,明显是讲洪脉的升波陡峭有力,其降波平坦而和缓。

从上述角度来看,现代脉象仪的研究是有用的,也是有限的。几十年的临床与实验室的相互验证,已经可以说明脉诊的一部分问题。要想使脉象的表述有进一步的发现,首先需要对脉诊理论认识的突破,其次需要仪器设计理念与测量分析手段的突破。所以现代的这个仪器叫脉诊仪或脉象仪显然是不合适的。现代的脉象仪仅仅是从力学的角度,分析脉搏波的形态与变化,以此来判断疾病的性质。所以,它的合理名称应是脉搏仪或脉波仪。

第八章
脉诊表述的差异

我们都知道，古书难读，脉学之书尤其难读。这里的难读，指得不仅仅是古文字的问题，更重要的是语言文字之外的障碍。脉学之书则因脉诊体系本身的繁杂不规范，带来书与书之间缺乏公认的名词定义与理论根源，往往各执一词。而且，这种在临床实践中得出来的结论，又都可以返回临床得到实践的检验。如此立论，若不辨析必然给后人的学习带来极大的混乱。

一、语言表述差异

我们都知道读古书，但是古书有那么容易读吗？我为什么十余年不敢读《黄帝内经》。就是因为《黄帝内经》虽然完全来源于临床，但又被重新系统整理过。所以想要能很好地认识《黄帝内经》，必须从临床出发，有了相当的实践才能做有效的辨别。比如："诊胃气"的问题，各种脉书众说纷纭。一定要在有了相当的临床功底之后，回头看书，才能明白《黄帝内经》中的"诊胃气"说的是什么。

在《伤寒论》中反复出现一个字"中"。张仲景是河南南阳人氏，这个字来源于河南口音"中不中"。在《黄帝内经》脉学中有"沉横"之脉的说法，但脉如何可以"横"过来呢？以前的注释，对这个字的解释大都是以横竖的"横"来解，显然是不妥当的。我的解释是，这里"横"的读音，不是二声是"四声"。是"蛮横不讲理"的"横"。这显然是黄河流域的表达方式，如果让生活在长江流域的人解这个词就费力了。

二、理解方法不同

在中医脉学中，有一个很有名的公案。这就是，大肠在脉诊中如何定位？王叔和《脉经》中认为大肠脉在右手寸脉；李时珍《濒湖脉学》则认为大肠脉在右手尺脉;张景岳《杂证谟》则认为大肠在左手尺脉。其实,这之中并无严格的正确与错误之分。重要的是这几个前辈站的位置如何。在严树英《通俗哲学》中的第一幅图就是“立场不同,观点不同”。表面上,这是几位前辈同一问题的不同回答,反过来反映的却是他们对脉诊理论基础的不同理解。

又如周学霆《三指禅》以缓为胃气,又以缓为有神,这就纯是他自己的理解。前边提到老前辈到美国讲脉诊。他明白告诉大家:在右手关脉见到缓脉用理中汤。后来有学员问我这个问题。我立刻回问“什么是缓脉?你对缓脉的定义是什么?你认为缓脉的脉象特点是什么?”按《脉经》“缓脉:去来亦迟,小快于迟”,当用理中汤。按《濒湖脉学》“缓脉营衰卫有余”,则可用归脾汤。按《三指禅》,病见缓脉当勿药自解。

同理的,还有代脉、毛脉等。在不同的脉书中,对脉的表述方法不同,对脉学基础的理解不同,处理方法自然也不同。

三、手感表述的差异

如果问一个问题:脉象有多少种?大概没几个人能回答。因为这是个开放式的问题。王叔和《脉经》中有二十四脉,宋人施发《察病指南》列脉诊图三十三种,李时珍《濒湖脉学》二十七脉,过去还有说脉有一百零八种的。如果把古今曾经在书中出现的脉象都列出来,真的是不少。其实脉说来说去就那么多,有多少脉并不重要,重要的是如何表达脉的形态?如何理解脉的含义?古人在这方面是下了很大工夫的。

直观表述:在早期的文献中讲述脉多是直观表述。今人一看就知道是什么意思,但就是说不出来。如《史记·扁鹊仓公列传》中,淳于意诊籍中的“弱、平、鼓、静、躁”等,《黄帝内经》里边的“急、横、喘、石”等,都是直观手感。只是对指下感觉的一个直观描述。但这样表述大多数不规范,缺少定义。虽然直观但也容易出现误解。而现代所谓的二十八脉是经过文饰过的手感,所以它的表述相对规范,富有文采,但又增加了脉形解释这个过程。

移觉表述:古人因为没有分析的手段,叙述脉感时就会出现困难。这时就发明了移觉的方法,用一种感觉去指代另一种感觉。佛家对感觉有一个很好的描述,这就是六根“眼耳鼻舌身意”。佛家认为这六根是相通的,也是人体与外周沟通的六种途径。在中医传统中,则将不同感官的感受相互对照来表达内容,这也就是常说的取类比象。如:讲滑脉"如盘走珠",讲弦脉"如按琴弦",皆是此类。然则"如盘走珠"是"眼"即视觉,"如按琴弦"虽也是触觉,但却借用了另一种事物来表达,是"身"。散脉"散似杨花无定踪"或"涣散不收",则更类似于"意""意境"的表达。从分析的角度来解析,我们也能明白此类表达的大概意思。言"滑脉"必是脉的波形清晰、脉来光滑流利,尤其是脉的一个个波峰应该很明显。言"弦脉"则脉的形态应该偏细、硬度偏大、脉的边界清晰。言"散脉"应该是轻取即有、重按则无、脉形宽泛、边缘不清,总之是浮而无力、边缘不清。但是,真要想将诸如此类的比喻辨得精确无误,又谈何容易?其实此类描述,皆是诗化语言,与"鹧鸪"喻将归,"悲秋"言老至,本是一途。所谓:无边落木萧萧下,不尽长江滚滚来。心中可知,口中难言,若有体悟,心心相印。

统合表述:以统合归纳表述完整的概念。脉诊中很多脉象本是复合脉象,但由于古人对脉象本身缺乏分解论述,所以只能尽量去说明。如:《脉经》:"芤脉,浮大而软,按之中央空,两边实"。这里,讲芤脉牵涉到脉象的力度、体形、边界等要素,这就已经是综合表达了。这些表达方法,在古人来说是浑然天成,在我们现代人看来则是步步暗礁。

四、古今病证差异

"西风东渐"以来,现代医学的知识给中医带来了巨大的冲击。另一方面,现代医学知识中的大量表达,直接借用了传统中医的名词,给现代中医带来了巨大困惑。如:传统伤寒病就有广义伤寒与狭义伤寒之分。这个广义伤寒指一切外感疾病,狭义伤寒则专指因为受凉所引起的一系列病证。但是在民国初年的很多中医著作中,则将中医的外感伤寒与现代医学中的肠伤寒、斑疹伤寒混为一谈。像我们所熟知的"心主神明"还是"脑主神明"的争论,背后所藏的就是"心"与"心系"这两个概念的辨析。同理,概念的辨析,在古人脉书中也是个很重要的问题。

《诊宗三昧·逆顺》:"破伤风,发热头痛,脉浮大滑为顺,沉小涩为逆。"

【释义】破伤风有发热头痛之症;脉浮大滑是正气拒邪,可攻可清,故为顺;沉小涩为毒邪入里,正气不足故逆。

【解析】我们现在说破伤风,是破伤风杆菌因外伤侵入人体深层组织,出现口噤难开,四肢拘急之症。按说此种破伤风症十无一生,是一种非常严重的感染性疾病。一旦病情发生则难有顺症。此处“发热头痛，脉浮大”，显然非是此类之疾病。盖古人所说的“破伤风”者，因“破”而伤风之谓也。伤风则是一切外感发热疾病的总称。此病就是，一般伤口感染后所出现的发热性疾病，类似于现今所谓外伤伤口感染所致之败血症是也，故有发热头痛这样的症状。“脉浮大滑”是正气拒邪，可攻，故为顺。脉“沉小涩”是毒邪入里，正气不足，故逆。

《诊宗三昧·逆顺》又文：“霍乱脉伏，为冷食停滞，胃气不行，不为逆；脉搏大者为逆。”

【释义】霍乱是寒湿困脾，上吐下泻诸症之统称。它的原病因大多数是因为进食寒冷食物所致，故“脉伏”是病脉相符，合于病机故为顺。“脉搏大者为逆”，为正气虚极，邪进正退之候，故为逆。

【解析】一般来说，霍乱即霍乱弧菌感染所致之传染性急性胃肠道炎，可出现上吐下泻，水米难入，症状是：发热、呕吐、腹泻。特征是：排米泔水样稀便。古代此病往往死人，现代则未必。因为，此类患者多死于脱水及水电解质紊乱。在有了静脉输液这个现代医疗手段后，患者的生存几率大大增加。是处之“霍乱”，则仅是上吐下泻，挥霍缭乱之意。病机是寒湿困脾，症状以腹痛、上吐下泻诸症为主，但不一定有米泔水样大便。故脉伏是病脉相符，合于病机故为顺，用药当附子理中汤主之。脉搏大者为逆，为正气虚极，邪进正退之候，故为逆。

历史变迁，病名亦随之变化，虽古今同名，但此病已非彼病。古人所讲破伤风为伤口感染发热之病，因破而伤风之谓也，以此病的病机而命名，类似于现今所谓败血症是也；今时的破伤风是因伤口被破伤风杆菌感染而成，是为病因学命名，临床多表现为牙关紧闭、四肢拘挛，类同于古文献中的痉症，这两种病的发生发展转变的规律是不同的。古人所讲霍乱为寒湿困脾，而致上吐下泻、水米难入的一类病，而非霍乱弧菌感染之具特征性的排米泔水样便、伴有严重营养不良的霍乱，一为症状学命名，一为病因学命名，也是同名而异病。故先须明白古今病名的异同，才能指下明了，治疗也才能有章可循。了解这些知识，对脉学的临床实践具有重要意义。

经典篇

第一章
如何看待《黄帝内经》脉法

我们讲经典，是为了将脉的来源与变化梳理一下。通过梳理加深对脉的理解，进而对脉学临床实践提供指导。也为我们读书提供一个标尺。把经典学好了，胸有定见就不会迷惑。

首先是怎么看待《黄帝内经》脉法？实际上《黄帝内经》中的脉学，基本上属于脉学的形成期。表现在《黄帝内经》中的脉学不是一个整体，它汇集了很多不同的诊脉方法，是将不同的诊脉体系积累到一起形成的。所以，有时看《黄帝内经》会觉得它的脉法有点乱。或者说，不是有点乱，是非常乱。我们可以看到在《黄帝内经》中有许多不同的脉学体系，但是，这些不同脉学体系的很多知识点都没能交代来龙去脉。也可能在《黄帝内经》的作者看来，这些内容都是约定俗成，不需要特别交代。刀笔竹简嘛，能少写点，就少写点，意思到了就行。于是《黄帝内经》里的很多内容变得过于简单，特别是缺少前提界定。比如五脏脉，心脉在哪里？肾脉在哪里？连提的意思都没有。另一方面，很明显《黄帝内经》曾经被人通篇梳理过。这个人有可能是汉末太医李柱国，他曾经在汉成帝时校写医书，名目中就有《黄帝内经》十八卷、《外经》三十七卷。从《黄帝内经》的内容体例看，这个梳理者应该有浓重的道家背景，而且应是汉唐之间之人。当然从这个角度讲，最有可能的人就是唐朝王冰了。所以，《黄帝内经》中有很多文字似是而非。历史上的《黄帝内经》，经过多次散而复集，早就不是单一体系，而是中医医学成形期，集大成的一本论文集。大凡人们要学好一门技术，最好的办法就是从源头开始学习。对脉诊来说就是要回到《黄帝内经》时代。当然，这也不容易。

要想学好《黄帝内经》中的脉法，就需要将《黄帝内经》中已经有的诊脉体系理顺。一块块地单独分析，看清楚它们内在的联系及异同点。其次，要明白《黄帝内经》中的脉法是原始体系，本身是一个比较模糊的混合的脉诊体系。而我们后世的"寸口三部九候脉"，则是脉诊的最终形态，相对来说是内容清晰、结构稳定的脉诊体系。但只有将《黄帝内经》中的所有脉法技巧，都能够在寸口脉中得到体现，才真正能说：我得到了。

我大学时对《黄帝内经》很感兴趣，下了很大的工夫。当时，读了一本书叫《黄帝内经析疑》。看了后非常感叹，并在这本书中记了不少笔记。也因此知道《黄帝内经》不可轻读。毕业后，就不敢再看《黄帝内经》原文了，只看一些对《黄帝内经》部分内容进行解析的文章。再后来看到了余云岫的《灵素商兑》后，才又生起看《黄帝内经》的勇气。余云岫是学理工的，在德国留过学，对医学尤其是对中医感兴趣。他通过理工科的大脑，用分析的方法，对《黄帝内经》所能提的质疑都摆出来，并从他的认识角度作了分析与阐述。作为一个反面教材，它对我们学好《黄帝内经》有非常大的参考价值。

此后，我明白了学习《黄帝内经》的两个基本要点：一是要解决好方法论的问题。现在也有很多人在关注方法论问题。中国古人研究世界用的是归纳与类比（取类比象）的方法。而现代人研究问题，则用的是分析与还原的方法。当用两种方法对同一事物进行分析时，就会发现它们是对事物不同侧面的研究，倾向性不同。理解了这一点，对这两种理论的表述方法、研究过程与结论的认识不同，就很容易理解了。所不幸的是，中医药大学的学生，从小就要学好数理化。一个人从孩提时代所从事的反复的解题练习，已经把分析的理念变成了他自己不自觉的思维定式。此时再想学好中医，何其难也。其次，是要解决好理论与临床的关系。《黄帝内经》是中医形成初期的产物。其特点是，很多内容根本就是对临床实践的直接表述，但却是以某某理论的形式来表达，加上它有言简意赅的特点。所以，当后人阅读《黄帝内经》时，有很多地方会出现歧义。而鉴别的唯一方法也就只能是回到临床。

若能师从多家，临证十年，则可以出师。标志是要能够自学，也就是可以从经典著作中学习中医知识。我从毕业至今，临床二十多年。四五年前回头看《黄帝内经》，方觉得可以看出不同的感觉。这时看懂了一句话，这也是很多老专家都明白讲过的，也是刚学《黄帝内经》就知道的话："《黄帝内经》非一人一时作"。自然的，《黄帝内经》中的脉学也非一人一时所传。而且我还额外看出点东西。《黄帝内经》中的东西不仅非一人一时所做，而且作者来源于不同的地区，具有不同的学术背景，分属于不同的学术流派。所以说：《黄帝内经》非一人一时一地一派所作。明白了所谓"脉学"，只是很多古人从不同的方向，试图以脉为媒介，探求人体脏腑功能的办法。"《黄帝内经》脉法”则是这种多方探索的结果。这个工作在《难经》中，才统一成为一套完整的脉学诊断体系。但《难经》中的语言不够果断清晰，在后世的医家中评价不是很高。直到《脉经》时代，方集寸口脉法之大成，形成我们现在的诊断模式。有个学生曾经问过这样一个问题：颈部人迎脉的变化能不能在手腕寸口脉上表现出来。这个问题，他是先问了另一位医生。她的回答是：应该不会。问我，我说：肯定有表现。因为从“遍诊法”向“寸口脉法”转化，是脉学实践的进步。

有些前辈讲，发展出“寸口三部九候”诊脉法的原因是，其他的诊断方法不方便。还有人提出“男女大妨”直接导致“《黄帝内经》三部九候”脉法的消失。我对这种说法是不能接受的。所谓的“男女大妨”是在宋朝以后才成为世俗界的主流认识。唐朝女人袒胸露乳，妇女继承，才是当时人们的共识。《黄帝内经》中有“三部九候”“全身诊法”。在汉朝末年，已经是以手太阴寸口脉为主，兼查趺阳脉、人迎脉的脉法，与独取寸口脉法共存的局面。《难经》中已经有寸口三部九候脉法的雏形。张仲景在《伤寒论》序中言：“观今之医，不念思求经旨，以演其所知，各承家技，始终顺旧。省疾问病，务在口给，相对斯须，便处汤药，按寸不及尺，握手不及足，人迎、趺阳，三部不参……”。到晋王叔和著《脉经》，汇总前人脉法，力推寸口三部九候脉法；唐孙思邈在《千金方》中才明确了现代寸口脉形态。其中演化的过程非常清晰。令我印象非常深刻的是，孙思邈在“大医精诚”中的描述：“凡大医治病，必当安神定志，无欲无求，先发大慈恻隐之心，誓愿普救含灵之苦”。如果说，中医前辈们仅仅是为了偷懒怕麻烦，就“握手不及足”；搞出一个“寸口三部九候脉法”，我接受不了这样的观点。

第二章
五 脏 脉 法

读《黄帝内经》时，可以看到文中反复出现了“心脉……肝脉……”这样的述式。当这种语式出现时，往往伴随着连贯类同的表达形式。这些内容在《灵枢》及《素问》中都有所出现。这些内容虽然在具体的脉象解释有所区别，但类比表达的方式则是相同的。这使我想到这里边是不是有一个独立的诊脉体系，而且这个体系应该在一个相当大的时间与空间中达成一定共识。当然最后找到了这个体系，这就是《黄帝内经》的“五脏脉法”体系。

一、五 脏 脉 变

《灵枢·邪气脏腑病形》

1. 心脉

心脉急甚者为瘈疭；微急为心痛引背，食不下。缓甚为狂笑；微缓为伏梁，在心下，上下行，时唾血。大甚为喉吤；微大为心痹引背，善泪出。小甚为善哕；微小为消瘅。滑甚为善渴；微滑为心疝引脐，小腹鸣。涩甚为喑；微涩为血溢，维厥，耳鸣，颠疾。

【语译】心脉的特点表现为急脉，就会出现手足拘急。略微有点急的就会出现心前部拘急疼痛，并牵连到背部，并且饮食难进。心脉表现为缓纵无力，病人就会因心气涣散而大笑不止。微缓，就提示患者有伏梁病，也就是在心的下方（胃脘部），如有物堵塞，这种感觉会上下移动，有时还会吐血。心脉如果浮大有力，就会出现喉中有异物感。略有浮大，则为心前区痹胀不适，并可引起背部不适，时时流泪。若心脉短小，则病人时时呃逆。略微偏于短小，就会出现多食易饥。若心脉之来快速流利，则患者口干多渴。略有滑利，就会出现心前区拘急，与脐周相互牵连，伴有小腹肠鸣的症状。心脉涩则会咽中干涩，发音不利。如果是略有点涩，则会出现血溢症（气盛血热而口鼻出血),重则出现四肢厥逆、耳鸣及头部症状。

【释义】 分析一下。从这个心脉出发,可以去诊断心本脏的症状:"微急为心痛引背,食不下","微大为心痹引背,善泪出"。心前区的症状:"微缓为伏梁,在心下,上下行,时唾血"。相关的疾病区间包括了心前区、胸骨区及背部。心经的症状:"大甚为喉吤"。胃脘部(心经所过)的症状:"微缓为伏梁,在心下,上下行,时唾血"。心气的症状:"缓甚为狂笑"。表里经的症状(小肠经的症状):"微滑为心疝引脐,小腹鸣";"微涩为血溢,维厥,耳鸣,颠疾"。这些文字提示,这里有一个脉诊体系,并且具体的诊脉点是独立的。这里,我们可以判断心脏本身的问题,也可以判断心经的问题。但问题是,这个诊脉点在哪里?不知道。文中的语气提示,有一个地方可以判断心经,甚至于整个心系的问题。这个地方在哪里?

如果我们反过来看,这里边有心本脏的症状,心藏神,在志为喜,在体合脉,在液为汗。这些内容都已经出现了,再加上经络方面的内容,这就已经是一个完整的心系的概念了。我觉得很可能这也就是脏腑系统之始。也就是说,这一段话从临床的角度,从症状至症候群的角度,提出了心系的概念。

《黄帝内经》这里,首先将脉的变化与症状进行了联系,如"心痛引背,喉吤"。其次将脉与疾病进行了沟通,如"心痹,伏梁"。也会将脉与病机进行联系,如"血涩"。这也是后世脉法中诊断中的主要内容。同样,临床诊脉时,如果患者左手寸口脉之寸位出现"大"象,我就会告诉患者:你有胸闷,咽喉中自觉老有东西堵,还吐不出来,往往可以得到肯定的回答。由此感悟《黄帝内经》脉法在中医脉学体系中的指导作用。

2. 肺脉

肺脉急甚为癫疾;微急为肺寒热,怠惰,咳唾血,引腰背胸,若鼻息肉不通。缓甚为多汗;微缓为痿瘘,偏风,头以下汗出不可止。大甚为胫肿;微大为肺,引胸背,起恶日光。小甚为泄;微小为消瘅。滑甚为息贲上气;微滑为上下出血。涩甚为呕血;微涩为鼠瘘,在颈支腋之间,下不胜其上,其应善酸矣。

【语译】 在按取肺脉的时候,出现急脉,患者就会出现癫痫这样的症状。肺脉仅仅是略微有点劲急,就会出现肺中不适,伴有寒热往来,身困无力,咳唾脓血这样的症状,并可牵连到腰背都会疼痛,或者出现鼻中有息肉,塞滞不通的症状。肺脉出现缓纵无力的情况,就会出现体虚多汗症状。略微有点缓，提示患者会有四肢无力的痿症，半身活动不利，以及头颈以下汗出不止的症状。脉浮大有力，就会出现足胫肿的情况。脉略浮大，就是肺痹病，会出现胸背牵连的症状，起身后，不喜见到阳光。肺脉细小，就会出现泄泻。略微有点小，则会出现消瘅病。脉滑疾有力，就会出现息贲病，表现为气短，喘促。略有滑象，则会出现口鼻与前后二阴出血。肺脉过于涩滞不流利，就会出现吐血。略微有点涩，就会出现鼠瘘病，这种病的表现为颈项与胁肋间发病，或者会出现下肢轻上肢重的情况，并且肌肉容易出现酸困无力的症状。

【释义】同样的，我们可以从脉象中看到各种与肺脉相关的症状。肺本脏的症状："微大为肺痹，引胸背，起恶日光"。肺主表的症状："微急为肺寒热"。肺寒热指表症的恶寒发热的症状，这是简言。脉微急，是指脉浮紧的意思。实际上，恶寒发热，有寒有热，都是表证的症状。"怠惰，咳唾血，引腰背胸，若鼻息肉不通"。肺气的症状："缓甚为多汗"，是为肺气虚；"微缓为痿瘘，偏风，头以下汗出不可止"。肺本经的症状："微涩为鼠瘘，在颈支腋之间，下不胜其上，其应善酸矣"。表里经的症状："小甚为泄"，肺与大肠相表里；"微小为消瘅"。

如前"心脉"一样，从"肺脉"的诊触中，得到的是以"肺脏"为中心的一系列的症状与体征。包括肺主表，肺主气，肺主治节，开窍于鼻等。搭建了"肺系病"的基本结构。在寸口三部九候脉法中，右手寸脉弦，就提示外感风寒。

3. 肝脉

肝脉急甚者为恶言；微急为肥气，在胁下若覆杯。缓甚为善呕，微缓为水瘕痹也。大甚为内痈，善呕衄；微大为肝痹阴缩，咳引小腹。小甚为多饮；微小为消瘅。滑甚为㿗疝；微滑为遗溺。涩甚为溢饮；微涩为瘈挛筋痹。

【语译】肝脉表现为急疾有力的，就会出现情绪失常，喜欢骂人。脉略微有点急的，肝气郁集于胁下，好像盖了个杯子。肝脉缓纵不收，就容易出现恶心呕恶的症状。脉略有一点缓，就会有水气聚集出现的瘕痹病。肝脉盛大的，提示患者有内脏的痈肿病。容易出现呕吐及流鼻血。略微有点大，则为肝痹，出现阴器的紧缩。咳嗽时会牵连小腹。肝脉为小脉的，就会出现口渴多饮。略微有点小的就是消瘅病。肝脉滑大，就会出现阴囊肿大拘急。略有滑象就会有遗尿的症状。脉涩滞的厉害，就会出现水饮流于四肢的溢饮病。略有涩滞，就会出现四肢拘急不利的筋痹症状。

【释义】肝区的症状："微急为肥气，在胁下若覆杯"。肝本脏的症状："微大为肝痹"。肝经的症状："阴缩，咳引小腹"。肝气的症状："急甚者为恶言"。肝经的症状："微涩为瘈挛筋痹"。表里经的症状：（善呕是胆经的症）"大甚为内痈，善呕衄"。

这里我们可以看到，肝经之病，以气滞为主因。肝主疏泄可以影响脾胃运化，也可以影响情志的变化。还可以看到肝气变化对生殖器的影响。

临床中，肝脉的这些变化也可以在寸口脉中得到证明。如"急甚为恶言"，这个"急"，指脉有拘急紧张之感。临床上，在寸口脉中，如果诊得左侧肝脉"弦"，则病人脾气不好。上临床时，有时我会告诉病人：你这病也没什么大不了，就是脾气大爱骂人，脾气改了就好了。病人一听就急了："你怎么知道我爱骂人，你是算命的？"回答是："我不是算命的，只是你的个性缺陷已经影响到身体状态了。"这不就是肝气急吗？《黄帝内经》里早就讲了。

4. 脾脉

脾脉急甚为瘈瘲；微急为膈中，食饮入而还出，后沃沫。缓甚为痿厥；微缓为风痿，四肢不用，心慧然若无病。大甚为击仆；微大为疝气，腹里大脓血，在肠胃之外。小甚为寒热，微小为消瘅。滑甚为㿉癃；微滑为虫毒蛕蝎腹热。涩甚为肠㿉；微涩为内㿉，多下脓血。

【语译】脾脉表现为拘急有力，则会出现手足拘急不利。略有拘急感的，则为膈中之病，表现为饮食后再呕吐出来，大便中有泡沫。脾脉表现为迟缓无力，患者就会出现四肢无力，手足厥冷。脉象略有无力感，就会出现风痿病，四肢消瘦无力，但神志清明，就像没病一样。脾脉洪大有力，则会出现突然昏倒，意识不清。略微有点大的，就会出现疝气，肚腹里边有很多脓血，流溢在胃肠之外。脾脉短小，就会出现或寒或热的寒热往来之症。略微有点小就会出现消瘅病。如脉来疾滑有力，就是㿉癃病。略微带点滑象就会因腹中积热出现各种虫毒之病。如果脉为涩滞之象，则会出现大肠脱出的肠㿉病。略微有点涩象，则为肠胃内溃烂的内㿉病，这时就会在大便中见到大量脓血。

【释义】这段文字中，有脾气的症状："微急为膈中，食饮入而还出，后沃沫"。显然这是脾虚湿困的症状。脾主肌肉的症状："微缓为风痿，四肢不用，心慧然若无病"。脾主运化："微小为消瘅"。表里经的症状："滑甚为㿉癃"；"微滑为虫毒蛕蝎腹热"（整个消化道都属于胃家）；"涩甚为肠㿉"；"微涩为内痔，多下脓血”。

在脾脉中出现了“寒热”的字句：小甚为寒热，这与肺的寒热不同。肺之寒热为外感寒热，脾之寒热为内生寒热。是患者自己感觉时寒时热，这里边的解释也必须是来源于临床实践。

仔细分析这一段文字，可以看到，脾脉主病的特点以四肢活动不利、肌肉问题与消化道症状展开。这也正是后世脾脏所主：脾主运化水谷精微，主肠腑，及脾主四肢，主肌肉的主要内容。

同样，如果在患者右手关脉找到一个略带弦紧的征象。我就会说病人：“肚子不舒服，食欲不振，大便溏有泡沫”。不会错的，《黄帝内经》就是这么讲的。或者说，在《黄帝内经》时代，我们古人就对这些临床现象进行了系统的总结。

5. 肾脉

肾脉急甚为骨癫疾；微急为沉厥奔豚，足不收，不得前后。缓甚为折脊；微缓为洞，洞者，食不化，下嗌还出。大甚为阴痿；微大为石水，起脐已下至小腹腄腄然，上至胃脘，死不治。小甚为洞泄；微小为消瘅。滑甚为癃㿉癞；微滑为骨痿，坐不能起，起则目无所见。涩甚为大痈；微涩为不月，沉痔。

【语译】肾脉出现劲急之象，就是骨癫这种疾病。略微有点急，就会出现长期感觉四肢厥冷这种病症。或者会有奔豚症，出现足部不能屈伸、大小便不利。如果肾脉出现缓纵不收的脉象，出现腰背疼痛如折的症状（肾虚）。略微有点缓，就会出现洞泻病，洞泻病的特点是，食物不能消化，吃下后就会排泄而出。脉大而有力的，会出现阴痿病。略微有点大，就会出现石水，从脐以下至小腹，松软下坠。如果这种症状上延到胃脘部位，就变成难以治疗的死症。如果肾脉出现小而无力，就会出现洞泄病。略微有点小脉之象的是消瘅病。肾脉出现疾急流利的脉象，就会出现小便不利，甚至于小便有脓的症状。略有点滑就是骨痿病，出现坐下去起不来，起来则眼前昏暗看不清东西。脉来涩滞不流畅，就会出现痈疽这样的疾病。略有点涩，就会出现月经不调病症，或者出现长期难治疗的痔疮。

【释义】我们说肾主骨生髓，这里有：“急甚为骨癫疾”；“微滑为骨痿”。腰为肾之府，那么也会有肾区的症状：“缓甚为折脊”。肾气的症状：“微急为沉厥奔豚，足不收，不得前后”；“微大为石水，起脐为已下至小腹腄腄然，上至胃脘，死不治”。肾中阳气的作用：“微缓为洞，洞者，食不化，下嗌还出”。

肾经的症状:“滑为骨痿坐不能起,起则目无所见”。表里经的症状:“缓甚为折脊”。肾主生殖:“微涩为不月”。

我们一般说的五脏辨证中肾脏的功能,这里几乎都出现了。如:肾藏精,主骨生髓,通调水道,化气生阳,肾司开合,肾司二便。值得辨析的,一个是“沉厥奔豚”中“沉”字的解释。“沉”不是重量的沉重之意。这里的“沉”是时间长的意思。现在也有一些地方,将“久病”表述为“沉病”。还有就是“奔豚”的概念。我们在《金匮要略》里边也看到了奔豚,症状是气上冲胸,方有奔豚汤,桂枝加桂汤等。这些方证在脉上的表现就在肾脉上。

在美国,吴医生诊所曾给一个病人看病,从脉象判断:冲脉损。询问病人病情,有月经不调,也得过乳腺癌。现在病人手术也做了,放化疗也做了,没什么明显肿瘤方面的症状。理论上,这个病属于冲脉损,这个诊断是没有问题的。但现在手术做了,化疗也做了,还是冲损吗?当然了,还是冲损。而且,这个病人将来还会继续在这些地方出问题,因为内环境没有得到根本的改变。这个冲脉,就是从肾脉上分出来的。

前边这一段文字,详细分析了心脉,肺脉,肝脉,脾脉,肾脉五脏脉象的变化特点及临床主病,我们可以称之为“五脏脉变”。从“五脏脉变”可以看出“五脏脉”与五脏功能之间密切相关。但是,这里却缺少对脉象本身的描述。当然,这些内容在《黄帝内经》中也有表述。

《灵枢·邪气脏腑病形》

诸急者多寒,缓者多热;大者多气少血,小者血气皆少;滑者阳气盛,微有热;涩者多血少气,微有寒。

【语译】凡是见到形态急迫的脉象,则多半是寒邪的病症;脉的形象偏于宽缓的,就多半主有热邪的存在;脉的形象宽大而有力的,多半主患者气有余而血不足;脉的形象偏于细小的,则多半主患者的气血都不足;脉的形象偏于滑利的,多主患者的阳气偏盛而略微有些发热的征象;脉的形象涩滞不流畅的,多半主患者的血气都不够,而微有畏寒的征象。

【释义】这一段可以看到,《黄帝内经》中的语境与现代不同。对我们来说,“急”大都是着急,着急就上火呀。可是,这里的急怎么是“多寒”呢?原来,这里的“急”不是急速的意思,是劲急、急迫。用急的本意,是紧张紧迫的意思。《三国志·吕布传》遂生缚布,布曰:“缚太急,小缓之。”所以,此处的“急”脉指脉来的感觉有紧张感,与后人讲的“弦”“紧”脉有点类同。不过讲“急”更形象化一些,讲“弦”则多了一点文气。

同样的，后世认为“缓脉”是一息四至之脉，期来去和缓。可以是正常人的平脉，也可见于湿证或脾胃虚弱之证。显然，这种对缓的理解与“热”没多大关系。原来，这里的“缓”，用的是宽松、宽大的本义，而不是缓慢的缓。所以，此处的缓脉不是指脉来频次少，而是脉形宽缓散大，有后世“洪”脉的特点，所以主“多热”。

“小”则不仅是短小，还有细小的意思。这样的脉形，提示气血都有不足。“大”是长大，伴有浮大，略有“洪大”之意。这样的脉形，阔大有余，内敛不足，故提示气盛血少。“滑”除了往来流利，还有快速的意思，更接近于滑数。“涩”则为涩滞不流畅的字面上的本意，与血少伤津之“涩”脉略有不同。这也提示，《黄帝内经》中的脉法是一种原始的脉法。古朴直观是对临床症状的直接描述，缺少后世的文辞修饰。自然《黄帝内经》中的脉象表达不能与后世的表述直接画等号。

黄帝曰：色脉已定，别之奈何？岐伯说：调其脉之缓、急、小、大、滑、涩，而病变定矣。

【语译】黄帝问道：当人体气色与脉象之间的关系已经确定，又怎样辨别患者病情呢？岐伯说：只要能够诊察出脉象的缓急、大小、滑涩这些变化，就能确定病情的变化了。

【释义】这里边有一个问题。“缓、急、大、小、滑、涩”只是对脉象形态具体的指代，而没有一个确切的定义。在经文本身，只是作为脉象的一种分类方法提出来。在五脏脉的脉位上，每一个地方都应该可以得到这样的分析与类比。问题在于，这一段话，按《黄帝内经》行文次序是在“五脏脉法”的前边。前面所提出的“五脏脉变”，只是对“缓、急、大、小、滑、涩”进一步的解释及说明。这提示“五脏脉”的诊断方法，在“黄帝内经时代”是一种约定俗成的诊脉方法。用这样的排列方式来推理，可见“五脏脉”应各自皆有其特定的诊脉部位，按《黄帝内经》的命名法可以将它称为脉口，也就是说：心、肝、脾、肺、肾五脏，应当各自有其脉口，但这个脉口在哪里？这个脉位在哪里？

在前边的阐述中，我提到了，“心脉在左寸”，“肺脉在右寸”，“肝脉在左关”，“脾脉在右关”，“肾脉在尺部”。但这是用后世脉法中的“寸口三部九候法”做比较而来的。在《黄帝内经》中，这种后世脉法根本就未成形。我们可以用后来的东西去反推前人的东西，但却不能用后人的东西去替代前人的东西。《黄帝内经》原文本就没有明确提出过在哪里摸脉。那么我们怎么办？

二、五脏诊法

《素问·脉要精微论篇》

心脉搏坚而长，当病舌卷不能言；其软而散者，当消环自已。

肺脉搏坚而长，当病唾血；其软而散者，当病灌汗，至令不复散发也。

肝脉搏坚而长，色不青，当病坠若搏，因血在胁下，令人喘逆；其软而散色泽者，当病溢饮，溢饮者渴暴多饮，而易入肌皮肠胃之外也。

胃脉搏坚而长，其色赤，当病折髀，其软而散者，当病食痹。

脾脉搏坚而长，其色黄，当病少气；其软而散色不泽者，当病足骱肿，若水状也。

肾脉搏坚而长，其色黄而赤者，当病折腰；其软而散者，当病少血，至令不复也。

【语译】当心脉的形态坚强有力，其脉搏跳动搏击指下，脉形偏于长大的现象，这时就应当出现患者的舌头卷曲而不能言语的病症；如果其脉的力度偏于软弱无力，而脉形偏于缓散不收时，患者就应当出现消渴这样的疾病。待其胃气来复，病自痊愈。

当肺脉的形态坚强有力，其脉搏跳动搏击指下，脉形偏于长大时，就会出现痰中带血这样的病症；如果其脉的力度偏于软弱无力，而脉形偏于缓散不收时，就会出现患者汗出不止的症状。在这种情况下，不可以继续使用发散的方法来进行治疗。

当肝脉形态坚强有力，其脉搏跳动搏击指下，脉形偏于长大时，此时患者的面色当偏于青色。现在患者的面色，反而不会出现青色。因此，可以判断患者的疾病不是从身体内部自发产生的，应当是遭遇了跌坠这样的事故或搏击这样的外伤，导致瘀血积聚于两胁的底下，（阻碍了肺气正常的升降功能），所以可以使人气喘气急。如肝脉的力度偏于软弱无力，而脉形偏于缓散不收，加之面部颜色鲜泽时，就会出现溢饮病。溢饮病的特点是：口渴、大量饮水，而水气却很容易流入肌肉皮肤之间、肠胃之外，引起水肿。（见肝之病，知肝传脾）。

当胃脉形态坚强有力，其脉搏跳动搏击指下，脉形偏于长大，同时患者面部色泽偏红时，当会出现大腿部疼痛，就像是被折断一样的病症。如果胃脉的力度偏于软弱无力，而脉形偏于缓散不收时，就会出现食痹（食入则胃痛)这样的疾病。

当脾脉形态坚强有力,其脉搏跳动搏击指下,脉形偏于长大,并且患者面部色泽偏黄时,就会出现言语无力、体力下降这样的病症。如果脾脉的力度偏于软弱无力,而脉形偏于缓散不收,同时出现面部色泽晦暗时,就会出现踝关节及足部肿长,就像是有水肿这样的症状。

当肾脉形态坚强有力,其脉搏跳动搏击指下,脉形偏于长大,并且患者面部色泽偏黄而又带有红色时,就会出现腰部剧烈疼痛就像要折断一样。如肾脉的力度偏于软弱无力,而脉形偏于缓散不收者,会出现阴血不足的状态,而使身体迟迟不能恢复健康。

【释义】在《素问》中的这一段,其句式与前边《灵枢》部分的句式相当。只不过,对脉形脉感的描述变成了“搏坚而长”,“软而散”。

既然“心、肺、肝、胃、脾、肾”六脏之脉皆可以“搏坚而长”,而所主疾病不同。可见六脏之诊,是从六组完全不同的地方完成的。从字意分析“搏坚而长”与“急甚”“大”是可比类的。“软而散”与“缓”“小”可归类。从内容中,我们可以归纳出:舌为心苗。肺主皮毛,肺之液为汗。肝主藏血,肝病传脾。胃主饮食。脾主气,主水肿。肾主腰腑,肾为先天之本。将此与前述之“五脏脉变”相结合,脏腑辨证的内容就更丰富了。这两部分经文语言表达、对脉象的形容不同,可见出自不同的学术流派。但它们诊脉的基本认知模式却是相同的,可以互相参证。从文中看,具体诊断所用的脉点在哪里仍然不明白。

在这一段对脉象的描述中,反复提到了“长”脉。这提示:这些诊脉的脉点,都是孤立的,单独的点。而不可能像“寸口三部九候脉法”一样,紧紧挨在一起。否则就没法解释,脾、胃、肝脉都可以用“长“来描述。其次,这里边还出现了胃脉,说明在这个时代脉诊体系的内容只是相对确定,更像是一种约定俗成的东西。更明确的提示是:这里的“脉”是诊脉的位置,亦即“脉口”的简称。那么,这些“脉口”到底在哪里呢?

三、脉口之辨

《灵枢·九针十二原》有这样一句话:

五脏有疾也,应出十二原,十二原各有所出,明知其原,睹其应,而知五脏之害矣。阳中之少阴,肺也,其原出于太渊,太渊二。阳中之太阳,心也,其原出于大陵，大陵二。阴中之少阳，肝也，其原出于太冲，太冲二。阴中之至阴，脾也，其原出于太白，太白二。阴中之太阴，肾也，其原出于太溪，太溪二。膏之原出于鸠尾，鸠尾一。肓之原，出于脖胦，脖胦一。凡此十二原者，主治五脏六腑之有疾者也。

【语译】当人的五脏发生病变时，会从十二原（穴）出现反应。而这些原穴各自有其所归属的内脏。如果能够弄明白这些原穴的变化特点，观察它们的不同反应，就可以知道五脏生病的情况。肺位于膈上属于阳位，其气下行，有阴降的特点，是阳中之少阴，肺气所出的原穴是太渊穴，太渊穴为左右各有，共二穴。心位于膈上的阳位，其气升极，是阳气所主的特点，是阳中之太阳，心气所出的原穴是大陵穴，左右各一，共二穴。肝是位于膈以下阴部的脏器，其气升发，有阳气的特点，为阴中之少阳，肝气所发出的原穴，是太冲穴，左右各一，共二穴。脾是位于膈下阴部的脏器，脾气的功能具有滋养柔顺阴柔的特点，是阴中之至阴，脾气所出的原穴是太白穴，左右各一，共二穴。肾位于膈下，是阴部的脏器，其气的特质是阴极之气，为阴中之太阴，肾气所外达的原穴是太溪穴，左右各一，共二穴。膏的原穴是鸠尾穴，属任脉，只有一穴。肓的原穴是气海，属任脉，只有一穴。这十二个原穴，是脏腑之气升发运行的本源所在，能够治疗五脏六腑的各种疾病。

【释义】这里，“应”很多人读平声，“应出十二原”解为，五脏有病变，应该出现在十二原穴上。而我以为此处“应”要读去声（第四声），意指“反应”，也就是五脏的疾病，会反应在十二原穴上。“睹其应”，看到这些原穴的不同反应，“而知五脏之害矣”，就可以知道五脏病变的情况了。最后一句“凡此十二原者，主治五脏六腑之有疾者也”。也就是说，这十二个原穴虽然是以五脏阴经脉点为主，但它一样可以诊查六腑的病变情况。这一段的表述与前边五脏脉法中的表述是相通的，在五脏脉中也顾及了对表里经脉状态的探查。我们是不是可以认为：这十二原，就是“五脏脉法”中的诊脉点？我认为是可以的。《黄龙祥看针灸》则提出“古人最初发现腧穴的远治作用，是继发现四肢腕踝部脉口对头面躯干部病症的诊断作用之后不久，相应的脉口成为第一批被发现具有远治作用的腧穴，包括‘经脉穴’（后多演变为十二原穴）”。指出原穴与经脉穴密切相关，并且经脉穴本身就是脉动点。

这里提到的，肺原太渊穴，心原大陵穴，肝原太冲穴，脾原太白穴，肾原太溪穴及鸠尾，脖胦，都是有动脉跳动的穴位。那么脉是什么？按《黄帝内经》的说法，“脉为血府”，从这个意义上。脉既可以是血管，也可以是经脉

(十二经脉),也可以是脉搏跳动之处(诊脉之脉)。对这一段话,可以这样理解:五脏有疾,以十二经脉为通路反应在经脉的原穴上。而原穴正是动脉搏动点之脉位。于是这些穴位自然与前边五脏脉的脉位重叠了。

还有一些细节,比如,心之大陵如何理解,大陵穴脉动并不明显。我们知道,大陵穴在心包经,而非心经穴位。如果用心之原在"神门穴",这些理解就清楚了。但是,这样解释真得能讲通吗?我们知道在马王堆医书"手足十一脉"中的手心主与心经是混合而不分的。同理,在《灵枢·本输》命名中有心经的命名,无心主厥阴经;而其经脉所过却是心主厥阴经,无心经。由此可以知道,此时,手少阴心经与手心主厥阴经还未完全分开。所以,这样一个讲法是可以讲通的。《素问·平人气象论篇》曰:"妇人手少阴脉动甚者,妊子也。"巧合的是,在《几种中医简易诊断法》一书中提到,民间有神门脉诊妊娠的方法:"神门脉的出现,是妇女妊娠的一种征象。神门为手少阴心经的俞穴,位于掌后锐骨端的凹陷处,正常人此处脉动不易触及。"可以说,民间知识与《黄帝内经》中的知识相互印证,共同揭示出"心脏的诊脉点在神门"这个论断。

重新梳理一下:心之脉口在双侧神门穴,肺之脉口在双侧太渊穴,脾之脉口在双侧太白穴,肝之脉口在双侧太冲穴,肾之脉口在双侧太溪穴。这样条理就清晰了。

四、小　结

我们复原出了这个五脏脉法,是为了从理论回到临床实践,也是为了更好地理解《黄帝内经》中的脉学理论。那么如何理解这些脉法与后世寸口脉的关系?我认为从"《黄帝内经》脉法"到"后世脉法",有一个逐渐演变、逐渐收敛的过程。表现为形式越来越简化,而内涵越来越丰富,直到将各种不同的脉法理念归纳于寸口脉法中。又通过对寸口脉的分层与分类,又复原了《黄帝内经》脉法中的各种内容。最终形成后世的寸口三部九候脉法。就像我前边提到的,颈部人迎脉的变化在寸口脉上一样可以有反应。问题并不在于有没有反应,而在于作为一个中医医生,能不能看到这些变化。当然,对这个问题的解释,既是对医者实践能力的考验,更是对医者认识水平的考验。

第三章
十二经脉脉法

经络是什么？在当下的中医学界，人们并没有一个确定的答复。但我们依然可以明确地提出，“十二经脉”是人体的一种客观存在。它既是治疗疾病的重要途径，也是诊断疾病的重要方法。当今，用十二经脉的穴位变化诊断疾病的方法，已经形成了专门的体系。在现代中医临床中，这种体系主要是针灸医师所熟悉与运用。其具体方法是医者用手指按压人体的相关穴位，根据穴位的压痛、结节等变化，来诊断疾病。这种方法现代称为“按压穴位诊断法”。一般针灸医师只将这种方法，作为判断经络虚实盛衰的办法。有些中医师则会用这种方法诊断人体内脏疾病。“脉为血府”，在《黄帝内经》中还有另一种通过按压经脉的搏动点诊断疾病的方法，这就是“十二经脉脉法”。这种诊脉法与“五脏脉法”是一源双歧，并可以共同用于临床。这种方法在《黄帝内经》中也已经形成完整的体系。最后，这种脉法一方面归入“寸口三部九候脉法”，另一方面则演化出后世的“穴位诊断法”。

《灵枢·经脉》

经脉者，所以能决死生，处百病，调虚实，不可不通。

【语译】经脉的作用是，判断生死之机、诊断治疗疾病之法、调节人体气血虚实状态的基本（理论）依据。所以不可不（认真掌握）仔细推究。

【释义】通过对经脉的诊查可以判断人体的生命状态，诊断与处理各种疾病，调节人体的气血虚实。这段话是“十二经脉脉法”的总纲，也是所有诊脉方法的总纲。

十二经脉脉法：由于十二经脉循行为人所共知，故不赘言。本文着重于脉的诊查与分析。

一、手太阴肺经

肺手太阴之脉，起于中焦，下络大肠，还循胃口，上膈属肺。

是动则病肺胀满，膨膨而喘咳，缺盆中痛，甚则交两手而瞀，此为**臂厥**。是主**肺所生病**者，咳，上气喘渴，烦心胸满，臑臂内前廉痛厥，掌中热。气盛有余，则肩背痛，风寒汗出中风，小便数而欠。**气虚**则肩背痛寒，少气不足以息，溺色变。

【**语译**】是动病。当手太阴肺经出现异常变动时，就会出现以下这些症状：胸肺部胀满不适，咳嗽气喘，其声空洞作响。缺盆穴的位置出现疼痛，甚至会出现两手交叉（抱胸）伴有神志恍惚，这种情况已经是臂厥病了。

所生病。这条经脉所主的病都与肺有关系：咳嗽气短，喘促；口渴，心烦，胸部胀满。上臂的前内侧疼痛，以及局部拘急怕冷，手掌发热。

脉气过盛而有余的话，就会出现肩背痛。如果感受风寒之邪，加之出汗，就会出现中风病（外感风寒之真中风症）。小便频数但尿量偏少。如果本经的脉气偏虚，就会出现肩背痛，畏寒怕冷，气短不够喘气，小便颜色变化。

【**释义**】从形式上来看，这一系列言语有固定的模式，就是：先生理后病理。生理是经脉循行，病理是经脉相关疾病。

这段文字中关于"是动病、所生病"是个**问题点**，这也是个千古难题。《难经》中讲"是动病、所生病"，以在血分为"是动病"，气分为"所生病"；还有人认为，先得之病为"是动病"，后得之病为"所生病"；脏腑病为"是动病"，经脉病为"所生病"；在里为"是动病"，在表为"所生病"。我们就不戴有色眼镜，以中立的态度研究一下这个问题。

如果仅从内容上看，是动病与所生病都是讲肺系病的病变。从病变的内涵看，它们并无实质上的区别。

黄龙祥研究员在《看针灸》中提出"脉"为"脉点"说。并进而引出："是动病"为脉点变化所提示的病症；"所生病"是经脉出现改变所出现的疾病。从这个观点出发，结合五脏脉法的表述特点，看这一段就明确了。"是动病"纯粹讲症状，这些症状是相互关连，形成一个症候群。最后以一个具体的病来作总结——"**此为臂厥**"。这种表述与五脏脉法中的表述有类同之处。

"所生病"则表现为整个经络病变所出现的病症，如本条文内既出现了咳嗽气喘，也出现了手心热，前臂痛等。如果联系后边，手阳明大肠经为"是主津液所生病"。可见所生病是以病理病机，带出症状。所以，其内容既有脏腑症状内容，也有循经症状内容。

比较有意思的是"气盛……""气虚……"的表述。如果读者注意前文就会发现，我是将这一段与"是动病"与"所生病"分开的。当然，这种分段是有依据的。在《马王堆医书》被发现后，医家们发现其中的“足臂十一脉灸经”、“阴阳十一脉灸经”，按马继兴研究员《马王堆医书考释》一书的观点，认为经脉是“由‘足臂十一脉’阶段，到‘阴阳十一脉’阶段，最后才发展为《内经》中的‘十二经脉’阶段”。我们看这几篇文字可见：在“足臂十一脉”中只有“其病……”即“所生病”。在“阴阳十一脉灸经”则有“是动则病……”“其所产病”。在《黄帝内经》本篇中，才有“是动则病”“是主肺所生病”“气盛……气虚……”这样完整的表述。那么，我们如果想诊断经脉之气的虚实该怎么办？也简单，直接从脉动点上下手即可。这样，在脉动点上触诊，有充盛有力的感觉就是气盛，有细小无力的感觉就是气虚。所以，文中所述的“气盛”相关的病症多带实、热之象，而“气虚”相关的症状则多带虚、寒之象。与临床上，对脉诊的认识是相符合的。当然，按《灵枢》原文后文中还有“盛者，寸口大三倍于人迎，虚者，则寸口反小于人迎也”，这就已经完全是脉诊的内容了。

这样我们得出了自己的结论：“**是动病**”是本条经脉上的动脉脉动点（脉位）出现异常所出现的症状，内容主要是脉动异常所表达的相关症状。所以“是动”这两个字当分开讲，“是”既可以指肺手太阴经脉本身，也可以指肺手太阴经的脉动点。“动”则指变动。“是动”合在一起时，指当肺手太阴经脉的脉动点出现异常时所出现的病症。“**所生病**”则是该经络脏腑系统出现病变所出现的疾病及症状表现。如同已经知道的脏腑系统以五脏所在命名，凡五脏所生病以本脏命名来作为总纲，暗指该脏腑系统。同理，与六脏相互为表里的六腑经，实是依附于所相关的六脏经。故六腑经脉病则以本经的生理病理特点来作为本经病的总纲。而六脏经所生病则以本脏名为主体，来指代本经病的生理病理特点。所生病内容包括：①病机病理之总纲：“是肺所生病也……”“是主津液所生病者……”“是主血所生病者……”“是主脾所生病者……”②相关脏腑本脏的证候及相关症状：“喘渴，烦心，胸满气盛有余，则肩背痛……”③相关经络循行所过的症状：“臑臂内前廉痛厥，掌中热”。“气盛……气虚……”则符合脉学诊断的认识。如：“气盛有余，则肩背痛，风寒汗出中风”，可与《濒湖脉学》浮脉“寸浮头痛眩生风，或有风痰聚在胸”进行类比。文中“**气虚**则肩背痛寒，少气不足以息”，则可与《濒湖脉学》沉脉“无力而沉虚与气，沉而有力积并寒”相类比。接下来，我们看看别的经脉是不是合于这些认识。

二、手阳明大肠经

大肠手阳明之脉，起于大指次指之端……络肺，下膈，属大肠。

是动则病齿痛颈肿。

是主津液所生病者，目黄口干，鼽衄，喉痹，肩前臑痛，大指次指痛不用。气有余则当脉所过者热肿，虚则寒栗不复。

【语译】是动病。当手阳明大肠的脉动点出现异常搏动时，就会出现：牙痛，颈项肿痛。

所生病。这条经脉病变所主的是与津液输布异常有关，所产生的病症：双眼白睛发黄，口中干燥。鼻流清涕，流鼻血。咽喉肿痛不适。肩膀前面痛，手大指与次指疼痛不能活动。

如果脉气有余，则在经脉所经过的地方就会出现红肿热痛的病状。如果脉气不及，则人就会出现畏寒战栗，肢体不能回暖的症状。

【释义】是动病。在手阳明大肠经的脉动点出现异常就会出现齿痛，颈肿。手阳明大肠经上有动脉的穴位是合谷、阳溪。所以诊合谷、阳溪的异常搏动可诊查齿痛颈肿这样的疾病。同样，反过来看，合谷与阳溪穴也可以治疗颈肿、齿痛这样的疾病。这也许就是“颜面合谷收”最早的理论依据。

所生病。手阳明大肠经的生理特点是调节人体的津液分布。如果这条经脉出了问题，就有可能出现与此相关的病症，如：目黄、口干、鼽衄、喉痹。经络方面的病有：肩前臑痛，大指次指痛不用。当我们诊查出手阳明大肠经病的时候，就可以推论病人会有这一方面的问题。有意思的是，按后世“寸口三部九候诊法”，如果在右手寸脉浮取出现异常，就可以得出类似的结论。当然这些内容只能是推论，需要通过问诊来进一步证实或证伪。

这里边的“气有余，则当脉所过者热肿，虚则寒栗不复”属于辨证与诊断的内容。此处之“气有余”明显指经脉之气有余，或经脉之气虚。符合前文中提到的气有余，当主热证、实证。气虚则应当主寒证、虚证的认识。

三、足阳明胃经

胃足阳明之脉，起于鼻之交頞中……下膈，属胃，络脾。

是动则病洒洒振寒，善呻数欠，颜黑，病至则恶人与火，闻木声则惕然而惊，心欲动，独闭户塞牖而处，甚则欲上高而歌，弃衣而走，贲响腹胀，是为骭厥。

是主血所生病者，狂疟，温淫汗出，鼽衄，口㖞唇胗，颈肿喉痹，大腹水肿，膝膑肿痛，循膺、乳、气街、股、伏兔、骭外廉、足跗上皆痛，中趾不用。

气盛则身以前皆热，其有余于胃，则消谷善饥，溺色黄；气不足则身以前皆寒栗，胃中寒则胀满。

【语译】是动病。当足阳明胃经的脉动点出现异常搏动时的病症有：全身寒冷战栗，喜欢呻吟，时时打呵欠。颜面发黑暗。当发病时则会畏惧见人与害怕光亮。听见木器碰撞的声音，就会惊悸害怕、心跳不已。将门窗关紧一个人待着。病情严重的时候，则会出现跑到高处大喊大叫、不穿衣服到处乱跑、肠中鸣响、肚腹胀满，这就是骭（胫骨）厥病。

所生病。足阳明胃经的生理特点是调节血液转运输布。本经出现异常就会：意识狂躁，寒热往来，高热太过，大汗淋漓。鼻塞不通，鼻中衄血。口眼歪斜，口唇疱疹。颈部肿大出现结节，喉中肿胀疼痛。腹部出现水肿胀大。膝关节红肿热痛。经脉所循行经过的胸部、乳房、鼠蹊部、大腿部、股四头肌部位、小腿前外侧、脚背部疼痛。足中趾活动不利。

如果经脉之气过盛，则病人就会出现身体前边胸腹部位有发热的感觉。如果经气有余的症状表现于胃腑的功能，就会出现多食易饥的症状，小便颜色发黄。如果经脉之气不足，就会出现身体的前边胸腹寒冷战抖。如果胃腑之中有寒气，就会出现腹部胀满的症状。

【释义】足阳明胃经，是人体分布最广的经脉之一。它本身是阳经，却大部循行于人体的阴面，所以有广泛的生理及病理意义。

是动病，有不足与有余之分：不足为振寒、数欠、颜黑、易惊；实则有腹胀、躁、发热之象。这部分内容与《伤寒论》中的“阳明经症，阳明腑症”相关。这里再次出现明确的诊断——**“是为骭厥”**。

所生病中言“主血所生病者”，很显然与脾统血有很大的关系，症状中的大腹水肿，消谷善饥，也明显与脾的运化功能有关，提示了六腑体系依从于五脏体系的这种主从关系。有意思的是，这么重要的胃经，其本腑病也就是“胃中寒则胀满”。胃本体相关的症状，则反映于“脾足太阴所生病”，说明脾胃主从之间的不同。

“气盛……气不足……”的症状，多为人身体内部脏腑的变化。符合脉诊以外测内的认知模式，也符合气盛主热，气不足主寒的规律。

四、足太阴脾经

脾足太阴之脉，起于大趾之端……入腹，属脾络胃。

是动则病舌本强，食则呕，胃脘痛，腹胀善噫，得后与气则快然如衰，身体皆重。

是主脾所生病者，舌本痛，体不能动摇，食不下，烦心，心下急痛，溏瘕泄，水闭，黄疸，不能卧，强立股膝内肿厥，足大趾不用。

【语译】是动病。当足太阴脾经的脉动点出现变化时，就会出现以下病症：舌根发硬，进食后则出现呕吐，胃脘疼痛，腹部胀满，喜欢嗳气。当病人排便与矢气后，则腹部非常轻快如同病情好转。还会有自觉身体沉重，转动不灵的症状。

所生病。这条经脉所主的疾病变化都与脾的功能有关。主要的疾病症状有：舌根疼痛。身体转动不灵便。食欲不佳。心烦，上腹部拘急疼痛。大便溏薄，伴有食物残渣。还有小便不利，黄疸。失眠。站立困难，大腿及膝关节的内侧面肿胀。四肢怕冷，足部的大趾活动不利。

【释义】大家都知道的一句话就是，脾与胃相表里。我们也说，“是动”是经脉脉点之动，也是一种诊断方法。这里就体现出来了诊断的内容，在脾的“**是动病**”中提出了“**胃脘痛**”。那么在寸口脉法中胃脘痛在哪里？是在右手的关脉上。这里也恰恰是“左手心肝肾，右手肺脾门”的脾脉。

所生病。是“脾所生病”，代表了脾在脾胃系统里边的主导地位。这里边的病也以脾主运化，及脾经所过主病为主。脾虚湿困则体不能动摇，食不下。脾主运化，则溏瘕泄，水闭。也有一些与胃相关的功能，却是依附于脾的功能显现的。

按《灵枢·经脉》原文，此段之后再无“气盛”“气虚”的内容了。应该是，后人在整理之时，未能增添完善之故。

五、手少阴心经

心手少阴之脉，起于心中，出属心系，下膈，络小肠。

是动则病嗌干心痛，渴而欲饮，是为臂厥。

是主心所生病者，目黄胁痛，臑臂内后廉痛厥，掌中热痛。

【语译】是动病。手少阴心经的脉动点出现异常时,会出现以下症状:咽喉干燥。心前区疼痛,口中干渴,总要喝水。这就是臂厥症。

所生病。这条经脉变化都与心的功能状态出现改变有关系:如眼睛发黄。胁下疼痛,手臂的内后侧疼痛发冷。手心常有发热疼痛的感觉。

【释义】心经的循行短,则相关论述也少。

是动病。心经上的动脉点异常搏动提示"心痛,嗌干","渴而欲饮",是心经有火的表现。为臂厥则与经络循行有关。这里也有一个诊断:"是为臂厥"结合上文中,手太阴肺经"是动病"也是"臂厥"。考虑到它们都循行于小臂内侧,则这个臂厥就高度可能是"心绞痛"了。

所生病中的"目黄、胁痛"与心脉的支系循行有关,但胁痛明显不好解释。如果我们想到"肝-颈静脉回流征",则解释"胁痛"的含义就明确了。这也从另一侧面提示了《黄帝内经》的知识很多是对临床现象的直观描述。同理,用现代的观点看:"臑臂内后廉痛厥"很明显与真心痛有关。"掌中热痛"则与心包经有关。

六、手太阳小肠经

小肠手太阳之脉,起于小指之端……络心,循咽,下膈,抵胃,属小肠。

是动则病嗌痛颔肿,不可以顾,肩似拔,臑似折。

是**主液所生病**者,耳聋目黄颊肿,颈、颔、肩、臑、肘、臂外后廉痛。

【语译】是动病。当手太阳小肠经上的脉动点出现变化时,就会出现以下症状:咽喉干燥疼痛,颔下肿胀疼痛,转头活动不利。肩膀疼痛像被人牵拉,上臂就像被折断一样痛。

所生病。这条经络主导的是以体液分布变化异常所相关的疾病。脉行过耳,则病见耳聋。脉行至目,则病见目黄。脉行过颊,则病见面颊肿胀疼痛。病变时,也会在经脉所过的颈项部、肩、肘、手臂的后外侧出现疼痛。

【释义】是动病。此处很明显,"是动病"与经络变化相关,但主要还是以疾病与临床症状为主要内容。

所生病。明显是以经络为中心展开,兼及小肠的功能(按:小肠为泌别清浊之官,主水液代谢)。耳聋,目黄则与水湿代谢失调有关。因心与小肠相表里,小肠功能变化是依附于心经的,所以本经以经络本身的病变为主,缺少相关脏腑之病变。

七、足太阳膀胱经

膀胱足太阳之脉,起于目内眦,上额交巅……挟脊,抵腰中,入循膂,络肾属膀胱。

是动则病冲头痛,目似脱,项如拔,脊痛,腰似折,髀不可以曲,腘如结,踹如裂,是为踝厥。

是**主筋所生病**者,痔、疟、狂、癫疾、头囟项痛,目黄泪出,鼽衄,项、背、腰、尻、腘踹(腨)、脚皆痛,小趾不用。

【语译】是动病。当足太阳膀胱上的脉动点出现异常搏动时,会出现以下病症:自觉有气上冲头顶,从而出现头顶疼痛。眼睛就像要掉出来一样疼痛。颈项就像被牵拉一样疼痛。脊柱背部疼痛,腰痛像要被折断一样,髋关节无法弯曲,膝关节就像是被捆住一样无法弯曲,小腿后侧肌肉疼痛就像是要裂开一样,这就是踝厥病。

所生病。这条经脉所主导的是与“筋”有关系的疾病。病症有:痔疮,忽寒忽热的疟疾症状。狂躁症,癫痫病。头顶、囟门、颈项部的疼痛。眼睛发黄,流眼泪。流鼻涕,出鼻血。颈项、背部、腰部、臀部、腿脚都会出现疼痛。足小趾活动不利。

【释义】此段同上段,“是动病”与“所生病”都出现了明确的与经络循行相关联的症状。但是,“是动病”是以症状为中心,且是可以通过相对客观的诊断方法所明示的。而“所生病”部分则是以经络的生理病理改变为核心,且完整地表述了经络循行所主的症状。此处讲“是为踝厥”,一方面是踝关节后最大的肌腱就属于“足太阳膀胱经”,另一方面也是因为踝关节周围缺少肌肉与皮下脂肪,容易受伤。

所生病。足太阳膀胱经,也是人体所过面积较大的经脉。过头则主头痛项痛,过腰背,则主脊痛腰痛,入腘踝,则主腘踹(腨)之病。概括为“是主筋所生病者”,按“筋”字从“竹”字头,下为“肉力”,所谓“筋者,力肉也”,形容其长而受力,节节贯穿。北方现在还有民间将这种肉称作筋肉。人体自下肢后侧肌群开始:比目鱼肌,大腿后侧肌群,竖脊肌,斜方肌,相互传递,从足至头,竖起人体最重要的一条力线,这也就是人体最大的一组“筋”。这条“筋”所生病,在临床上的价值远不止上述内容。

八、足少阴肾经

肾足少阴之脉，起于小趾之下，邪走足心。出于然谷之下，循内踝之后，别入跟中，以上踹内。出腘内廉，上股内后廉，贯脊属肾络膀胱。其直者，从肾上贯肝膈，入肺中，循喉咙，挟舌本。其支者，从肺出络心，注胸中。

是动则病饥不欲食，面如漆柴，咳唾则有血，喝喝而喘，坐而欲起，目䀮䀮如无所见，心如悬若饥状。气不足则善恐，心惕惕如人将捕之，是为骨厥。

是**主肾所生病**者，口热舌干，咽肿上气，嗌干及痛，烦心心痛，黄疸，肠澼，脊股内后廉痛，痿厥嗜卧，足下热而痛。

【语译】是动病。当足少阴肾经脉的脉动点出现异常变化时，则会出现以下病变：饥饿但不想进食。面色就像油漆（黑）或烧黑的柴草一样。咳嗽及咯痰都会带有血迹。喘气时有很明显的声音。坐下来又总是想站立起来。视物模糊不清。心中空空荡荡地悸动不安，自觉总像是在饥饿状态之中。如果本经的脉气不够的话，就会有恐惧感，容易被惊吓。心中惊惕不安，就像有人将要来抓捕他一样。这就是骨厥所出现的症状。

所生病。这条经脉主管与肾的生理病理有关的疾病。口中发热，舌面干燥，咽喉肿胀疼痛。气短（伸着脖子吸气），咽喉干燥疼痛。心中烦躁，心口痛。颜面皮肤发黄，大便稀薄。脊柱及大腿的内后侧会疼痛，四肢骨骼软弱无力，四肢怕冷。总喜欢躺着，嗜睡。足底板会出现发热而疼痛。

【释义】腰为肾之腑，则腰痛，善恐，心慌（这是七情所主中肾主志的症状），肾不纳气则喘。伤寒论中“少阴之为病，但欲寐是也”，此处就有嗜卧。这里出现的“是为骨厥”很有可能就是“肾主骨生髓”的出处。

这段条文，有意思的是出现了大量的与情志相关的症状，如是动病中的：“坐而欲起”，“气不足则善恐，心惕惕如人将捕之”。所生病中出现了“烦心，心痛”，是在足少阴经中出现了手少阴心经的疾病，这就是“心肾不交，水火不济”的症状。从现代脉诊的角度上理解，这时的问题应该出在“比例关系”上。即是，在手少阴心经的脉动点与足少阴肾经的脉动点出现了与比例关系相互关联的变化。从“寸口三部九候脉”来说，就是左手的寸尺比例关系出现异常。正常情况下，脉是寸大尺小，此时变成了尺大寸小，或寸过大于尺，都属比例关系的变化。

当患者出现情志变化时，除了“心慌”“气短”“心烦”外，还有“腰困”“腰酸软乏力”，甚至还有“爱骂人”的症状。这个“爱骂人”与肝气不畅的“爱骂人”不同。肝气不畅是有余之象，是患者主动想骂人。心肾不交是不足之象，是休息不好、体力差，因而烦躁所出现的骂人症状。临床中，如果我们主动去跟病人辨析这种区别，他们真会以为医生是算命的，怎么什么都知道。这种区别就是从脉象上看出来的，是以脉象测病机，从病机推症状，推理出来的。

这里我们没有发现提示“肾者，作强之官，主生殖，司二便”的内容。却看到了“黄疸，肠澼，饥不欲食”的内容。这些都可以从肾水脾土相克关系解释。同理，“咳唾则有血，喝喝而喘”也可以从金水相生的角度解释。但我宁愿认为，这些症状都是以经络循行为中心展开而描述的。如文中所述，肾经所行有“从肾上贯肝膈，入肺中”，与肝脏、肺脏、膈相关的内容，却没有与生殖器相关的内容。这也提示了，在十二经脉体系中，脏腑功能是从属于经络功能的。

九、手厥阴心包经

心主手厥阴心包络之脉，起于胸中，出属心包络，下膈，历络三焦。

是动则病手心热，臂肘挛急，腋肿，甚则胸胁支满，心中憺憺大动，面赤目黄，喜笑不休。

是**主脉所生病**者，烦心心痛，掌中热。

【语译】是动病。当手厥阴心包经的脉动点出现异常搏动时，就会出现以下症状：如手心发热，手臂及肘部拘急而屈伸不利，腋下肿胀疼痛。甚至会出现胸部及双胁肋部支撑胀满疼痛。心中悸动不安，跳动不已。颜面发红，眼睛发黄，嬉笑不停等症状。

所生病。这条经脉所主管的是与血脉变化有关的病症：心情烦躁，心前区疼痛。手掌心热。

【释义】是动病。手厥阴心包经。是动则有“胸胁满”等症状，与经脉循行有关。

所主病。本经所主是“脉所生病”，因为心包隶属于心经，心主血脉，则心包经“是主脉所生病者”，其症状则与心经相当。而且心包经上脉动点少，且不清楚。所以说心包经主脉有点不伦不类，这个主脉明显是与心经的关系。如果考虑到心包经与心经是十二经脉中最后区分出来的两条脉，出现这种情况也不足为怪。

十、手少阳三焦经

三焦手少阳之脉，起于小指次指之端……布膻中，散落心包，下膈，循属三焦。

是动则病耳聋，浑浑焞焞，嗌肿喉痹。

是**主气所生病**者，汗出，目锐眦痛，颊痛，耳后、肩、臑、肘、臂外皆痛，小指次指不用。

【语译】是动病。当三焦经脉上的脉动点出现异常时就会出现以下病症：如耳聋，自觉声音浑浊而听不清。咽喉肿胀，咽喉痹痛不适。

所生病。本条经脉所主管的是与气机运化有关系的疾病。如不停地出汗。眼睛的外眼角痛。面颊肿胀疼痛。耳朵的后侧，肩、肘、臂膀的外侧面皆会出现疼痛。手的小指及第二指活动不灵活。

【释义】是动病。有意思的是，手少阳三焦脉在上肢无脉动点。同样的，是动病所提示的症状也都以头面症状为主，兼有部分经脉的症状。本经脉动点都在头面，正符合近处取穴、直观可见的特点。

所生病。本经病主气病，尤其是以主气郁所生病为主，与患者的情绪变化有极大关系。这也是中医内科治疗各种情志病的重要内容。与是动病不同，本段内容，涵盖了整个经脉相关的病症，如目、耳、肩、臂、指，更提示了所生病是对整个经络相关病的总结。

十一、足少阴胆经

胆足少阳之脉，起于目锐眦……下胸中，贯膈，络肝属胆。

是动则病口苦，善太息，心胁痛不能转侧，甚则面微有尘，体无膏泽，足外反热，是为阳厥。

是**主骨所生病**者，头痛颔痛，目锐眦痛，缺盆中肿痛，腋下肿，马刀侠瘿，汗出振寒，疟，胸、胁、肋、髀、膝外至胫、绝骨、外踝前及诸节皆痛，小趾次趾不用。

【语译】是动病。当足少阳经脉的脉动点出现病变时，则多提示：口中发苦（胆味为苦，火亦作苦），唉声叹气。心前区及两胁疼痛。身体转动困难。

甚至脸上部像有层灰尘一样。身体缺少皮脂而显得干燥。足部的外侧反而会发热。这种情况就是阳厥病。

所生病。这条经脉所主管的病，是与骨的功能相关的疾病。可以出现头痛，下颌部疼痛。眼目锐外眼角疼痛。肩部的缺盆穴中出现肿胀疼痛。腋下出现肿胀疼痛，颈部出现多发之瘿瘤。平时很容易出汗，出完汗就怕冷，身体振颤。有时寒热往来，就像是得了疟疾。如果疾病的表现有经脉的特点，就会出现胸胁部、肋缘部，大腿部膝关的外侧，甚至达到胫骨终端的外侧前方，以及周身关节疼痛。

【释义】是动病。《伤寒论》中“少阳之为病，口苦，咽干，目眩”这些症状在这一段都有反映。《伤寒论》者，治外感病之专书，其少阳病为半表半里症，多半是外邪入里所致。我们临床上最常见到的少阳郁热，则多半是情志不畅，气郁化火所致。这种病为郁热，发热之象往往不明显，一旦为它邪诱发，则郁热蒸腾而上，发为口苦咽干。因与情绪相关，则多见太息、胁痛。经常听见病人说自己：虚不受补。实际上，不是虚不受补，而是少阳郁火见补药则外达，治疗方法还是用小柴胡汤。小柴胡汤在临床适用面非常广泛，效果也很好。所以仲景说：“小柴胡汤，但见一症便是，不必悉俱”。但如何判断到底是不是少阳病，《伤寒论》经文中，显然只给了一个较模糊的答案。本经是动病为“阳厥”，似乎不好理解。但“足少阳胆经”行于身侧，以前为阴、后为阳，此处刚好是阴阳交界区间。按《伤寒论》的认识，太阳属表，阳明属里，少阳则为半表半里。所以，其病为阳厥，“厥”是尽头的意思，其症状则有虚有实，以热为主。

所生病。足少阳经脉，说是主骨所生病者，直观上看，少阳经所过在十二经脉中与骨的关系最为密切，除胁下一小部分外基本与骨伴行，其“胸、胁、肋、髀、膝外至胫、绝骨、外踝前及诸节皆痛，小趾次趾不用”基本都是骨痛。针灸八会穴有“髓会绝骨”，绝骨穴正是本经之重要穴位。所以本经具有“主骨之病”的特点也可以解通。

十二、足厥阴肝经

肝足厥阴之脉，起于大趾丛毛之际……过阴器，抵小腹，挟胃，属肝，络胆。

是动则病腰痛不可以俯仰，丈夫㿉疝，妇人少腹肿，甚则嗌干，面尘脱色。

是主肝所生病者，胸满，呕逆，飧泄，狐疝，遗溺，闭癃。

【语译】是动病。当足厥阴肝脉上的脉动点出现异常波动时，则会出现以下病症：腰部疼痛（肝肾为子母之脏，腰痛为母病及子），而不可以俯仰。如果是男士就会出现疝气这样的病。如果是女士，就会出现少腹肿胀疼痛。如果症状重，则会出现咽喉干燥，脸上就像有灰尘一样，缺少颜色。

所生病。这条经脉所主的是与肝的生理与病理变化相关的病症。胸部满闷。呕吐，嗳气，大便溏而有完谷不化。疝气，遗尿，小便不利。

【释义】是动病。肝经的"是动病"比较奇怪，是以腰痛起首。这是"错简"吗？不像。如果从肝肾母子之脏解释则显勉强。寒滞肝脉，也可为解，也觉勉强。从条文本身看，则可以看到足厥阴肝经与生殖系统具有密切联系，而生殖系统有问题多可出现腰痛，则解释合理。"丈夫㿗疝，妇人少腹肿"，都可用寒滞肝脉解释。余症则与肝脏之病与经络所过有关。

所生病。本经之所生病，明显与"肝"气相关。从后世角度讲，胸闷、嗳气都与情绪相关。呕逆、飧泄则究之肝脾不和，余则是泌尿生殖道疾病了，当然，我们也可以用足厥阴肝经之经脉所过来解释，但总是有点奇怪。

有意思的是"遗溺，闭癃"这些病症，固然与肝经所过有关，更应肾司开合。同样的内容却未能出现在肾经及膀胱经病症之内。同理，在肾经中也有类似的问题出现。在足少阴肾经主病中，完全没有出现泌尿生殖系统的症状，反倒出现了大量的情绪方面的症状。这与我们从《中医基础理论》中所学到的知识不相符。这又是为什么？

如果将本节内容与"五脏脉法"相比较就更为明了。在"五脏脉法"中，肝脉以情绪病为主，兼有部分泌尿生殖系的病症；肾脉则主要是骨病及泌尿生殖系的症状，看不到情绪相关病变。在"十二经脉"体系中，骨所生病属足少阳胆经所主，也应属于肝系的疾病。所以，当我们反复说着"肾主生殖"时，应该看到，在《黄帝内经》的中医体系中，还有"肝主生殖"这样一种重要观点。同样，我们说着"肾主骨生髓"时，也别忘了足少阳胆经"主骨所生病"；说"肝主疏泄，调达情志"时，别忘了足阳明胃经、足少阴肾经"是动病"都有大量情绪方面的症状。提示：中医基本理论发展不是单一源头，而是多源头的。这些源头各有特点，而又彼此关联，最终融合，才出现我们现在所看到的现代中医理论。按日本人山田庆儿氏的观点：在以《黄帝内经》为代表的中国古代医学中，本身就分有不同的小学派。它们分别是："黄帝派”“少师派”“少俞派”“岐伯派”“伯高派”，共同组成了“岐黄学派”，成为现代中医的鼻祖。

十三、小　　结

我们这里边解析“是动”为“动脉的搏动”与“脉动点跳动方式的变化”，对不对？其实《灵枢·经脉篇》中还有一段话：“脉之卒然盛者，皆邪气居之，留于本末，不动则热，不坚则陷且空，不与众同，则以知其何脉之动也”。意思是，十二经外露的诊脉部位（脉位脉点）如果突然出现脉形盛大，都是里边有邪气了（里实），（邪气）留居于经脉的根本或是末梢。邪气如果留居不动就会出现热象。如果邪气不是那么坚实，则脉象就会出现下陷及中空的表现。因为这个脉动点的变化不一致，就可以知道相应的经脉出现了变化（被邪气侵扰）。这一段文字已经对“是动”的概念作了标准的注释。而它的内容，则与前文之中的“气盛……”“气虚……”相互对应。现在，我们可以认为以脉动点的异常变化解释“是动”所生病是正确的。

从本段《黄帝内经》条文的内在关系看：**是动病**几乎说的都是直接症状。**所生病**则是以病理带出症状。**是动病**是本条经脉上的动脉脉动点（脉位）出现异常所出现的症状，内容主要是脉动所表达的相关症状。**所生病**则是该脏腑系统出现病变时的疾病表现。由于五脏的脏腑系统以脏所在命名，凡五脏所生病以本脏名为总纲，暗指该脏腑系统。相为表里的六腑经，实是依附于所相关的六脏，则以本经的生理病理特点来作为本经病的总纲。如手厥阴心包经依附于手少阴心经，故“主脉所生病者”。所生病内容包括：①病证病理之总纲：如是肺所生病也……是主津液所生病者……是主血所生病者……是主脾所生病者……②相关脏腑本脏的症状，如：胸满、心下急痛，心痛……③相关经络循行所过的症状。

从这十二经“**是动病、所生病**”的描述来看，它与中医教材中的“脏腑经络”理论的表述方式，具有明显的关联，但也有明显的差异：①以诸脏为名之阴经经络，所生之病有内在脏腑病变所生之症。以诸腑为名的阳经经络，所生之病则较少表现内在脏腑之症状。六腑阳经脉证多与经脉所过有关，提示了六脏阴经的支配地位。以脏腑系统而言，则是以脏统腑，与一般的脏腑辨证相类同。②以脏腑与经脉的关系言，则《黄帝内经》中，以“五脏脉法”为代表的脏腑体系中是以脏腑统领经脉；而“十二经脉”的辨证体系是以经脉统领脏腑。但脏腑经络之间的主从关系，配属关系则是相同的。其中手厥阴心包经的功能又依属于手少阴心经的功能。③经脉所过与主病相关，主病主症又与动脉点相关。所以，我们可以认为这十二经脉的“是动病、所生病”体系与内科中“五脏六腑”的辨证体系，是不同的两套理论体系。这两套体系形成的共同内核，都是“有诸内，必形诸外”的认识模式。但它们是利用不同通道，对共同的人体进行探索。所以是相通的，也可以相互参证。

《黄帝内经》给了我们“十二经脉诊断法”，同“五脏脉法”一样，没有给脉位。也许《黄帝内经》的作者认为这些内容都是约定俗成，不须多说。但这恰恰是我们的问题，此处的学习就是不明不白，怎么办？幸好我们的前人，已经帮我们处理了这些问题。秦地名医黄竹斋先生在《难经汇通》一书中总结了十二经脉的动脉点。我将其转述如下：“十二经中皆有动脉，谓手太阴脉动云门、中府、天府、侠白、尺泽、经渠、太渊；手阳明脉动合谷、阳溪、禾髎；足阳明脉动地仓、下关、大迎、人迎、气冲、冲阳；足太阳脉动箕门、冲门；手少阴脉动极泉、少海、阴郄、神门；手太阳脉动天窗；足太阴脉动委中、昆仑、仆参；足少阴脉动大钟、太溪、复溜、阴谷；手厥阴脉动劳宫；手少阳脉动曲垣、听会、和髎，足少阳脉动悬钟；足厥阴脉动行间、五里、阴廉之类是也。”

俗云“不明十二经络，开口动手便错”。十二经脉是中医基础理论的基础，也是中医脏腑经络理论的重要来源之一。十二经脉与临床也有极大关系。跟针灸的关系也就不必多说了。经云：“盛则泻之，虚则补之，热则疾之，寒则留之，陷下则灸之，不虚不盛，以经取之。”不论何病何疾，但诊其十二经脉动脉搏动点，分析各条经脉的“气血寒热盛衰”，依法治疗即是。这也就是十二经脉理论在临床上的直接应用。

在脏腑辨证上，这部分内容也有很重要的意义。前边已经讲过，十二经脉诊法也可以与寸口三部九候脉相互参证。当诊三部九候出现问题时，可将十二经脉脉法作为决疑之用。不久前有个会诊：病人顽固性头痛，剧烈头痛一个多月，不能得到有效缓解。用过清眩汤、川芎茶调散等治疗头痛的方，效果都不好。问了一下症状，是巅顶痛，当时想可能是个乌梅汤证。见了以后发现，这个病人左手关脉沉取偏滑大。而且这个大不是绝对的滑大，而是三部比例偏大，而患者尺脉尤其沉而无力。诊断肝经湿热，肾阳不足，当用龙胆泻肝汤合四逆汤。但我不知道该怎么给这些医生讲，因为这个脉不好摸，而这个理更不好讲。龙胆泻肝汤合四逆汤，一寒一热，一攻一补，硬讲道理也可以讲通，但总觉不合适。于是参考十二经脉诊脉法，摸足部。患者太冲脉大于趺阳脉，而且太溪脉则极弱，这点也与寸口脉上的比例相符。于是，告知要求会诊的医生。她一摸，对呀！结合患者症状：顽固巅顶头痛，夜间痛为主，急躁易怒。挺合适呀！于是下边就好办了，给病人开龙胆泻肝汤合四逆汤。下面有住院医师记录在案，就走了。过了几天，去看另一个病人。问起这个病人了。他们说：好多了。好多了是什么意思？原来患者头痛明显减轻，特别是晚上不痛了，可以休息了。但头痛变成傍晚痛了。再一问，下级医师将上次的记录搞错了。把龙胆泻肝汤加四逆汤记成了龙胆泻肝汤加半夏白术天麻汤，就给病人吃了。现在病人头痛是傍晚痛，尤其是吃饭时间前后痛。这个时间正是肾与膀胱经所主时。所以当主管医生问我现在怎么办时，我说就加上四逆汤就行了。学十二经脉可以增强大家对经脉的认识，加强对中医脏腑经脉理论的认识。提高大家辨证论治的能力，为大家学习诊脉法，提供一个重要的参照系。

在用“寸口三部九候脉”诊查进行审症查疑时，有一部分叫“查之”，就是直接诊查出疾病与症状，如摸出个胆囊炎。另一部分叫“推之”，就是通过脉象去推症状，这就要善于使用本节的这些知识。这段文字中所反复出现的：“是主肺所生病者”，“是主脾所生病者”，“是主心所生病者”，“是主肾所生病者”，“是主肝所生病者”；以及“是主津液所生病者”，“是主血所生病者”，“是主液所生病者”，“是主筋所生病者”，“是主脉所生病者”，“是主骨所生病者”，“是主气所生病者”，正是我们可以“推之”的出发点。这是不是知识的全部？显然不是，这些内容也只是个纲要罢了。在美国，诊过一个老人家。患者自己就是个中医，得过癌症，通过西医手术放化疗而治愈。自诉：自己的中药调理，在身体的恢复上，起了很大作用；此来并无所苦，只是想看一看。诊脉后发现老太太手阳明大肠经有问题，于是记录下来。再问症状，老太太又说自己只有一个问题，就是：虽然大便很好，只是老有拉不完的感觉。这其实是一个很典型的大肠经受损的表现，西医表述应该是肛门括约肌无力，遂以调理大肠经气处方。笔者这种能力的表达与出现，跟“十二经脉”脉法的学习有很大关系。所以，复习《黄帝内经》十二脉法，表面上是在学习一种不常见的临床脉诊手段，本质上，则是加深对中医脉学的理解，使我们对常用的“寸口三部九候”脉法的使用更加自如。

第四章
诊胃气脉法

在我们后世脉法中，非常重视一个脉的征象，就是“诊胃气”。只知道“有胃气则生，无胃气则死”，但到底什么是“胃气”，则莫衷一是。按《脉理求真》言：“盖元气之来，脉来和缓，邪气之至，脉来劲急。必得脉如阿阿，软若阳春柳，方为脾气胃脉气象耳”。这几句话中平空冒出来一个“脾气”，可见作者必有犹豫不定之感。见此处犹豫，则知作者讲“诊胃气”必以“土旺四时”立论了。《三指禅》则以缓立论，以缓为胃气，缓为神气。《素问·玉机真脏论》：“脉弱以滑，是有胃气。”可知胃气的特点是：脉的力度不能太大，另脉来应该流顺，脉来不应太急促。要点是出来了，但依然不能从理念上明白胃气是什么。所以有必要进一步辨析。

一、胃气的概念

《素问·平人气象论篇》

平人之常气禀于胃。胃者，平人之常气也，人无胃气曰逆，逆者死。

【语译】健康人出于常态的正气是来源于胃的，胃气（的好坏），就是健康人之正气的状态。人如果失却了胃气，就是非常危险的情况，这种情况是可以造成死亡的。

【释义】这句话的翻译很简单。但这里用了回文的句式，一方面是郑重之意，另一方面也说出了胃气的来源就是“胃”。这里提出“胃气”的概念就是“平人之常气”，即是正常人的正常之气。还提出了胃气的重要性，“人无胃气则逆，逆者死”。更提出了常脉的标准，就是“有胃气”。

二、平脉与胃气

《素问·平人气象论篇》

春胃微弦曰平，弦多胃少曰肝病，但弦无胃曰死。

夏胃微钩曰平，钩多胃少曰心病，但钩无胃曰死。

长夏胃微软弱曰平，弱多胃少曰脾病，但代无胃曰死。

秋胃微毛曰平，毛多胃少曰肺病，但毛无胃曰死。

冬胃微石曰平，石多胃少曰肾病，但石无胃曰死。

【语译】春天正常脉象，是略微有弦意而又从容柔和之脉象。如果弦象很明显，而缺少从容柔和的胃气之象，就是肝脏有病。脉见纯弦而无柔和之象，病人就会死亡。

夏天正常脉象，是形态略微带有钩形（钩脉）而又从容柔和的脉象。如果钩脉的形态很明显，而缺少从容柔和的胃气之象，就是心脏有病。脉象上见到纯钩而无柔和之象，患者就会死亡。

长夏时正常脉象，是形态略微有点软弱而又从容柔和的脉象。如果过于无力，而又缺少从容柔和的胃气之象，就是脾脏有病。如果见到无力，而又至数不齐往来不柔和的脉象，患者就会死亡。

秋天正常的脉象，是形态轻浮无力而又从容柔和的脉象。如果脉象过于轻浮无力而缺少从容柔和的胃气之象，就是肺脏有病。如果脉象上是纯粹轻浮无力，而无从容柔和之象，患者就会死亡。

冬天正常的脉象，是形态深沉有力而又从容柔和的脉象。如果脉象过于沉硬而缺少从容柔和的胃气之象，就是肾脏有病。如果见到纯粹沉滞坚石，而无从容和缓的胃气之象时，患者就会死亡。

【释义】这一段话经常被人所引用，也很容易被人归纳为"四时平脉"。也就是说"春弦，夏钩，秋毛，冬石"。可以说，这样的解释肯定是有问题的。问题在于文中是以"胃"为主，还是以"弦、软弱、钩、毛、石"为主？显然这里"胃"是主词。"胃"就是有"胃气"，也是脉有平和之气。有胃气的脉就是"平"脉，是正常之脉。其次是忘记了"微"字，"弦、钩、毛、石"都是病脉，唯其微而不甚，应于四时，才解为平脉。所以，这个"四时平脉"充其量只是有条件的平脉，而不是标准的平脉。这里的关键还是"胃"，在胃气的基础上加上微弦才是春之平脉。先要"有胃气"才有后边的平。"但弦无胃曰死"，更说明这里的关键是"胃"字。同理，在胃气的基础上加上微钩才是夏之平脉、在胃气的基础上加上微软弱才是长夏之平脉、在胃气的基础上加上微毛才是秋之平脉、在胃气的基础上加上微石才是冬之平脉。所以，这里表面上是讲四时平脉法，但内涵还是在讲"胃气"脉的重要性。所谓的四时脉法只是正常脉象在四时的相对变化，其本身就已经不是常态了。

当我们念:“春胃微弦曰平”时,就会发现这里“胃”与“弦”字是等位的。也就是说,“胃脉”是一个特定的脉象,提示人体处在一个正常而合理的生理状态。值得注意的是,这个“胃”指的是人体的生命之源,而不是装粮食的口袋。我们也知道治病时保护“胃气、胃口、食欲”的重要性。想一想,西医碰见“胃溃疡”把胃切了也就切了。所以,这个“胃气”的“胃”,与消化道的那个“胃”,是完全不同的。那这个生命之源的“胃”是从哪来的?我认为,这个生命之源的“胃”是从经脉上来的。

三、胃气的本源

《素问·平人气象论篇》

胃之大络,名曰虚里,贯膈络肺,出于左乳下,其动应衣,脉宗气也。盛喘数绝者,则病在中,结而横,有积矣;绝不至曰死。乳之下其动应衣,宗气泄也。

【语译】胃经的一个重要的络脉,名叫虚里,它穿过膈肌而联络肺脏。这个脉是从左乳之下出来的,它的搏动可以影响衣服的变动(隔着衣服也可以感觉到),这个脉是胸中宗气所鼓动的。(此处搏动地)有力、气喘、脉搏急促、脉来有间歇,说明患者的疾病在胸中。如果脉来迟滞并且有偏移,就是中焦有积滞。如果脉来间断,而不能回复,就是死脉。如果左侧乳房的下边隔着衣服也能感到脉的跳动,这就是宗气外泄的症状。

【释义】针对这段文字,其具体句读方法是有异议的。从文中看:第一次出现“其动应衣”,意思是“脉宗气也”,即诊查宗气的方法。第二次出现“其动应衣”,意思就成了宗气外泄的指征了。所以此处的理解肯定有问题。根据范登脉《黄帝内经素问校补》第一个“其动应衣”的“衣”与古字“於”通假。这段文字就变成了这样:“其动应於脉,宗气也”。意即,在左乳下可以触摸到一种跳动感,这种跳动与动脉脉搏的跳动是同步的,这就是宗气的显现呀。在后边的文字中再次出现“其动应衣”,意即:如果隔着衣服也可以摸到跳动,那就是宗气外泄的征象了。这样解释,这段文字的意思就理顺了。

这段文字很明显地将胃与宗气联系起来了。从经与络的关系看,“虚里”脉应当是依附于胃脉的。虚里脉的重要性也就在于查“宗气”。从定位可以看到,所谓的“虚里”就是心脏在体表的投影区。诊“宗气”也就是在心前区用手触诊心跳搏动。这样就出现了问题,诊“宗气”是不可以隔着衣服的。

如果，宗气“其动应衣”，隔着衣服也能诊查，说明患者宗气外泄，已经出大问题了。不隔衣服直接用手触摸，就更麻烦了，一般患者也不会同意的。于是出现了变通的诊法，就是在外周有脉动点来诊宗气，但这里的名称就变了，变成了诊“胃气”。

在这里，我提出了“**胃气的本意是指虚里**”这个论断。从前边的内容已经看到了：胃气命名的来源“胃之大络，名曰虚里”。针对胃气的脉诊，统率着四季脉法。胃气的脉位之根，“出左乳下，其动应于脉”。胃气的本质，“宗气也”。那么“诊胃气”诊的是什么就已经很清楚了。诊胃气就是诊宗气。宗气是什么？宗气是胸中之气。大家都知道，医生拿起听诊器，向人胸前一放，就放到“宗气”那儿了。“左乳下”心跳的体表投影区。所以诊胃气就是诊心跳，诊心跳的稳定性，诊心脏的功能状态。正因如此，诊胃气才那么重要，“有胃气则生，无胃气则死”。那么诊胃气的脉点在哪里呢？是不是就在虚里诊胃气？结合上下文，显然不是。诊宗气是我们诊胃气的目的，胃之大络入虚里是诊宗气的途径，也是从胃气诊宗气的理论依据。在这里触诊叫诊虚里或查宗气，诊胃气则应该是在外周的动脉搏动点上。

四、胃气脉位

已经讲了很多关于胃气的问题了，却没能明确“诊胃气”的脉位在哪儿。事实上，在《黄帝内经》原文中，始终没有明确说明在哪里诊胃气。甚至于在“四时平脉”中都没有说明“诊胃气”具体的脉位在哪里。

《素问·平人气象论篇》

夫平心脉来，累累如连珠，如循琅玕，曰心平。夏以胃气为本。

平肺脉来，厌厌聂聂，如落榆荚，曰肺平。秋以胃气为本。

平肝脉来，软弱招招，如揭长竿末梢，曰肝平，春以胃气为本。

平脾脉来，和柔相离，如鸡践地，曰脾平。长夏以胃气为本。

平肾脉来，喘喘累累如钩，按之而坚，曰肾平。冬以胃气为本。

【语译】正常的心脉到来时，一个脉波接着脉波，像串连在一起的珠子一样，相贯而至，又像手抚琅玕美玉，柔顺光滑，这是心脏平脉的样子。夏天之脉当以胃气为本，应当有从容而柔和之象。

正常的肺脉来时，脉的形态轻虚而浮软，又像榆荚落下一样的飘浮和缓，这是肺的平脉。秋天之脉当以胃气为本，应当有从容柔和之象。

正常的肝脉来时，脉的形态柔软而又绵长，又像用手轻压长竿的末梢一样柔软轻弹，这是肝的平脉。春天之脉当以胃气为本，应当有从容柔和之象。

正常的脾脉来时，脉的形象和缓柔弱，至数匀净分明，又像鸡足落地，节奏分明，这是脾的平脉。长夏之脉当以胃气为本，应当有从容柔和之象。

正常的肾脉来时，脉波的形象湍流滑利，连续不断，而又有弯曲回荡之象，用手按之沉紧坚实，这是肾的平脉。冬天之脉以胃气为本，应当有从容柔和之象。

【释义】这里出现了五个以胃气为本，分别附于心脉、肺脉、肝脉、脾脉、肾脉之后。可知，胃气有特定的特征与属性，却无特定的定位。理论上，如果诊胃气的目的是诊宗气，则胃气应该出现于人体表面的任何一个动脉搏动点上。同样道理，“四时平脉”也应该出现于外周动脉的任何一个搏动点上。

前边提到我外公教我诊脉，讲他曾经用压桡动脉的办法吓乡下的老中医。后来经过多年的临床实践，他开始相信中医，并精研针灸。凭临床经验，他可以靠诊脉判断病人的病情如何。病人一来就可以知道这个病人有救没救。这都是诊胃气脉法。我们还知道西医也诊脉，诊得的是脉搏的节奏、速率与力度。如：心动过速、心动过缓、心律不齐、有力、无力。我也知道有些房颤病人，心律不齐很多年，未必就有什么问题。有些人则一发现房颤马上就难受得不得了。像这些异同点，年轻人往往没有经验，而有经验的老西医一摸桡动脉就知道病人有没有危险。这也是在长期的临床实践中不知不觉地练成了诊胃气的功夫。也就是从外周动脉的搏动状态判断心功能的能力。当然，如果手上有听诊器能够直接听听心音就更好了。

五、真脏脉与胃气

《素问·平人气象论篇》

人以水谷为本，故人绝水谷则死，脉无胃气亦死。所谓无胃气者，但得真脏脉，不得胃气也。

【语译】人的生命是以水谷津液为生命的本源，所以人如果没有了水谷津液的滋养就会死亡，同样的道理，脉象中如果没有了胃气人也会死亡。脉象中没有胃气的意思是，只是诊测到了真脏脉，没有和缓的胃气脉。

【释义】此处通过对真脏脉的提示，反证胃气的重要性。并提出，真脏脉的特点就是没有胃气。所以要想明了胃气脉，也要研究真脏脉。

《素问·玉机真脏论篇》

真肝脉至，中外急，如循刀刃责责然。

真心脉至，坚而搏，如循薏苡子累累然。

真肺脉至，大而虚，如以毛羽中人肤。

真肾脉至，搏而绝，如指弹石辟辟然。

真脾脉至，弱而乍数乍疏。

【语译】当肝的真脏脉来的时候，脉的内外侧都劲急有力，就像摸着刀刃一样有震颤的感觉。当心的真脏脉来的时候，脉之来坚劲而搏指，就像摸着薏苡仁的子实一样，坚实而圆满。当肺的真脏脉来的时候，脉象虚大而无力，就像羽毛贴在皮肤上一样轻浮。当肾的真脏脉来的时候，脉象搏指而干脆，就像用手指头弹石头一样辟辟有声。当脾的真脏脉来的时候，脉来无力，而时快时慢。

【释义】从中医字面上的意思来看，五脏的真脏脉至，就是五脏的脏气衰竭。但中医的五脏观点是系统的观点，所以也可以解释成真脏脉至就是五脏系统的功能衰竭。从现代医学的角度讲，这种五脏系统的衰竭离不了心肺功能衰竭。所谓“真脏脉”就是五脏衰竭在循环系统上的反应。

真脾脉就很明白的。“乍数乍疏”这就是心律不齐，心跳一会儿快一会儿慢。不管是窦性心律不齐，还是室性心律不齐，反正是绝对心律不齐，而不是二联律三联律。还有个特点是“弱”，也就是心脏的跳动无力。这种情况肯定是非常危险的。

真肾脉的特点是力度很大，“搏”是脉来搏指，“绝”则是脉搏没有弹性。很多医师都会在患者血压过高时摸到这种脉。这种脉象脉来坚硬，力能搏指。见到了就别想着用点大黄或龙骨牡蛎就能搞定，这要用硝酸酯类药才能救急的。见到这种脉象，病情随时会出现转变，一旦病情恶化，就是死证。

真肺脉的第一个特点是，脉形虚大，浮取即得，且脉的弹性不够。第二是脉的力度不够，按之无力，所以为“虚”。我们常在休克病人身上见到这种脉象。一见到就要用多巴胺与肾上腺素。中药针剂要用参附注射液。如果有时间就用独参汤也行，前提是要有时间。中医的角度讲就是“虚阳浮越”，急当回阳救逆。等脉形回收，力度有了，人也就救回来了。

真心脉则主要是脉的柔韧度不够。所以叫“如循薏苡子”。个人体会，这是心衰的典型表现。在慢性心衰中也会见到这种脉象。这脉来是一下下的，很清晰，力度也不会太差。在广州有一个老年患者因为咳嗽，通过别人介绍找我看病。主诉是：咳嗽两周。我一搭指，脉坚而搏，如循薏苡子累累然。知道了，这是一个心衰的病人。再问，才知道老人两周以前感冒了，还挺重。住了两周医院，打过吊针。现在还是咳嗽，多少有点气喘，夜间症状加重。从病史看更明确了。患者两周前，因上呼吸道感染住院，用了抗生素治疗。感染控制，血象正常，就让老人出院了。这样，就更确定了本病的诊断。我当时就告诉他得的病是心衰，应以大剂人参、黄芪为主方。不过老头还是回头找了西医，一用洋地黄，咳嗽就缓解了。

最后是个真肝脉，如循刀刃。这个脉是如此典型，见一次，就再也忘不了。我以前见过一个胃癌晚期的病人。在临死前出现真肝脉。那天晚上我值班，大概凌晨3~4点的时间，护士告诉我这病人不行了。我去一看，患者浑身冰冷，皮肤坚韧如按鼓皮，其脉真是如按刀刃。当时就要处理，先开通静脉通路吧。哪知道护士说：针打不进去。原来在这种情况下，血管壁的平滑肌高度紧张。血管摸上去硬邦邦的，静脉针根本就穿不到血管里边去。怎么办呢？先给打支阿托品吧。然后再去求救，找别的护士再来帮忙。回过头来，护士又说静脉针打上了。原来阿托品本身就有缓解平滑肌痉挛、抗休克的作用。用药后，血管变得没那么硬了，静脉针也就打上了。当然，这时患者的血压还是不行，太低，要用西药维持血压。最后西药该用的都用了，也没起到作用，血压依然在往下掉，就用中药。当时想用参附注射液，又没有备用药，只有参脉注射液，就是人参、麦冬。印象中一支药剂相当于一克红参。就直接静脉注射，一次一支。眼看着血压向上升，过了一会，血压下来了，再推。一直维持到家属到齐，放弃治疗。通过这个病例使我认识到，真肝脉应该是肾上腺皮质功能衰竭。临床上应该以大剂人参附子立方。后来，还曾经多次在肾衰竭病人身上见到这个脉象。所以，临床中如果见到这种脉象就应当使用大剂量的参附制剂。

第五章
三部九候诊脉法

说到“三部九候脉法”，就不得不提起张仲景《伤寒论》原序中的一段话：“按寸不及尺，握手不及足；人迎趺阳，三部不参；动数发息，不满五十。短期未知决诊，九候曾无仿佛”。这一段话的意思是：(现在的医生，诊脉时)按了寸脉就关注不到尺脉的变化。诊察了手上的脉象变化，就不关注足部的脉象变化。只注意寸口脉的变化，而未能关注人迎脉及趺阳脉的变化，做不到三部互相参照。观察病人脉的跳动及呼吸的气息，不能诊够五十次脉搏的跳动。诊脉时间过短，不能对疾病的情况作出有效的判断，脉象中九候的变化也不能清晰明了。这段话中就出现了“三部九候”这样的字句。

事实上，三部九候脉法是《黄帝内经》中最系统、最清晰、理论与实践体系最完备的脉法。但在后世仅说“三部九候”这个名词本身，反而会引起混乱。如果我们现在说“三部九候脉”，就要先区分，这是“《黄帝内经》三部九候脉法”，还是“《伤寒论》三部九候脉法”，甚或是后世“寸口三部九候脉法”。所以“三部九候”的这个概念在中医脉诊中是非常重要的，一定要概念清晰。“《黄帝内经》三部九候脉法”是“三部九候”脉法最初的形态。我们现在所常用的“寸口三部九候脉法”虽然外形上与其完全不同，但却继承了“《黄帝内经》三部九候脉法”的理论核心，是“《黄帝内经》三部九候脉法”的创新与发展。

一、三部九候脉位

我们讲“五脏脉法”时，发现经文本身并没有告诉我们脉位在哪里。为了解决这个问题，我们从《灵枢·九针十二原》找出一个五脏脉位点，将这几个诊脉点给五脏脉法。难得的是，这种搭配是有理且有效的。诊“胃气脉”时，则看到四时平脉是不需要固定的脉位点。也就是说人体体表的任何一个动脉搏动点，都可以成为诊“胃气脉”的诊察点。“十二经脉”脉法也没有固定脉位诊察点。但我们推论出，在每条经脉所过，所有浅出于体表的动脉搏动点，都可以成为本经的脉位点，临床中都可以有效地利用。

“《黄帝内经》三部九候脉”则不然，经文中明确说明，脉位在哪儿。而且注明，这些脉位点（脉搏跳动点）所提示的临床意义。在《黄帝内经》中，“三部九候论”是独立成篇，三部指人体上、中、下三个部位，九候则指九个诊脉的部位。其理论要点如下：

《素问·三部九候论篇》

帝曰：何谓三部？岐伯曰：有下部，有中部，有上部，部各有三候。三候者，有天有地有人也，必指而导之，乃以为真。上部天，两额之动脉；上部地，两颊之动脉；上部人，耳前之动脉。中部天，手太阴也；中部地，手阳明也；中部人，手少阴也。下部天，足厥阴也；下部地，足少阴也；下部人，足太阴也。

【语译】黄帝问：三部指的是什么？岐伯说：人身分为上部、中部、下部三个部分，每个部分又都分为三个诊察区。这三个诊察区是按天、地、人来对应排列的。必须要有老师明确的当面指导，才能真正地与临床诊疗相对应。上部的天候是两额之旁的动脉（太阳穴），上部的地候是两颊之旁的动脉（人迎穴），上部的人候是耳前的动脉（耳门穴）。中部的天候是手太阴脉的（脉动点），中部的地候是手阳明经的（脉动点），中部的人候是手少阴经的（脉动点）。下部的天候是足厥阴经的（脉动点），下部的地候是足少阴经的（脉动点），下部的人候是足太阴经的（脉动点）。

【释义】本文对脉位点说得很明白，尤其是上部的三候：“两额之动脉”，“两颊之动脉”，“耳前之动脉”。中部与下部不言动脉所在，只言何脉。这种表述法是以经络之名代表其相应的动脉点。这也是黄龙祥研究员所提出的一个观点，即“经脉名”与“脉点名”在很多情况下，是互文的。可以用经脉名来指代脉点名。同样的表述法还有《素问·平人气象论篇》中的“妇人手少阴脉动甚者，妊子也”。用这样一个观点，指导这一段文字的阅读，含义就很明确了。这里中部“手太阴也”“手阳明也”“手少阴也”，下部“足厥阴也”“足少阴也”“足太阴也”，就是脉位，就是诊脉点。这里的文字也佐证了我们在“十二经脉脉法”中所提出的“是动病，是诊脉点异常所提示的病；所生病，是该经络脏腑体系相关疾病”的观点。

二、三部九候脉法

在前边的几种脉法中，五脏脉法是以特定诊脉点的变化来判断相应脏腑的气血盛衰与功能状态。十二经脉诊脉法则是以本经穴位的变化,判断本经病状。而"《黄帝内经》三部九候脉法"则是将几处不同诊脉点的变化进行比较,寻找有问题的地方,从而表现出不同的诊脉技巧。这部分内容都见于《素问·三部九候论篇》之中。

1. 察独

帝曰:何以知病之所在?

岐伯曰:察九候,独小者病,独大者病,独疾者病,独迟者病,独热者病,独寒者病,独陷下者病。

【语译】黄帝说:如何才能知道疾病病变所在的地方。岐伯说:可以通过查九候的办法来判断疾病所在的地方。(在九候之间相互比较),单独表现出脉形小的地方,提示相关的方向有病(气血偏少);单独表现为脉形大的地方,提示相关的方向有病(邪气盛大);单独表现出脉来疾急的地方,提示相关的方向有病(气血行疾);单独表现为脉来迟缓的地方,提示相关的地方有病(气血行缓);单独表现为热象脉的地方,提示相关的方向有病(中有热邪);单独表现为寒象脉的地方,提示相关的地方有病(中有寒气);单独表现为脉形陷下无力的地方,提示相关的方向有病(气血不足)。

【释义】在中医辨证体系理论有一句套话"独处藏奸",也就是说:那些最为独特的症状与体征,往往提示疾病最本源的因素。在诊断中也是这样,那些与众不同的变化,才提示着疾病的本源。这样一个思想即来源于"《黄帝内经》三部九候脉法"中的"察独"。

察独的概念:三部九候,是指人体上中下三个部位,有九个诊脉的部位,左右一分,就是十八个诊脉的点。我们将这些点,按强弱比例关系,脉形比例关系,以及弹性的比例关系配对,寻找那个最独特的、最与众不同的脉点。那么,这个脉点所代表的脏腑组织就是有问题的地方。所谓"独小者病,独大者病……"此处"独疾者病,独迟者病","疾"与"迟"相互对待。可知此处之"疾"当指疾速的意思,"迟"指缓慢的意思。这里的"疾"就与后世的"疾脉"之意相近了。

问题:"独寒者病,独热者病"如何解释?解释为摸着凉,或摸着热?这是最简易的解释法,也与临床实践是符合的。如病人发烧了,西医测测体温就算了。中医则是,明知道发热了,体温升高。但还是要摸摸头、摸摸手、摸摸足,再摸摸身体,以此判断患者的状态到底如何。不过,这种解释似乎与脉诊没什么关系。在"《濒湖脉学》脉诊"中反复提到以脉迟为寒,以脉数为热。那么会不会出现这种情况,针对同一个人,在同一时间,一个脉动点脉搏跳得快,"一息五至",一个脉动点脉搏跳得慢,"一息四至"。显然,如此解释是不合理的。或者解释为:一个脉搏跑得快,一个脉搏跑得慢,可以吗?三部九候脉位在人体上下的不同部位,脉点与脉点的距离很远,当人体有病时,相应部位的经脉,或者被阻挡,或者被激发,就会出现脉搏流动速度的变化。这样解释是可以解通的。但是,在临床实践中,真的会出现这种情况吗?

2. 察平

帝曰:以候奈何?岐伯曰:必先度其形之肥瘦,以调其气之虚实,实则泻之,虚则补之。必先去其血脉而后调之,无问其病,以平为期。

【语译】黄帝问:如何诊查九候?岐伯回答:一定要先度量患者形体的胖瘦情况。(根据形体状态)调节气机的虚实。如果气机偏实就要用泻法以泻实,如果气机偏虚,就要用补法以补虚。一定要先诊查清楚患者血脉气机的状态,然后才能进行调理。不用太在意患者到底是什么病,(只需要去调和患者血脉的虚实状态),以气血的平和作为治疗的目的。

【释义】这一段文字中提出了"以平为期"的提法。"平"既是人体从不病状态到疾病状态的出发点,也是临床医生治疗疾病的目的地。所以,此处的"平"就是机体的正常状态。这个"平"包含着每个诊脉点本身气血的平和,也包含有不同诊脉点之间的协调,更包含着诊脉点气血状态与人体整体功能状态的和谐。所以"以平为期"既是诊断的流程,也是治疗的目的,更贯穿着中医对人体生命状态的认知理念。另,"必先去其血脉",这里边的"去"一般理解为"祛",祛除,这样显然是不合理的。我意理解为"趣",审查的意思,这样行文自然,语言通顺,前后文章气韵连贯。

对平脉的论述:

九候之相应也,上下若一,不得相失。

【语译】九候脉之间的关系,应该是相互照应的。上部的脉候与下部的脉候(其来)应该是协调一致的,不得有不协调的地方。

【释义】这里提出了"上下若一,不得相失"是九候之相应,也是生命的常态。与"以平为期"相互照应。

知常达变问题:

必先知经脉,然后知病脉。

【语译】一定要先要知道什么是正常的脉象，然后才能知道，什么是有病的脉象。

【释义】曾经有朋友问我：到底怎么学习脉诊？其实“知常达变”就可一以概之。这就是中医脉诊最基本的思路。这里“经脉”的“经”，不是十二经脉。“经”是常态及固定的意思，同样的词有“经常”“月经”“经典”等。

3. 察相应

帝曰：决死生奈何？岐伯曰：形盛脉细，少气不足以息者危；形瘦脉大，胸中多气者死。形气相得者生，参伍不调者病。三部九候皆相失者死。上下左右之脉相应如参舂者病甚，上下左右相失不可数者死。中部之候虽独调，与众相失者死，中部之候相减者死。

【语译】黄帝问：如何判断疾病轻重危急与否？岐伯回答：如果患者形体强盛，但脉形偏细，同时气短，呼吸不畅顺的病情危重。形体消瘦，脉形阔大，伴有胸满气胀的人就会死。形体与气息状态相互协调的人就可以生存，而脉来节奏不均匀的人就会生病。三部九候（十八个诊查点）都失去正常状态的人就会死亡。上下左右之间的脉象，相互之间的对应关系就像舂米一样，节奏与力度都不统一，说明病情比较严重。如果上下左右之脉来至数不一，难以读数的就会死亡。中部的脉候，虽然是平稳的，但与上部下部的脉是不一致的，患者就会死亡。中部的脉象，（与上部下部相比）脉来至数减少，力度不足，患者就会死亡。

【释义】这里讲的是对疾病预后的判断，但其精髓却是对脉象变化本身的判断，是对察独的补充。这就是“察相应”的理念：脉形与人体体形是否相当。体形盛大者，脉当有力；反而脉细，加之气短，当然是危象了。形瘦脉大，提示正虚邪实，加之胸中多气则是肺气不降，死期也就不远了。这两条，按三部九候诊法，一个有气短，一个有胸闷，故都应在中部手太阴脉上去查。说明了“寸口脉”在诊断中的重要性。提示“察相应”离不了寸口脉。文中还着重提出了“中部之候”与“上下之候相比”，具有特殊的研究价值。前文中说得明白：“中部天，手太阴也；中部地，手阳明也；中部人，手少阴也”。就是说，在《黄帝内经》三部九候”脉法中，上肢部的经穴，在整个脉诊体系中有重要的参考价值。当然，这个思路对独取“寸口”，也具有重要的指导意义。这提示：“寸口诊法”，成为我们最终诊脉方法，不是某个人拍一拍脑袋想出来的，是在临床中，将各种诊脉法一点点汇聚到一个点上，而成为现在的寸口三部九候诊法。

“形气相得者生,参伍不调者病”,则是自然之理。

三、三部九候脉与预后

《素问·三部九候论篇》

一候后则病,二候后则病甚,三候后则病危。所谓后者,应不俱也。察其腑脏,以知死生之期……真脏脉见者胜死。

【语译】一候诊脉点的变动出现了异常,说明患者已经处在疾病状态。二候诊脉点出现了异常变化,则说明患者的病情比较重了。三候的诊脉点出现了变化,说明患者的病情趋于危重。这个“后”的意思是,这个诊脉点的反应与其他的诊脉点不相协调。诊察疾病所在的脏腑,就可以判断患者死亡的时间。如果发现真脏脉,说明(这一脏腑的)邪气偏盛,病人就会死亡。

【释义】这里主要讲的是对疾病预后的判断。其实,在“察相应”中已经出现了对疾病预后的判断。这里则再次重点提出如何判断预后,并给出了方法,这就是查“后”。“候”显然指的是诊脉的地方——“脉点”。出现问题的脉点越多,病情越重。脉候仅仅是表象,脏腑才是脉候及疾病的根本。所以判断预后,还要参考是哪一个脏腑出了问题,才能真正推知患者死亡的时间。同时提出:不管在什么时间,什么地点,出现了“真脏脉”都是死症。

四、三部九候脉与脏腑辨证

《素问·三部九候论篇》

故下部之天以候肝,地以候肾,人以候脾胃之气。

帝曰:中部之候奈何?岐伯曰:亦有天,亦有地,亦有人。天以候肺,地以候胸中之气,人以候心。

帝曰:上部以何候之?岐伯曰:亦有天,亦有地,亦有人。天以候头角之气,地以候口齿之气,人以候耳目之气。

【语译】下部的天候可以诊查肝脏的生命状态;下部的地候可以诊测肾脏的生命状态;下部的人候可以诊断脾胃的功能状态。

黄帝问:中部的脉候是用来诊测哪里的疾病的?岐伯回答:中部也有天候,也有地候,也有人候。中部的天候可以诊查肺脏的功能状态,中部的地候可以诊查胸中的气机状态，中部的人候可以诊查心脏的功能状态。

黄帝问：上部的脉候是用来诊测哪里的疾病的？岐伯回答：下部也有天、地、人候。天候诊查的是头部两侧的气机状态。地候诊查的是口齿之间的气机，人候诊测的是耳、目之间的气机状态。

【释义】文中明确告诉了我们：诊脉的目的不是研究动脉搏动点本身，也不是对经脉状态的研究，而是将脉诊作为手段来诊查相关内部器官的功能状态。下部天是诊查肝之气，也就是"足厥阴"的脉动点；下部地是诊查肾气，是在"足少阴"的脉动点；下部人是诊查脾胃之气，在"足太阴"的脉动点。

"上部天，两额之动脉；上部地，两颊之动脉；上部人，耳前之动脉"。按经脉分布可知："上部天"，头维查胃气，也诊头角之气；"上部地"，大迎在足阳明胃经，也诊口齿之气；"上部人"耳门查手少阳三焦经、手太阳小肠经，也诊耳目之气。但是，这只是我们的推断，经文本身什么也没有讲。在手足十二经络分部中，手足三阴经齐颈而返。则上部三候者，只诊六腑，不诊五脏。按中部则明白说了："中部天，手太阴也"；"中部地，手阳明也"；"中部人，手少阴也"。"下部天，足厥阴也"；"下部地，足少阴也"；"下部人，足太阴也"。

我们可以看到，上部三候诊的是局部的气血变化。中下部则由于经络关系，诊断的是相关脏腑的功能状态。这样以人体内在脏腑的功能、气血状态为中心，"三部九候脉法"与"十二经脉脉法""五脏脉法"全都串到一起。按照王冰的注释，则是：手太阴诊取肺经的气血变化，穴取经渠穴；手阳明诊取大肠经胸中之气，取穴合谷；手少阴诊断心经的气血变化，取神门穴；足厥阴诊查肝经的气血变化，取穴太冲；足少阴诊查肾经的气血变化，取穴太溪；足太阴诊取脾经的气血变化，取穴箕门。这些动脉的搏动点都属于十二经脉，并按照十二经脉理论来分类。通过对这些穴位搏动状态的判断，就可以判断相应脏腑的功能状态，从而对人体的疾病状态作出推论，指导临床治疗。从以上分析可以看到，此项诊脉法是依附于十二经脉脉动点的，但它所关心的是脉动变化对脏腑功能状态的外在显现，而不是经脉本身的状态。从而与"十二经脉法"表现出区别。

如果将这里与脏腑相关的脉搏点集中，将五脏脉动点单独抽出来，分别是"肺取经渠"，"心取神门"，"肝取太冲"，"肾取太溪"，"脾取箕门"。再按"缓急大小滑涩"来分析，就变成了另外一套五脏脉法。可见，《黄帝内经》中的诊脉法可用异源同出、异曲同工来描述。"异源"是这些诊断方法来源于不同的临床实践，所以形成了不同的诊断技巧及不同的诊脉点。"同出"则是它们本质上都基于人体脏腑气血状态。“同出”还指这些方法具有相同的理论基础，就是“有诸内必形诸外”，认为内脏有病一定会反映在相应的外周动脉搏动点上。反过来，查人体的外部动脉搏动处，就可以用来判断人体的内在状态，诊察病变。而这些内容都要能够接受临床的检验。所以，最后都可以互通也可以汇聚。也提示了这些不同的诊断体系最后都将走向统一。

这一部分知识在《黄帝内经》其他篇章里也有表达。说明这种“三部九候脉”的诊断法，在“《黄帝内经》时代”是一个普遍使用的诊脉方法。

《素问·离合真邪论篇》

审扪循三部九候之盛虚而调之，察其左右上下相失及相减者，审其病脏以期之。不知三部者，阴阳不别，天地不分。地以候地，天以候天，人以候人，调之中府，以定三部。

【语译】仔细观察三部九候脉点之间强弱盛衰的变化，从而进行调理。诊察三部九候脉中左右上下之间的脉点，不相协调及相互之间不足的地方，并进行判断(病邪的轻重及所在之地)。不明白三部九候诊法的医者，就无法判断阴阳之间的关系，也无法区分人体上部与下部(气机错乱)的区别。地候是诊断人体地部的疾病，天候是诊断人体天部的疾病，人候是诊断人体人部的疾病。(医者)如果能够调节中部的气血状态，就可以安定及治疗调节好整个三部的气血变化。

【释义】“审扪循”是查脉位的方法，“审”是审察，审视判断的方法，用来判断脉动点的位置。“扪”是用手去摸，“循”则指上下推移、查找有问题的地方。这显然是一种专门的诊脉手法。这种诊脉的手法与后世诊脉手法中的“举按寻”具有承接关系。

“察其左右、上下相失及相减者”就是察独。

“审其病脏以期之”，是根据脉象所推出的脏腑变化来判断疾病的预后。

“调之中府，以定三部”则是治疗原则。此处强调了中焦的重要性。经云：“中焦者，受气取汁，变化而赤，而为血。”又曰：“脉为血府”。所以“调之中府，以定三部”是以脉为出发点调理脏腑的基本方法。无疑这也是“脾胃为后天之本”最初的表现形式。

五、小　　结

在“《黄帝内经》三部九候脉法”中所揭示的种种诊查手段，是后世脉法中的核心手法。也是对中医最基本的诊断原则“有诸内者,必形诸外”的实践诠释。我个人认为:“审脉以查内脏”这种方法,成为中医基本理论体系的重要来源,也是学习中医的基本指导方法。

知道了诊脉的来源,也就知道了后世脉为什么会有那么大的混乱与歧义。后世讲脉的一个很大的问题就是:都是将各种脉法混在一起讲,或只讲脉怎么用,不说来源。这样我们也就无法知道这些知识是怎么来的了,以及为什么要这么用。所以我们讲脉诊,就要将这些方面分开来讲,形成完整的条理,最后再会聚起来,才是一个完整的脉学。这也就是我们讲脉法,一定要从《黄帝内经》开始的原因。

第六章
寸口尺肤脉法

尺肤是指人体前臂内侧皮肤，在《黄帝内经》时代，尺肤也是医者了解患者身体内部状态的重要窗口。现代中医内科已经很少见到这种诊法。只是在中医儿科中还在部分医生在使用尺肤诊法。同时根据诊断与治疗相关联的思想，在儿科按摩中点按尺肤是很重要的治疗方法。在《黄帝内经》中诊尺肤与诊脉是相参照的。

《灵枢·邪气脏腑病形》

脉急者，尺之皮肤亦急；脉缓者，尺之皮肤亦缓；脉小者，尺之皮肤亦减而少气；脉大者，尺之皮肤亦贲而起；脉滑者，尺之皮肤亦滑；脉涩者，尺之皮肤亦涩。凡此六变者，有微有甚。故善调尺者，不待于寸，善调脉者，不待于色。

【语译】如果脉来劲急，则尺肤部的皮肤也表现为拘急有力。如果脉来缓散，则尺肤部的皮肤也会表现为缓纵松弛的状态。如果脉来细小，则尺肤部的皮肤也会变得瘦薄而无力。脉来盛大者，则尺肤部的皮肤也会变得充实而饱满。脉来滑利的，尺部的皮肤也会变得光滑柔和。如果脉来涩滞的，则尺肤的皮肤也会变得干涩。所有的这些变化，有的变化不明显，有的变化明显。所以善于调节尺肤的医者，不一定非得诊查寸部（的脉搏）。善于调节脉象的医者，就不一定要依靠（面部的）气色来明确诊断。

【释义】这里对脉的描述用了“大、小、缓、急、滑、涩”，这种描述法与五脏脉法同。说明它与五脏脉法具有同源关系。对尺的描述又专门提到“尺之皮肤亦……”说明尺就是尺肤，与尺脉不同。这段文字出于“邪气脏腑病形篇”，与五脏脉法同出一篇，这也说明了诊尺肤是诊五脏脉的补充。所不同的是，诊五脏脉法没有明确的脉位，或者说五脏脉的脉位失传了。此文中对尺的认识，后世却有着共识，就是小臂的内侧。尺肤的改变与脉的改变是相互对应的。从前后相连贯的角度来看，这里的脉很可能指的是后世所说的“寸口脉”，即双手腕关节周围，桡动脉浅出的部分。

“故善调尺者，不待于寸，善调脉者，不待于色”，说明，尺肤、寸口脉、望面色这三种不同的诊断体系其内在核心是一体的。临床中解决其中之一，就解决了另一方与之相对应的问题。这也是治病求本的意思。这一句话提示了一个很重要的观点：人体内在的疾病，会以不同方式，表现于人体外部的不同部位。相反的，我们可以从人体的不同部位，用不同的方法来探索人体的疾病。治疗亦如是。从中医诊断来说，我们有很多方法去收集临床资料。收集资料是手段，判断分析其产生这些情况的内在机制才是目的，达到目的即可，手段是不限的。临床上，经常有病人问我：“是不是不看舌象？”我说：“我不是不看舌象，只是很少看舌象。”诊查脉候，基本上所要知道的东西就都有了。只是在决疑的时候，对病情有疑问的时候会看舌象。我们把病认准了，把脉调好了，舌象自然就正过来了。

《素问·平人气象论篇》

尺缓脉涩，谓之解㑊。安卧；尺热脉盛，谓之脱血。尺涩脉滑，谓之多汗。尺寒脉细，谓之后泄。

【语译】尺脉的皮肤弛缓无力，且脉象涩滞的，叫作解㑊，是血气不足而疲惫喜卧。尺部的皮肤灼热，且脉象盛大，这是脱血的症状。尺部的皮肤触之干涩，且脉来滑急，患者就会出现多汗的症状。尺肤触之皮肤发冷，且脉来形状偏细，就会出现泄泻的症状。

【释义】“尺缓脉涩”，为什么？前边讲了，尺肤与寸口脉法是一致的，脉涩则尺涩，脉缓则尺缓。这里出现了不一致，所以要作进一步的解释。尺缓是气虚尺肤缓弱无力，脉涩是血虚，尺缓脉涩是气血两虚之象。气血两虚之人自然喜卧。不久之前，一个患者被人介绍来找我看病。诊脉时就告诉病人，说：“您很懒，能坐着就不站着，能躺着就不坐着。”旁边这个介绍人就直着急。病人挺好，说：“就是的，我最近老是很累，老想躺着。”介绍人就说“：我觉得你挺好动的。”我就告诉他，这是一种病态。我们临床上讲“喜卧”，实际上有两种情况。一种是虚证喜卧，这里的“尺缓脉涩”之气血两虚，像《伤寒论》“少阴病，脉微细，但欲寐”属于这种情况。一种是实证喜卧，就是我举的这个例子，这个病人的脉象是脉缓而滑，这是有湿邪的表现，是湿困喜卧。所以，临床之上，对脉象与尺肤感觉不一致的情况，要作一体化解释。

“尺热脉盛，谓之脱血”。按照后世的观点，一般认为脱血证就是大出血，多以虚为主，此处则提出，尺热脉盛，很明显是实热症。那么，如果我们想到《黄帝内经》病症是临床的直观反映，就应该可以想到脱血就是出血。这样讲,这一句就明白了。这里讲的就是温病的热入营血证。感染性疾病高热时出现凝血损害,进而出现人体表面的多处出血现象。所以说尺热脉盛。尺热说的是体温高,脉盛说的是脉形阔大而有力。后人有的总结出一个"盛"脉,这是不准确的。此处的盛是对脉的直观描述,而未上升到理论层面,又怎么能叫盛脉呢?

"尺涩脉滑,谓之多汗"。此处又不好解。首先,按前文《灵枢》经的内容:尺涩脉涩,尺滑脉滑,此处言尺涩脉滑是一不可解。涩是干枯之义,尺涩是尺部皮肤干枯,如何又能多汗,是为二不可解。那么临床上,有没有出现这种情况的机会?有的。脉滑是脉搏往来流利,正气充沛之象。太阳病,营卫闭郁,则皮肤干而紧。当我们用了麻黄汤后,正气鼓荡,迫邪外出,就可出现尺涩脉滑多汗之象。所以,这句话也可以理解为:当患者出现尺肤干涩而脉象滑利的情况之后,接着就会出现多汗的情况。所以这句话形容的是太阳病欲解时的情况。这就是以临床实践解释经典概念的办法。

"尺寒脉细,谓之后泄"。这里尺寒就很好说了。尺寒就类同于四肢厥冷、手足发凉。脉细也就是无力。谓之后泄,这很明显是脾肾阳虚之阳虚腹泻。临床中,我们见到脉细就说病人腹泻,可以吗?当然不行。仅凭脉细提示气血不足,是不能直接推断出腹泻这个症状的。从尺寒可以判断,脉细中少了一个紧字。也就是说,脉紧细,则可断有腹泻。这里为什么只说脉细,而不说脉紧细。因为《黄帝内经》中"紧"的概念并不明确。《黄帝内经》中常用的概念是"急",只有两个地方提到了紧,而且都是实证。所以后世有人讲《黄帝内经》中无"紧"脉。所以:脉紧细,尺肤寒,证是脾肾阳虚,症状当见腹泻。

第七章
尺脉法

这一段文字被众多脉学书籍所引用,也是引起最多分歧的内容。

《素问·脉要精微论篇》

尺内两傍,则季胁也,尺外以候肾,尺里以候腹。中附上,左外以候肝,内以候膈;右外以候胃,内以候脾。上附上,右外以候肺,内以候胸中;左外以候心,内以候膻中。前以候前,后以候后。上竟上者,胸喉中事也。下竟下者,少腹腰股膝胫足中事也。

【语译】尺脉的内侧,两边是季胁的部位。尺脉的外侧是诊查肾脏病变的地方,尺脉的里边是诊查腹部病变的地方。在中间的部位附着有这些上边的(组织器官),左侧脉的外侧可以诊查肝脏的病变,内侧可以诊查与膈相关的病变;右侧的外侧可以诊测胃腑的病变,内侧可以诊查脾脏的病变。在上边的部位还附着有这些(组织器官的情况),右侧脉象的外边诊测的是肺脏的病变,内面诊测的是胸中的病变;左侧脉的外边可以诊测心脏的病变,内面可以诊测膻中的病变。脉的前面诊测的就是人身前面的病变,脉的后边测的就是人体后边的病变。从脉的上部再向上推寻,可以诊测胸部以至咽喉部的病变。从脉的下部再向下推寻,可以诊测少腹、腰部、大腿、膝关节、小腿、足部的病变。

【释义】对这一段的解释多有歧义:或解为尺脉,甚至形容为后世寸口脉法的雏形;或者认为这就是诊尺肤。实践中,如果讲"尺内,尺外"用尺肤分法,没办法搞得这么细。那么是寸口脉吗?也许是吧。但整个这段话都是以"尺"为中心展开的。所以只能给它一个名字,叫"尺脉法",这里面肯定还有问题。也许,这只是寸口脉法以尺部为基准的特殊表述形式,也只能如此解释了。不管怎么理解,这句话在中医脉诊中都有非常重要的意义。现在我们讲诊脉,跟这句话的关系很大。在《黄帝内经》望面色的部分,也有类似的规律。所以这句话重要的不是它在哪里诊查,而是它所表达的内在规律性的东西。即:这段文字中出现的内容涉及解剖定位。

从这段文字分析，脏腑与尺脉的对应关系是：以外为外，以后为外，以上为外；以内为内，以前为内，以下为内。

“尺内两傍则季胁也”，季胁在两傍又位于身体的侧前方，故曰“尺内两傍”。尺外以候肾，尺里以候腹，肾在后则为尺外，腹在前则为尺里，这里的“里”又是与前文的“尺内两傍”相对应的。

“中附上，左外以候肝，内以候膈；右外以候胃，内以候脾”。中附上，如果我们解为从这里再向上，是可以的，但有些生硬。关键是“附上”如何解释，我意如果解释为“附着”，即后边所提到的脏腑附着于这一段的脉象上，从语言上，这里就解释通了。剩下则是如何从含义上理顺脏腑关系。如果想到《伤寒论》中，命名寸口三部分别为尺中、关上、寸口。移到这里就好解了。“中附上”解为，在脉的中部所附着的脏腑，是在关上。“左外以候肝，内以候膈”。按膈在肝上，此处似不好解，但如果想到肝的形状是向里内收的包裹形状，而膈是个膜性结构，与膈相关的病症都是以胸前、食管、胃脘为中心展开，则也不难解释。“外以候胃，内以候脾”则显然是，胃在上在外，故从外候，脾在内，在胃之下，故从内候。

“上附上，右外以候肺，内以候胸中；左外以候心，内以候膻中”。如前所述，“上附上”，解释为脉的上部所附着的脏腑器官。“右外以候肺，内以候胸中”，显然是因为肺部在胸中的外边。“左外以候心，内以候膻中”，也是因为心的部位，在膻中的外侧。

“上竟上者，胸喉中事也”。“上竟上者”，是从上部再向上延伸。这里“竟”是极尽的意思。“胸喉中事”，则是指从胸中一直上行到咽喉。前边提到，有学生问另一个医生，人迎脉的变化能不能在寸口脉表现。那个医生的回答是“应该不能”，我则说“能”。能在何处，能就在这里。

“下竟下者，少腹腰股膝胫足中事也”。从尺脉的下部再向下延伸，可以诊查少腹腰股膝胫足的问题。难得的是，“少腹、腰、股、膝、胫、足”这种排列顺序也是完整的解剖顺序。

文中提出，这种诊脉法的分布区间是从尺脉开始，向上为“中附上”，再向上为“上附上”。我们说这是脉象的主体，也是三部脉的常态。不过文中在脉象的远心端又加上“上竟上者”，在脉象的近心端加上“下竟下者”。于是，将寸口三部脉，扩展为寸口五部脉了。

这一段文字语言通畅，语义清晰，词句完整，内涵明确。但却给后人诊脉带来了新的问题：脉诊真的可以做到这么细微吗？在一个脉位点，就可以分出“内、外”。在尺部从里到外可分为三层，分候“腹、季肋、肾”，这可以吗？就算理论上讲得通，实践中可行吗？我们用芤脉来进行分析，《脉经》很明确地说“浮大而软，按之中央空，两边实”。这就已经说明我们可以将脉从内到外分成三层来分析。当然也有人提出异议，说此段话说得是“两边有，中间无”，也就是以“寸尺浮、关脉沉”为“芤”脉立论。在《脉学正义》中就用沉以解“内”，浮以解“外”。则前文可释为“浮以候肺，沉以候胸中，浮以候心，沉以候膻中”。根据脏腑理论，心肺属脏应该是沉，显然这样解不对。如果以外为沉，以内为浮，则“外以候胃，内以候脾”又解不通了。清代张秉成《脉诊便读》则明确提出脉无内外之分。其文曰：“试观其‘推而外之，推而内之’，以及前后左右上下等候，而寸关尺每部不过一指之地，岂能如此辨别乎？”这句话的意思是：在《黄帝内经》诊脉法出现的，从脉（或手腕）的内侧向外侧推按，与从脉（或手腕）的外侧向内侧推按，以及观察脉象（脉搏点）的前后、左右、上下，之处变化的诊查方法。但是寸关尺三部，每一个部分只不过有一个指头那样大小的地方，又怎么能做到如此细致入微的辨别呢？他提出的是一个具有共性的问题，就是：脉诊的地方那么小，摸脉真的可以做到这么细致吗？回答是，可以的。这不过是功力问题、手感问题。

从现代医学的观点出发，诊寸口脉，查的就是桡动脉接近手腕浅出体表的部分。正常成年人，此处桡动脉直径应在3mm以上。前边讲过，正常人手指末端的灵敏度是0.5mm的距离。所以，人的触觉感知力够用的，只不过实际操作时由于皮肤及皮下组织的干扰，影响了诊查的准确度。所以，具体到临床中，一定要大量地练习。

第八章
寸口脉法

寸口脉法，就是在手腕部桡动脉浅出体表的部位进行诊脉。在《黄帝内经》时代，“寸口脉”仅仅是众多诊脉法中的一种，但寸口脉本身的特殊性，已经使它具有了不同的地位。并为最终演化出后世的“寸口三部九候”脉法做了准备。

《素问·五脏别论篇》

帝曰：气口何以独为五脏主？岐伯曰：胃者，水谷之海，六腑之大源也。五味入口，藏于胃以养五脏气，气口亦太阴也，是以五脏六腑之气味，皆出于胃，变见于气口。故五气入鼻，藏于心肺，心肺有病，而鼻为之不利也。

【语译】为何单独诊气口脉就可以查知五脏的状态？因为，胃是水谷精微聚集的地方，是六腑之气得以生化的本源。五味饮食进入胃后化生五谷精微充养五脏。气口也是手太阴肺经的穴位，(肺朝百脉，主一身之气)。所以五脏六腑的水谷精华之气，都来源于胃腑，而转化反映在气口脉上。所以，五气进入鼻腔以后，就收藏于心肺之中。如果心肺有病，那么鼻子也就会出现不舒服的感觉。

【释义】这一段，是《黄帝内经》里的文字，讲的是寸口脉的重要性。它与《难经》讲的又有不同。难经讲“寸口者，脉之大会，手太阴之脉动也……寸口者，五藏六府之所终始，故法取于寸口也。”《难经》中讲寸口脉的重要性，以“脉之大会，脉之始终”立论，“故法取于寸口也”，确立以寸口查十二经脉之变化，进而判断五脏六腑之变化。此处讲寸口是以“胃气”立论，“五脏六腑之气，皆出于胃，变见于气口”。提示寸口是诊胃气最重要的地方。前边我已经提到诊胃气是诊心脏的功能状态。结合现代西医，也以桡动脉为诊查心功能最重要的部位。扩大点说，人体的任何表浅的动脉搏动点都可以诊胃气，但以寸口脉最准确、最方便。

《黄帝内经》的这段话，前边部分，清晰明了大气，有大家之气魄。最后一句“故五气入鼻，藏于心肺，心肺有病，而鼻为之不利也”则为小言也。文中以“故”起，句意为本句与上句语意应该是连贯的，从开始之“五气入鼻”到收句于“鼻为之不利”，皆与脉无关，或为衍文，取信之语也。可见《黄帝内经》所出实非一人。

《素问·平人气象论篇》

欲知寸口太过与不及，寸口之脉中手短者，曰头痛。寸口脉中手长者，曰足胫痛。寸口脉中手促上击者，曰肩背痛。寸口脉沉而坚者，曰病在中。寸口脉浮而盛者，曰病在外。寸口脉沉而弱，曰寒热及疝瘕少腹痛。寸口脉沉而横，曰胁下有积，腹中有横积痛。寸口脉沉而喘，曰寒热。

【语译】如何才能知道，寸口脉来太过盛大与脉来无力各代表了什么样的病情变化？寸口脉摸着形态短的，就是头痛。寸口脉摸着形态偏长的，就是足胫部疼痛。寸口脉来急促且摸着具有明显的抬举感的，就是肩背痛。寸口脉位偏沉而且脉的力度坚实的，提示疾病的部位在身体的内部。寸口脉位偏浮而盛大，提示疾病在人体的外部。寸口脉位偏沉而且弱小，提示患者会出现恶寒发热的症状或者会有疝气、癥瘕、少腹痛这样的症状。寸口脉位偏沉并且有力，说明患者胁下有积滞，腹部中央有积块及疼痛。寸口脉位偏沉并且脉来不流畅，患者应该有恶寒发热的症状。

【释义】《黄帝内经》中的寸口脉不讲脉位，只讲脉感。不讲寸关尺，是混讲，说明当时寸口三关“寸、关、尺”还没有分出来。但在分析时，还是用寸关尺的概念，便于分析。从文中可以看到太过与不及是诊寸口脉的基本原则。“中手短者”的“短”是什么？短是寸或尺部不及方为短。此处言“短为头痛”，必是尺脉不及而寸脉独盛则头痛。“中手长者足胫痛”，脉长必是尺长，则见足胫痛。前边尺脉法有“下竟下者，少腹腰股膝胫足事也”与此相合。寸口脉摸上去有一种抬举感就是肩背痛。寸口脉沉而且坚实硬度大的，提示病在人体的内部。同理，寸口脉浮而脉形阔大的，提示病在人体的外部。这一处讲疾病的定位。这里讲的不是寸关尺上中下的定位，则是浮沉分表里的定位。“寸口脉沉而弱，寒热及疝瘕少腹痛”，按：沉而弱就应该是弱脉，但此处不言弱脉，显是因为此时还没有《脉经》那么完整而系统的脉学理论。其次如果是弱脉，弱脉是虚脉，疝瘕少腹痛显然有实寒，与弱脉的主病不同。所以此处脉沉而弱，纯粹是对脉的直观描述，“弱”只是相对其他的脉而言略有细小之意。“寸口脉沉而横”，这个“横”字有讲究。它不读二声，而读四声，是蛮横不讲理的“横”。如果读横竖的“横”则难解。读四声解为沉而有力。读二声则解为脉形弯弯曲曲，则显然不可解。从“横”

的字音解，读四声应是黄河流域的读音。在《濒湖脉诀》“沉而无力虚与气，沉而有力积并寒”，当与此意同。“寸口脉沉而喘，曰寒热”，纯是临床表现，感觉像是个麻黄汤或麻黄附子细辛汤症。

这个寸口，从命名法来讲就是一寸之口。也就是标准的手太阴肺脉之太渊脉动点。如果我们用后世的三部分法再分析：寸口之短，必是尺不足而寸有余，此即头痛所自在也。脉中手而长者，必是尺脉之长盛也，当为下焦湿热，故足胫为之痛。脉中手促而上击者，则是寸脉有冲击感则肩背痛。故曰：**此处不讲三部脉位，而三部脉位自在其中也**。

将本章节“寸口脉”的内容与前章“尺脉法”的内容互参，恰恰给我们解释了一个问题：为什么“寸口三部九候”脉法的三部分别被命名为寸、关、尺？所谓寸口，指得是：人手腕关节处，桡动脉浅出之地，因其长为1寸，故名“寸口”或“寸脉”。此段脉象，显露最明显，变化最明显的就是其靠近手掌的部分。故对其描述以靠近手掌部的部分（远心端）为基础展开的。所以说，寸口脉“中手短者，曰头痛”，“中手长者，曰足胫痛”。同样是这段动脉，因其够长，也可以将近心端为基点展开分析。如第七章“尺脉法”所展示的内容。以尺向中附上，再向上附上扩张。此时“寸脉法”与“尺脉法”出现大量重叠部分。妥协的结果是：将此处脉搏区靠近远心端的部分，命名为寸；靠近近心端的地方命名为尺；将寸与尺的交界点命名为关。这个“关”就是关口险隘的关。当然，这个关的意思是界线的意思，在脉上只是一条线，没有对应的区域。“关”的临床意义与相关区域是在后继的脉象演化中，一步步获得的。

第九章

四季平脉

在前文“三部九候脉法”曾提到“知常达变”的诊脉观点。那么什么是常脉？我们讲过“胃气脉”，而“胃气”只是常脉的重要组成部分之一。那么常脉是不是唯一的？常脉不是唯一的，是有一个变化区间的。当将常脉放在一年四季这个区间探讨时就成为“四时平脉”，《黄帝内经》的相关篇幅对此进行了系统地表述。

《素问·玉机真脏论篇》

春脉如弦，太过则令人善怒，忽忽眩冒而巅疾；其不及则令人胸痛引背，下则两胁胠满。

夏脉如钩，太过则令人身热而肤痛，为浸淫；其不及则令人烦心，上见咳唾，下为气泄。

秋脉如浮，太过则令人逆气而背痛，愠愠然；其不及则令人喘，呼吸少气而咳，上气见血，下闻病音。

冬脉如营，太过则令人解㑊，脊脉痛而少气不欲言；其不及则令人心悬如病饥，䏚中清，脊中痛，少腹满，小便变赤黄。

【语译】春天的脉搏就像是弦脉一样。如果脉弦而过分有力，就提示患者会容易发怒，头脑不清，头胀目眩，并且会有头顶上的不适感。如果脉弦而脉来无力，就会出现患者胸痛并牵连背部，病势向下发展则会出现两胁肋部位胀满。

夏天的脉就像钩脉的形状。如果出现钩脉而脉太过有力，则患者会出现身体发热而肌肤疼痛，并会出现皮肤生疮糜烂。如果钩脉而脉来无力，患者就会出现心烦，如果病情反映在人体的上部，就会出现咳嗽及咯吐痰涎的症状，如果病情反映在人体的下部，就会出现排气泄泻之症。

秋天的脉就像浮脉一样。如果脉来为浮脉且太过有力，则患者就会出现气逆及背痛的症状，并且情绪郁闷而不舒畅。如果脉来无力，病人就会气喘，气短咳嗽。在上边就会出现咯血症状。在下边则会听到痰鸣喘促的声音。

冬天的脉就像是营脉一样（内敛而有力）。如果脉来沉潜而又过分坚实，则病人会出现精神涣散无力，脊椎疼痛，并且气息不足，不想说话。如果脉来不够深沉且脉来无力，则病人会出现心胸空泛，就像总处于饥饿状态。眼中总像有眼泪，脊背的中间会疼痛，小腹部则会胀满，小便则会变得呈黄赤色。

【释义】《黄帝内经》中讲“四季平脉”非只此一处。前边在《素问·平人气象论篇》中讲胃气脉还有：“春胃微弦曰平”，“夏胃微钩曰平”，“秋胃微毛曰平”，“冬胃微石曰平”，分别是春弦、夏钩、秋毛、冬石。此处则言春弦、夏钩、秋浮、冬营，表达虽有小异，可谓大同。可见常说的“四时平脉”是古人非常重视的脉学内容，故需反复辩驳。文中每言“如”即类似于，“微”即略微有一点。提示：一般所说的“春弦”“夏洪”“秋毛”“冬沉”这种提法不太准确，只是相对而言。

这一段文字的特点是：先明四时的特点，然后讲四时脉的特点，最后讲脉变。

春气主升，阳气初升，主肝气，故曰如弦。太过即是弦甚至于弦而有力。见弦则为肝气郁结之象。弦而有力故有善怒眩冒。不及则是脉的力度不够。弦而无力则肝气升发不及而见胸痛引背、双胁胀满。

夏为长阳，主心气，故言如钩。“钩”字难解，一般意为洪，总觉不妥。再细想，“钩”就是钩，有“鱼钩、帘钩、吊钩”，而它们的共同特点是：头部圆阔饱满，尾部收束而长，正与“来盛去衰”相类，故知解“钩”为“洪”是对的。钩而太过则为脉浮洪有力，故曰身热肤痛。不及则为浮大无力，当是气血两虚、血虚为主之意。心血不足则见烦心，重则有咳唾、气泄。《濒湖脉诀》有言，“浮而有力多风热，无力而浮是血虚”与此类同。

秋令主收，阳气渐降，肺气主之，故仅言浮，浮是脉的位置，而少了力度的描述。太过为浮之太过，则逆气而背痛。寸口脉法中“寸口脉中手促上击者，曰肩背痛”与此同。即是脉当有一种抬举感。不及侧偏沉而无力了，故曰气喘，少气。

冬气主藏，阳气潜伏，肾气主时，故曰如营，又曰微石。太过则是沉潜太过，则有“解㑊，脊脉痛而少气不欲言”等症，为实寒及阳虚之象。不及则是潜敛不及，心肾不交则“心悬如病饥”。“䏚中清，脊中痛”则是肾阴虚之症状。“少腹满，小便变赤黄”，则是下焦湿郁化热之象，冬季见此则为逆。

如果我们从病机的角度看，这里出现一个因果逻辑方面的问题。文中通过反复出现的"则"将脉象的变化表述为症状变化的原因。显然脉的变化与症状的变化只是相关关系,而非因果关系。脉象与症状的变化,都只是病机在不同部位及不同层次的反映。但也正因为脉象更接近于"本"。所以在古人的表述中才出现了这样的问题。

本文"四季平脉"还有一个特点就是:言脉变,不言脉位。事实上,循环系统是一体的,是连贯的。"四季平脉"应该能反映于任何一个脉动点,故文中不言脉位。而这种不言脉位的表达方法,则为独取"寸口"脉,提供了可能性。

第十章
《黄帝内经》脉法的特点

《黄帝内经》脉法虽然源头不一，分类不同。但都建立于共同的理念之上——“有诸内必形诸外”；都依托于共同的组织结构——“动脉的浅出部分”，也都以传统的中国哲学为指导思想。必然形成相通的诊脉模式及诊脉技巧，这些知识也必然为后人所用。成为后人脉法的思想源头，并全面体现于“寸口三部九候”脉法之中。并使脉诊这一诊断方法，成为中医诊断学的重要组成部分。

一、明理为先，脉别阴阳

《素问·阴阳应象大论篇》

善诊者，察色按脉，先别阴阳；审清浊，而知部分；视喘息，听音声，而知所苦；观权衡规矩，而知病所主；按尺寸，观浮沉滑涩，而知病所生。以治无过，以诊则不失矣。

【语译】善于诊查疾病的医生，通过观察患者颜面的气色及诊按患者的脉象，首先就要对疾病的阴阳属性进行区别。通过观察面部气色清浊之间的变化，就可以知道疾病所在的部位。通过观察患者喘息的状态，以及听患者喘气的声音，就可以知道患者痛苦之所在。通过观察气血平和稳定与否，就可以知道疾病属于哪个系统。通过诊按患者的尺肤及寸口脉，观察这里浮沉滑涩的变化，就可以知道疾病产生的原因。用这样一种体系去治疗疾病就不会有错误，用来诊断就不会有过失了。

【释义】这里本句的起始在“先别阴阳”，落脚在“以治无过，以诊则不失矣”。也就是提出“阴阳是诊断与治疗的总纲”，不管是看面色、听声音、诊脉象都离不开这个总纲。它贯穿着疾病诊断与治疗的全过程。在《难经》中还要再次讲到这个观点。

望诊中，以清浊分阴阳：以清为阳，以浊为阴。根据病的气息与声音的变化，可以感受病人痛苦之所在，则是动静分阴阳。权衡规矩是讲气血变化，引申为生活习惯的变化，可以知道疾病是属一哪个系统（脏腑系统、经络系统）。按尺寸，此处解为尺肤寸口，在有些场合“尺寸”也是寸口脉的别名。浮滑为阳，沉涩为阴，通过对脉象的分析，可以知道疾病的性质与发病的机制。浮脉主表为阳，沉脉主里为阴；滑脉主气为阳，涩脉主血为阴。阴阳是脉的一个总纲，是对临床脉象的分类。而不是有一个具体的脉叫阴脉或阳脉。

二、内外相形，脏腑辨证

《素问·平人气象论篇》

平心脉来，累累如连珠，如循琅玕，曰心平。

平肺脉来，厌厌聂聂，如落榆荚，曰肺平。

平肝脉来，软弱招招，如揭长竿末梢，曰肝平。

平脾脉来，和柔相离，如鸡践地，曰脾平。

平肾脉来，喘喘累累如钩，按之而坚，曰肾平。

【语译】正常心脉来的时候，每一个脉搏搏动相互连接，就像很多珠子串在一起。就如同摸到玉石琅玕一样光滑。这就是正常心脉的样子。

正常肺脉来的时候，轻轻的漂浮，就像是榆钱一样轻飘。就是正常肺脉的样子。

正常肝脉来的时候，柔软而细长，如同摸着长竹竿的末梢一样软弱而有弹性。这就是正常肝脉的样子。

正常脾脉来的时候，从容和缓，至数分明，就像鸡足行走一样从容不迫，至数分明。这就是正常脾脉的样子。

正常肾脉来的时候，一下下连绵不绝，脉的起落又非常分明。用力按下则坚韧而不空。这就是正常肾脉的样子。

【释义】

平人气象论中用一小段内容描述了寸口脉的变化，大部分情况下都是只讲脉的变化，而不讲诊脉的位置。将这一段的内容与四季脉法及同篇中的真脏脉比较，都是以脉象的手感表述为主。可以认为这一部分内容不需要具体的脉位，相关内容可以在任何一个脉搏搏动点摸到。强调每个脏腑都有相对固定的脉象特征，而不追求每个脏腑固定的脉诊点。从实际操作中，也不需要一个固定的脉位诊查点，来判断具体脏腑的功能。如果将本段内容与脏腑脉象的内容相对比，似乎又可以将文中内容与一些固定的脉搏搏动点相联系。不管怎么样分析，都提示了脏腑辨证观念在脉诊分析中的重要地位。

从前边的论述看，五脏脉法，是从特定的诊脉点，来诊查脏腑功能的变化。十二经脉是以经脉理论为线索来联系脏腑辨证，三部九候也有相应的脏腑定位。这样就可以看出它们共同的基本思路是：脏腑与同名经络结构相连，功能相关；经络则是联结内部与体表的通路；从经络浅出体表部分的动脉搏动点的诊查，可以探知与同名经络相关的内在脏腑的生理与病理状态。而一些常见的中医辨证概念，如：肺肾阴虚、肝脾不和、胆火刑金等，都有明确而标准的脉象指征。于是，脏腑辨证不仅成了脉诊分析的出发点，也成为脉诊分析的目的地。这种观点也成为后世脉诊理论的重要组成部分，并最终凝结成“左手心肝肾，右手肺脾门”这样一个短句。所不同的是，在《黄帝内经》脉诊中每一个脏腑都有特定的诊脉点。在发展到后世“寸口三部九候脉法”时，才研究出能在一个动脉搏动点上，探知全身各个脏腑的功能状态的办法。而这也是现今脉诊的最高级及最终极的形态。

三、解剖定位，全息解脉

《素问·脉要精微论篇》

尺内两傍则季胁也，尺外以候肾，尺里以候腹。中附上，左外以候肝，内以候膈；右外以候胃，内以候脾。上附上，右外以候肺，内以候胸中；左外以候心，内以候膻中。前以候前，后以候后。上竟上者，胸喉中事也。下竟下者，少腹腰股膝胫足中事也。

【释义】“生物全息律”是近几十年才提出来的理论，但中医脉诊学，几千年前就已经知道了这样一些现象。二十多年前，研读张颖清先生的《全息生物诊疗学》。书中提出了几个医学上的例证，一个是方云鹏先生的“头皮针”，一个就是中医脉诊。当时我还有点不以为然。这是困于李时珍“脉特以诊五脏六腑之气，而非诊五脏六腑之形也”。后来随着知识与阅历的增长，慢慢意识到这种观点的重要意义。

按“生物全息律”的规定，人体相对独立的部分可以反映全身状态。那么本文的这一段文字几乎是全息论的直观的描述。那么，这个脉象是不是就是这样一个简单的人体缩影呢？是不是我们从这样一个小小的血管就能变见五脏六腑，变见十二经脉，三百六十络脉？我个人是难以接受的。如果这是可以的话，我们把人体的血管切成一寸一寸的小段，每一段画个小人，就可以遍查人体百病。显然这是个悖论。那我们怎么样去理解？

从现代全息的诊疗体系中，“方氏针灸”最坚定地举起了全息生物的大旗。方氏头皮针有头部的伏象、伏脏理论。手象针提出了手伏象、手伏脏，向下分有桡倒象、尺倒象，再向下分有第二掌骨诊疗全息穴。提示这种区分是以组织关系为核心，按层次发展演化的。在现代新针灸体系中有体环针、腕踝针等，都非常强调于关节周围取穴，所以关节周围是全息穴反应的强势区。从寸口脉来看，它有没有表现出独特的特点？当然，古人已经发现了这里的特点，一是动脉从里出浅，二是高骨为屏，表现出了独特之处。所以，我认为这里能够出现的全息象是因为：软组织与动脉血管共同组成一个完整的全息象。也就是说，当人体内部出现问题时，在腕周软组织区出现的一个相应的反映区。但这个改变是难以查知的。这时动脉搏动对周围挤压形成一个放大器，造成脉搏及血管壁的异常改变。所以，此处的全息象是此处动脉血管与周围组织共同形成的一个完整的体系，而不是将血管切成一段段就可以变出一个全息象。

让我们再仔细研读一下这段文字，可以看到它与后世的“寸口三部九候”脉法比还是有区别的。如果按“尺内两傍、中附上、上附上、上竟上、下竟下”进行分部。就不是分为三部，实是分为五部了。当然这样一分也就与“天、地、人”三才的分类挂不上钩了。还有就是“内外”概念，前边讲过，这是来源于解剖的包裹概念。这其实也是《黄帝内经》脉诊体系的特点：完全来源于实践，并对实践经验理论化的结果。

《素问·离合真邪论篇》

地以候地，天以候天，人以候人，调之中府，以定三部。

【释义】这句话的意思是：脉的地候以对应人的地部，脉的天候对应人的天部，脉的人候对应人的人部。这一段表述的是《黄帝内经》三部九候脉法，但它指导了后世三部九候脉的确立。这种语式也被后世所采用。再加上，三部九候之中，三部各有“天、地、人”，这已经是非常明显的生物全息理论式的描述了。从“生物全息论”的理论观点出发，我们可以认为此处的“上中下”三部共同构成了一个完整的全息元。同时，也是根据“生物全息律”的原理，我们可以知道，此三部触诊区，分别与其相对应的人体躯干特定部分，形成优势的诊疗价值。

四、其本脉象，入门有法

《素问·五脏生成篇》

夫脉之小大滑涩浮沉，可以指别。

【语译】脉象中的小与大这种形态之间的分别，滑与涩这种流动感之间的分别，浮与沉这种脉的位置之间的区别，可以用患者指端的感觉来区别。

《灵枢·邪气脏腑病形》

调其脉之缓、急、小、大、滑、涩，而病变定矣。

诸急者多寒，缓者多热；大者多气少血；小者血气皆少；滑者阳气盛，微有热；涩者多血少气，微有寒。

【语译】通过调查与分析脉象的缓急、大小、滑涩这几种不同的情况，就可以判断病情变化的特点。

出现急脉的病大多数是属于寒性的病，出现缓脉的大多数是属于热性的病，出现大脉的原因是因阳气盛而阴血不足，出现小脉的原因是阴血与阳气都不足。出现滑脉则是因为阳气偏盛并且略微有一点热。出现涩脉的原因则是因为血多气少，而又有一点寒。

【释义】从《素问》《灵枢》这两段经文本身来说，对"小大、滑涩"的表述是一致的。对"浮沉"与"缓急"这两对脉象则表现出不同的重视程度。从语言、语气中看来，这两段经文的作者都认为自己表达的内容，才是最根本的脉法。所以我个人认为这也是《黄帝内经》中的脉法"异出同源"的依据。值得注意的是，文中以"缓急"辨寒热，显然与后世之迟数辨寒热不同。同理，"缓急、滑涩"这几个脉象所包含的内容也与后世的观点不同。"大小"二脉的表述与后世之论相比，大象虽同，仍有小异。

前边讲过诊脉有入门法，在后世脉法中也有很多人提出了入门脉法。可以说前述的内容就是《黄帝内经》中的诊脉入门之法。《伤寒论》曰："弦紧浮沉滑涩，此六脉者名为残贼，能为诸脉作病"。崔嘉言《四言脉诀》浮沉迟数为纲。《神仙济世良方》中有葛真人论脉诀：只是"浮沉迟数虚实涩滑"八脉而已。这些也都是一些对入门法的表述。可见对于脉诊的入门法，旧时学脉者历来都非常重视。并且多有议论。

这些入门脉象不管研究者是如何选择，它们都有共同的特点。一是本于手感，容易上手。这些脉都是基本脉象，容易摸到，也容易说清楚。其他的脉象多由这些基本脉象，混合掺杂变化而成。二是恰中病机，容易分析。此处“急者多寒，缓者多热；大者多气少血；小者血气皆少；滑者阳气盛，微有热；涩者多血少气，微有寒”即是此类。这种利用脉对病机的分析，在《黄帝内经》中初步成形。后世讲“浮沉别表里”，“虚实定邪正”，“滑涩断气血”亦与此同。

五、知常达变，贵在察独

《素问·三部九候论篇》

察平：帝曰：以候奈何？岐伯曰：必先度其形之肥瘦，以调其气之虚实，实则泻之，虚则补之。必先去其血脉，而后调之，无问其病，以平为期。

察独：察九候，独小者病，独大者病，独疾者病，独迟者病，独热者病，独寒者病，独陷下者病。

察相应：三部九候皆相失者死；上下左右之脉**相应**如参舂者病甚；上下左右相失不可数者死。中部之候虽独调，与众脏相失者死；中部之候相减者死；目内陷者死。

【释义】三部九候是一个很重要的理念。这个理念直接转接到了“寸口的三部九候脉法”。而这种“察独、察平、察相应”的方法，也成为“寸口三部九候脉法”脉诊的基本原则。

我们讲脉决生死。是不是靠脉来判断患者的生死呢？当然这是对的。还有一个更重要的观点，以脉来决定我们的治疗方案，而治疗方案才决定了病人的生死存亡。在中医临床诊疗时有一个很重要的观点，就是“独处藏奸”，意指那些比较特殊的地方才是疾病发展变化的关键。这个“独处藏奸”一般指的是症状中不合理的地方。而脉诊“察独”与症状独处，密切相关。若“脉之独”与“症之独”能够相应的话，以此下药百不失一。

察平的意思是查验脉证是否平衡。在中医体系中诊断与治疗是一体的。所以察平与调平也是密切相关。经曰“必先去其血脉，而后调之，无问其病，以平为期”。这个“去”有疑问。对于这个“去”字，多有解释为“去除”的意思，意指：去除血脉中的淤滞。我意以为，“去”是“趣”之意，也就是诊查。意思是，一定要先诊查患者血脉强弱的变化，然后进行调理。不用问病人哪里不舒服，只要把血脉调理的均匀平衡就好了。这一方面暗合所有的诊查点都在动脉血管上,另一方面则提出了利用调节脉平衡的方法,来调节人体气血平衡治疗法则。

从察相应的角度出发,我们可以得到两种解释,一种是不同脉候本身的相应,这就是三部九候、上下左右相应与相失。在《黄帝内经》中还有一种说法是如“三人参春”,用标准的表达就是心律绝对不齐。而“上下左右的相失”则可认为是在不同的脉诊点,所查得的脉率的至数是不一样的,这种情况被现代医学命名为“短拙脉”。此二者,一主病、一主死,当是自然之理。一是脉与形体的相应,就是“度形之肥瘦”。在《黄帝内经》中没有明说,而在后世中则有明确的表达。如:瘦人多火,脉多浮洪;肥人多痰,脉多沉滑。声高气粗,形体状盛者,脉多洪大;声低气怯,形体瘦弱者,脉多细小。脉形相应则健,不相应则病。

《素问·离合真邪论篇》

审扪循三部九候之盛虚以调之,察其左右上下相失及相减者,审其病脏以期之。

【语译】仔细地使用触摸与推移这样的检查方法,判断三部九候脉之间强弱盛衰的关系,作为调护治疗的依据。审察九候(十八个诊脉点)之间左右及上下之间脉象不相称或是力度不及的地方(来判断疾病所在)。通过(诊脉的方法)判断疾病所在的脏腑,并对疾病的发展与演化作出预计。

【释义】在《黄帝内经》三部九候脉中,是在人身上中下的三部分区,左右共计用十八个点来诊查人体的病变。这样当人体出现病变时,这些诊查点就会出现各种不同的异常改变,从而为医者判断病情提供依据。这一段与前一段出于《黄帝内经》中的不同章节。从语义上来说是很明确,从内容上来说是对察独、察平的复述。值得注意的是,这里提出了“审、扪、循”这样的诊脉方法。可以认为,这也是后世寸口脉法中“举按循”诊脉技术的源头。

六、脉象分析,病机为要

《素问·脉要精微论篇》

长则气治,短则气病,数而烦心,大则病进,上盛则气高,下盛则气胀,代则气衰,细则气少,涩则心痛,浑浑革至如涌泉,病进而色弊;绵绵其去如弦绝,死。

【语译】脉来匀长说明气机通达,脉来形短说明气滞不畅。脉数提示体内有热邪,故心烦,脉来盛大,提示病情加重。脉形的上部(远心端)充实,说明气高而不得下降(肺气不降),脉形的下部(近心端)充实,说明气机不得通畅而腹部胀满(腹气不通)。代脉之来说明正气疲惫,细脉之来说明正气不足,涩脉之来则会出现心痛的症状。脉来快速而有力就像是泉水从地下涌出一样,说明病情日趋严重而患者的精神面色也会变差。脉来无力,脉去则像弓弦断裂一样,这是病人将要死亡的征象。

【释义】这几句话,语气连贯,一气呵成,它是一次完成的。这几句中"长则气治,短则气病,上盛则气高,下盛则气胀",语中"长短,上下"显然是对一个脉位的描述。并进而分析,才有了长短上下之别。这也说明这个脉诊点的长度够长。在人体中,也只有手腕的寸口脉,颈部的人迎脉等少数几个脉点,可以满足这个要求。结合下文中"上盛则气高,下盛则气胀",能够满足脉诊要求的也就只剩下"寸口脉"了。数为内热则有烦心,大是邪气实则为病进。涩则心痛,是整个脉都出现了不流畅的感觉,这就是心痛,实际上是真心痛,与后世的九种心痛不同。这一段文字中反复出现了"气"这个字。在语译中,将其或译为正气,或译为邪气,这只是后世为了方便表达的一种说法。从文字本身来说,正气邪气都只是一"气",只是得其位即名为正气,失其位则命为邪气。

文中描述的,"气治、气病、气高、气衰"等,显然已经与单纯的症状对应有区别了,而更多的是一种对病机的探索。提示脉诊的研究进入了另一个层次,也就是对病机的研究。这也是脉诊中"推而知之"的重要基础。

《素问·平人气象论篇》

脉盛滑坚者,曰病在外;脉小实而坚者,病在内。脉小弱以涩,谓之久病。脉滑浮而疾者,谓之新病。脉急者,曰疝瘕少腹痛。脉滑曰风。脉涩曰痹。缓而滑曰热中。盛而紧曰胀。

【语译】脉形阔大而有力的提示病从外来,脉形细小饱满有力提示病从内来。脉形细小无力且不流畅,是久病的特点。脉浮滑流畅而至速快的是新病的特点。脉的硬度大而坚韧的是疝瘕少腹痛的征象。如果脉象表现为流畅快速就是风的征象,脉来涩滞不流畅是痹证的表现。脉形缓大,脉来流畅是有热的表现。脉来盛大而脉热拘急的是胀满的征象。

【释义】这里"脉滑为风"是个问题。我们都知道《濒湖脉学》"滑脉为阳元气衰,痰生百病食生灾",这里对"滑脉"的认识,显然与"脉滑曰风"是不相容的。我认为，这个"滑"纯是对脉的流利度的简单描述，与后来的规范过的"滑脉"不同。古人可以这样思考：风的特点是什么？风的特点是自然流畅。那么，如果脉象的特点也表现为滑利流畅，这自然就是风证的表现。在《黄帝内经》中有大量关于脉的表述，都是类似的直观而略带随意。在以《脉经》为代表的后世脉书则力求对每一个脉象都有书面化与程式化的界定与规范。但也因为同样的原因，后世脉学研究中始终不能对脉象进行完全而彻底的规范。

这一节不仅仅将脉与病机相联系，而且将脉与病情的发现转化相联系，从而为后世的脉学研究带来更为广阔的空间。

《黄帝内经》中的脉法，只是脉学研究的一个开始。所有的这一切内容，都要在后世的"寸口三部九候脉法"中得到体现与升华。这样，我们的脉诊，才是一种完整的诊断体系。

第十一章 《难经》脉法

《难经》这本书的名字很有意思，它叫“难”，也就是“质难”的意思。一般认为，本书为扁鹊所著，他质难的对象就是《黄帝内经》。所以，《难经》的内容必然是对《黄帝内经》内容的丰富与发展。与论文集式的《黄帝内经》不同，《难经》中的中医理论系统而完整，应该是某一人，或某一学派所做。在《难经》体例明显地表达为从诊断到治疗的一条完整的链式结构。这让我们可以首先确认《难经》作者的医家身份。而全书之中诊断显然是大头，全书前二十“难”都是关于脉诊的内容。

我们说《黄帝内经》在脉诊发展形成中有非常重要的意义，这是因为《黄帝内经》是脉诊的草创期。此时期，尽管脉诊的研究资料非常丰富，但理论体系并不完整，且有不同的理论体系相互混杂。在《难经》时期，寸口脉诊法就已经成形，只是，还有一些细节与表述的问题。

一、独取寸口

《难经·第一难》

寸口者脉之大会，手太阴之动脉也。人一呼脉行三寸，一吸脉行三寸，呼吸定息，脉行六寸，平人一日一夜，凡一万三千五百息，脉行五十度，周于一身，漏水下百刻，荣行阳二十五度，行阴亦二十五度，为一周也，故五十度复会于寸口。故寸口者，五脏六腑之始终，生死吉凶，皆可决之也。

【语译】寸口这个地方是人体血脉最重要的交会之处，也是手太阴肺经上的动脉搏动点。正常人呼气一次，脉动可行走三寸；吸气一次，脉动可以行走三寸。将呼吸一次定为一息，则一息脉行六寸。正常人一个昼夜，共有一万三千五百息，此时脉动环绕周身五十次，刻漏则下行一百个刻度。其中荣血主令之时，行走二十五个环周；卫气主令之时，行走二十五个环周。经昼夜之后，脉行五十个环周，再次回到寸口之部。所以寸口脉，是五脏六腑气血运行的出发点及目的地，人生病后，向愈而吉或是向死而凶，皆可以用这里脉象的变化来判断。

【释义】这里讲的全是气血的运行，并将这种运行的出发点与目的地都归于寸口，以证明寸口脉的重要性，前提则是手太阴肺经在脉诊中的重要性。这是从肺主一身之气，通调荣卫气机的角度来阐述寸口脉的重要性。《素问·五藏别论篇》中的表述则略有不同，“胃者，水谷之海，六腑之大源也。五味入口，藏于胃以养五脏之气，气口亦太阴也。是以五脏六腑之气味，皆出于胃，变见于气口。”这里是从胃气的角度讲寸口脉的重要性。从这两段话可以见到，“独取寸口”这个认识不是一条直线发展过来的。而是从不同的侧面、不同的角度汇聚到这个点。这也从另一个方面提示，“独取寸口”是实践的必然，而不是后世所认为的：医生懒得去做周身遍诊法，而编出一个寸口脉法。有意思的是，现代医学的急诊在间接判断循环系统功能及人体整体状态时，选择的脉诊点，也是颈部的人迎脉与手腕的寸口脉。

理论上，取用寸口脉，与取用其他的诊脉方法是不矛盾的。有时诊寸口脉难以明确的问题，这时用其他的诊法，如用遍诊法，则可“决疑”，解决疑问。因为此时用遍诊法的目的性极强，所以诊得很快且有效。特别是在会诊时，更是一个明理的好办法。

二、有“关”无位

《难经·第二难》

尺寸者，脉之大要会也。从关至尺是尺内，阴之所居也。从关至鱼为寸内，阳之所治也。分寸为尺，分尺为寸。故阴得尺中一寸，阳得寸内九分，尺寸终始一寸九分，故曰尺寸也。

【语译】从尺到寸（尺寸）这个地方，是血脉重要的会聚之地。从关的位置到尺泽这个部位叫尺内，是人体阴气所会聚的地方。从关的位置到鱼际的地方叫做寸内，是人体阳气所会聚的地方。将寸内分为十份，将尺内分为十份。在尺内取十分之一，来做为诊查阴气的地方，在寸内取十分之九，做为诊查阳气的地方。这样，尺寸从头到尾一共是一寸九分，所以叫做尺寸。

【释义】这段文字明确了几个问题：一是寸口脉的总长度，是一寸九分。二是寸尺的来源。尺是从尺肤这个概念推衍出来的脉动区间。寸是从寸口脉这个概念推衍出来的脉动区间。三是寸关尺分别的特征。寸是靠近手掌，长为九分。尺是靠尺肤的脉动部分，长为一寸，关则居于尺寸之间。四是关的特征，只是阴阳分界线，没有具体的分部地界。

三、三部候气

《难经·第三难》

难曰：脉有三部，部有四经，手之太阴，阳明，足之太阳，少阴，为上下部，何也？然：手太阴、阳明，金也。足少阴、太阳，水也。金生水，水流下行而不能上，故在下部也。足厥阴、少阳，木也，生手太阳、少阴火，火炎上行而不能下，故在上部。手心主、少阳火，生足太阴、阳明土，土主中宫，故在中部也。此皆五行子母更相生养者也。

【语译】寸口脉分为三部，每部之中，又分别与四条经络相关。手太阴肺经与手阳明大肠经，对应于足太阳膀胱经及足少阴肾经，分别属于寸口三部中的上部与下部，这是为什么？回答是这样的：手太阴肺与手阳明大肠经，五行属性属于金。足少阴肾经及足太阳膀胱经五性属性属水。金能生水，水的特性是趋下而不能向上逆流，所以是在三部中的下部。足厥阴肝经及足少阳胆经是属木，（木能生火）所以可以生手太阳小肠经及手少阴心经（属于火），火的特性是炎上而不能趋下，所以它在三部的上部。手心主厥阴心包经及手少阳三焦经属于火，火能生土，则生足太阴脾、足阳明胃经之土，土主中宫，所以脾胃在三部之中部。这种排列，就是五行脏腑相生相长的道理。

【释义】此处以“手太阴、阳明，足太阳少阴”分上下部，则以手足经，分属寸、尺部。

足太阳、少阴为属水，归于下部为尺。把手太阳、少阴性属火归为上部为寸。足厥阴、少阳属木，为水所生，而又生火，列为尺寸之间定位为关。这样的排序就是左手心肝肾的排列。

手太阴、阳明属金，金生水，水下行，故金位于上位，手太阴、阳明为寸。足太阴、阳明属于土，土居中宫，则足太阴、阳明位于中位关。而以手心主、少阳火，为火生土，则归手心主、少阳火归尺。于是形成右手肺脾心主的格局。这里手心主、少阳火之所主成为问题，后世以命门火，置换手心主、少阳火，于是形成右手肺脾命的格局。

以表格表示为：

右手上部寸(大肠、肺)	中部关(胃、脾)	下部尺(三焦、包络)
左手上部寸(小肠、心)	中部关(肝、胆)	下部尺(膀胱、肾)

值得明确的是,《难经》本条,没有左右手之分,只有上中下部之别。其中肺与大肠、心与小肠为上部,肾与膀胱为下部,脾胃居中宫,这是文中明确提到的。肝胆居中部,三焦包络居下部则为后人依文中含义,推衍而出。回到首句,脉分上、中、下三部,每部有左手及右手之分,每部单手则有两经,则合双手每部共有四经。至于左手、右手各有固定的脏腑归属,则是后人对本文的进一步发展。

其次,是本文"手心主、少阳火,生足太阴、阳明土"明确指出,心小肠之火与心主三焦之火不同,从而为"相火"的提出作出了准备。

第三,本段通过"脉有三部,部有四经"明确提示,寸口脉分三部,归五脏六腑的提法是依托经络理论形成的。所谓的脏腑概念只是相对于同名经络的简称。而这种思维方法与《黄帝内经》脉法的五脏脉法、十二经脉法、三部九候脉法有着相似性。这种分经络脏腑辨证的方法,与《黄帝内经》尺脉法之解剖包裹概念的分类方法,显然不同。与"寸脉法"以病机为导向的归类方法也不同。这也提示了,以"经络脏腑气化,分寸口脉"与从"解剖理念,诊寸口法",这种方法论上的区别与争论,在寸口脉的诊断分析中历来有之。

从这里三部脉中脏腑定位关系与脏腑经络的阴阳五行属性密切相关,且以五行相生关系演化出五行六脉的基本形态。右寸金生左尺水;左尺水生左关木;左关木生左寸火;左寸为君火移行右尺为相火;右尺相火生右关土;右关土生右寸金。通过五脏五行相生完成了一个完整的生理运转流程。

四、三部分形

《难经·第三难》

三部者,寸关尺也。九候者,浮中沉也。上部法天,主胸以上至头之有疾也。中部法人,主膈以下至脐之有疾也。下部法地,主脐以下至足之有疾也。

【语译】三部这个名词的意思是,将寸口脉分为寸关尺三个部分。九候的意思是,在(寸关尺)三部中又各有浮、中、沉三种诊候的方法,(合到一起,共有九种诊候的方法)。两手的寸脉就是上部,反映的是天的规范,主管人身胸部以上以至于头部的各种疾病。两手的关脉,反映的是人的规范,主管人身膈以下至脐以上的疾患。两手的尺脉，反映的是地的规范，主管脐以下以至于足底的疾病。

【释义】这里明确地提出了寸口三部九候的诊脉方法。这种诊脉方法的理念，依托于"上中下，天地人"的概念，其来源与表述明显与"《黄帝内经》三部九候"脉法密切相关。其表达结构则表现出与解剖部位相关的特点。按本段的理论，寸关尺三部分类，各主人体的某一段部位。具体脉诊部位，则仅在手腕桡动脉1寸之地。这种认识方法与知识的逐渐推进，与人的常识是符合的。但就这样一个常识又形成了新的问题。

寸、关、尺三部按道理上是有其各自所主的解剖区域与组织器官。从理论上推，寸关尺三部，也应在寸口脉上各有各的部位。这样，关脉就应该在寸口动脉上有其相应的所属区间，而不仅仅只是一个分界线。但从"第二难"的分类看，则寸尺有地位，而关无地位，形成矛盾。这也提示出后世的寸口三部九候脉法，来源不止是一个源头。正是在从《黄帝内经》时代走向《难经》时代的过程中，寸口脉法中的三部九候诊脉法与五行脏腑经络诊脉法相互交融，才形成了后世寸口脉法的基本形态。这提示中医脉学的形成始终是一个不断积累，不断发展与成熟的过程。

按本段"三部分形"所表述的组织归类方法，则手心主心包经与手少阳三焦经皆循行上焦上肢，则自然应归于寸关尺三部之上部寸，而不应归于下部，这显然与前述"三部候气"的分布方法矛盾。提示，我们研究脉象始终是为临床治疗服务的。诊脉就是为了加深对疾病的分析与认识，所谓的"候气""分形"不过是运用不同的思维模式对诊脉结果的分析与解读。临床上，很难说谁对谁不对，只能根据具体问题判断哪一种方法更合适，更能有效地指导对患者的诊断与治疗。不过，从《难经》所开始的这个争论一直延续到了现代。后世产生了不同的寸关尺三部分类理念。以至于现代但论脉学，只是将几种寸关尺分类，简单罗列，让人顿生不知所云之感。

五、五脏诊法

在《黄帝内经》中就讲过"五脏脉法"，这是因为"五脏脉法"是脉位、脉形、分析、临床意义都有明确的规范与定义，是完整的自成体系的东西。而《难经》中的"五脏诊法"，只是对某些具体脉象的不同研判方法，故只能称为"诊法"。不过这也证明了脉法与脏腑理论的密切关系。

1. 呼吸定五脏

《难经·第四难》

呼出心肺,吸入肾肝,脾居呼吸之间。

【释义】这句话如此简单,简单到无需翻译,却又如此艰深到无从理解。最通常的解释是以正常人的呼吸来定脉的脏腑分类。以呼气时所诊得的脉象归属心肺,而以吸气时所诊得的脉象归于肝肾。其理论依据是:呼出为阳,吸入为阴。心肺居膈以上为阳,则“呼出心肺”。肝肾居膈下为阴,则“吸入肝肾”。脾则自然居呼吸之间。或有问曰:人的呼吸是毫不停顿的,到哪里去诊脾脉?则曰:脉五动则闰一太息,则为脾之候。按照《素问·平人气象论篇》的说法:“人一呼,脉再动;一吸脉,亦再动;呼吸定息脉五动。”也就是说,人呼吸一次脉搏应该跳动五次。其中,患者呼气时,诊查脉象所得的变化特征,是属于心与肺的变化。患者吸气时,诊查脉象所得的变化特征,是属于肝与肾的变化。呼气与吸气之间,呼吸停顿的那一瞬间脉动所出现的脉象变化属于脾。这种认识,理论上也能说通,实践中却难以实现。且不说一呼一吸间,脉象到底有多大变化。我大学时有个同学,身体极佳。每于吸气末则脉见停顿,以此解自是肝肾不足了。事实上,这种吸气末脉见停顿并不少见,且多见于身体健壮之人。按照这个理论,进一步推衍,有人提出:屏气静息的方法以判断脾的功能状态,就更难成立了。

师门所传,呼吸定五脏,是一动定五脏之意。这里首先要明确“脉有来去”这个概念。心脏搏动,心室收缩,鼓出的血液形成一个血球,向四周滚动。以医者施诊的手指为参照物,向手指方滚来的方向为来,远离手指的方向为去。则脉之来为出,“呼出”意指脉息的呼出,手感脉象如潮之蓬勃而起,主诊查心肺的功能状态。“吸入”则指为脉息的吸入,意指脉象回落如潮之去,主查肾肝的气机变化。脾则在来去之间,是来去的转换点,故主中宫。我们讲“洪脉,来盛去衰”,即有类似的表述内容。在脉象仪的部分讲到,通过现代仪器对脉象的分析证明了这种分析的合理性。并进而提出现在的所谓脉象仪诊脉法,应该是脉搏波诊脉法。

2. 手感定五脏

《难经·第四难》

浮大而散者,心也,浮短而涩者,肺也。沉而弦者肝也,沉而实者肾也。

脾在中土，不浮不沉。

【语译】如果脉来浮浅宽阔而又散漫不收，这就是心脉的特征。如果脉来浮浅而短且夹涩，就是肺脉的特征。脉来位置偏沉且呈弦脉，就是肝脉的特征。脉来位置偏沉且坚实有力，就是肾脉的特征。脾的位置在中央，既不太浅也不太深。

【释义】这里，五脏的判定与《黄帝内经》四时平脉有明显的相关性，但四时平脉着重点在于平脉常脉，此处的着力点则在病脉变脉。心肺俱浮是心肺脉的常规诊法，心肺脏位在上居阳位，故浮为心肺。浮大而散，是因为心属于火，火性炎上，火性发散，故心脉“浮大而散”。此处将心的功能与脉诊的方法相互关联，并构成完整的整体。短脉、涩脉皆有降敛不伸之意，肺属金，金曰从革，得秋天肃杀之气，故“浮短而涩者肺也”。肝肾俱沉，以肝肾位于人体的下焦，定性属阴。肝属木，木曰曲直，木性升发，古人有弦脉昭昭之言，说明弦脉脉形清晰而有生长之势，所以，“沉而弦者肝也”。沉脉现向回收敛，且坚实不空，水曰润下，故沉中仍有内收；肾象冬令，冬主收藏，故内实而不空，所以“沉而实者肾也”。“脾在中土不浮不沉”，仅仅是指脾的位置在中央之谓，故此处当有未尽之意。盖土爰稼穑，土生万物。故我意以为此言应是：脉来缓滑，不浮不沉者，脾也。所以，诊查脉的方法，辨别脉的理论，与阴阳五行、脏腑辨证完全是相通的。而其中起联通作用的关键则是阴阳五行理论。

3. 浮沉定五脏

《难经·第五难》

初持脉，如三菽之重，与皮毛相得者，肺部也。如六菽之重，与血脉相得者，心部也。如九菽之重，与肌肉相得者，脾部也。如十二菽之重，与筋平者，肝部也。按之至骨，举指来疾者，肾部也。故曰轻重也。

【语译】开始诊脉时，（医生将手指放于患者脉位之上）使用像三粒菽那么重的分量按压，此时的脉感在皮肤的这个层面上，这是主肺的部分。如果使用像六粒菽那么重的分量按压，此时的脉感在血脉之间的这个层面上，这是主心的部分。如果使用像九粒菽那么重的分量按压，此时的脉感在肌肉的这个层面上，这是主脾的部分。如果使用像十二粒菽那么重的分量按压，此时的脉感在筋之间的这个层面上，这是主肝的部分。如果将脉管按压到骨的部位，然后略微放松，此时脉来疾而清晰（这个疾，应该是脉来坚实有力的意思，类似于石），这是主肾的部分。所以可以用改变指下轻重的办法来判断五脏的病变。

【释义】这一段很容易理解，就是根据脉的浮沉关系来判断五脏病变，或说根据脉所在的位置判断疾病在五脏辨证体系的哪一个分类中。其位置的确定则又与肝心脾肺肾五脏的生理特性，与木火土金水五行特性相关。这一段的特点是：脉不只是分浮中沉三层，而是分为肺心脾肝肾五层，说明浮沉是一个相对概念，而不是绝对概念。

从本节可以看到，讲"五脏诊法"而阴阳五行自在其中，脉诊与中医基本理论密切相关。五脏脉法，五脏辨证，到最后对疾病的辨证论治其精神是完全一体的。古人说取法乎上者，得道乎中；取法乎中者，得道乎下。在我们研究脉诊时看到的不应当是脉诊本身，而应看到阴阳五行，脏腑辨证，看到气血津液辨证。这才应该是我们学习脉法的真正理由。并且这才是脉诊可以指导临床的真正原因。值得注意的是，这里的心肝脾肺肾五脏，绝不是解剖概念；而是，依托于解剖器官之上的系统概念，否则通篇都不可解。

六、脉分阴阳

《难经·第四难》

浮滑长阳也，沉短涩阴也。

【语译】浮脉、滑脉、长脉都属于阳脉，沉脉、短脉、涩脉都属于阴脉。

【释义】这几个字，按数学的语言，叫做公理。不需理解，只需背诵。不过要明确的是，浮滑长是阳的从属概念。同理，沉短涩是阴的从属概念。

《难经·第六难》

脉有阴盛阳虚，阳盛阴虚何也？然：浮之损小，按之实大者，为阴盛阳虚；沉之损小，浮之实大者，为阳盛阴虚，是阴阳虚实之意也

【语译】在诊脉时，出现阴盛阳虚及阳盛阴虚的原因是什么？诊脉时，如果浮取（轻取）脉来小而无力，沉取（重取）脉来大而有力，就是阴盛阳虚。同理，如果沉取脉来无力而小，浮取脉来有力而阔大，就是阳盛阴虚。这就是诊脉阴阳虚实的道理。

【释义】这句话的句读中，我多加了一个问号。因为当我读到此处立刻想到："寸大尺小算不算阳盛阴虚？尺大寸小，算不算阴盛阳虚？"如果将"第六难"中的两句话合到一起，就是以"损小脉为虚，以实大脉为盛"，这自

是没有问题。但“以浮为阳,以沉为阴”,则有问题。问题是出在语气上。前边讲阴阳与浮沉的关系是从属关系,但此处处理成了对等关系,于是就出现了一个逻辑混乱。所以,后世有人认为《难经》的作者是个医家,而不是大学问家,这是有道理的。

七、小 结

《难经》成书于《黄帝内经》之后,仅从脉诊看,它起着承前启后的作用。是它将寸口脉法发展成了一个独立诊断方法。并搭建了寸口脉法三部九候诊法及脏腑辨证的脉诊结构。也有未能完善之处,如我们已经看到的左右手的脏腑归位问题,脉法在具体分析疾病的使用问题,如何体现辨证论治的思想,脉象本身如何分析、如何主病问题,等等。但寸口脉的总体结构已经是完整的了。所以说《难经》时期,已经是寸口脉的成形与发展期了。

实践篇

第一章
解析脉总纲

在古代脉学著作中，很多医家多次提到纲要脉的问题。就是，如何将纷繁复杂的脉分为几个大类，从而做到易学、易懂、易用、易分析。前辈们在这里做了大量的工作，取得了很好的成绩。但由于中国古人特有的综合归纳与普遍联系的思维模式，造成了现代人与古人认识的隔阂。所以，用今天的观点看古人的脉论，总是糊糊涂涂地搅成一堆。其实，这本身就是古人的表述方式，对古人来说没什么不好，对现代的学习者来说就会出现困惑。所以，有必要用分析的观点对脉的要素进行进一步的分析。那么脉有哪些要素呢？

首先是位置。**浮沉主表里。**脉管是动脉血管，夹于表皮与骨膜之间。自然，脉管也会游走于骨膜与表皮之间。那么，我们将脉管在此二者之间的相对位置表示为浮沉。当脉的自然位置接近于皮肤时，我们就说：此时脉象表浅，表示为“浮脉”。同时，也认为此时与本脉相关的疾病的病势也比较表浅，于是形成了“浮脉主表病”的观点。当脉的自然位置接近于骨膜，我们就将这个脉位定为“沉脉”。同时，也发现与此脉相关的疾病的病势也比较深沉而居于里，于是形成了“沉脉主里病”的观点。简述为：“浮沉主表里”。

其次是速度。**速度知应激。**脉来速度是观察脉搏特征的最根本的概念之一，这个概念在《黄帝内经》中已经多次出现。我们姑且认为这个概念与西医的脉搏动数的概念相当。作为临床医生的常识，当患者上呼吸道感染，发热体温上升时，心跳加速、心率加快。同样，当人体代谢速度减慢，体温偏低时，心率也会减慢。这样就形成了一个直观的联系，脉率与机体代谢状态相关。身体代谢高则心率快，身体代谢低则心率慢。脉来的速度快命名为“数脉”，脉来的速度慢就叫“迟脉”。所以，一般而言则有“迟数知寒热”，但用之临床则未必是。《素问·平人气象论篇》所说：“人一呼脉再动，一吸脉变亦动，呼吸定息脉五动，命曰平人”。这与西医正常人心脏搏动60~90次/分钟为正常值相当。在大量的脉诊书都提到了这种观点。并以证明古人脉诊的合理性。但我有一个独特的观点是:速度就是速度。

边界知散敛。我们所按持的脉是动脉血管的一个部分。所以,脉就是一个能够产生弹性变形的圆柱体。这个圆柱体在外力挤压之后必然向两侧扩展。于是,手指按压时,脉管就出现两个边界。这个边界变化的自然形态,体现了动脉壁的弹性特征。从现代医学看,动脉壁的弹性变化与躯体老化程度、神经内分泌变化、血液成分分类有很大关系。中医则认为气为血帅,气能摄血,所以气机的变化与动脉壁的弹性变形相关。那么对动脉壁外观形态的描述可以反映气机敛血功能的好坏,进而探索人体气化功能的好坏。从手感的表述,可以用边界是否清晰来表达。边界清晰,是为气机有内敛之性。边界不清,是气机内敛无力,有外达之势。所以说"边界知散敛"。

古代讲脉者是统讲、混讲,但现代则不同了。我们前边讲了中西医理论的思维模式。现代人都是从小学数理化过来的,对自然与分析的思维有一种天生的亲和力。所以,讲脉必须从统合的立足点出发,用还原论的方法进行分析,才能有效地传达古人的认识。所以,在古人之书没有人提到边界的问题。"边界知散敛",其实边界本身就只有"散敛"这两种状态。边界指的是脉的形态,散敛则是指手指的感受。同时散敛也是气机状态在脉诊上的直观表达。在传统的脉学理论中,相关的脉只有"弦脉""濡脉"与"散脉"可以表达这样的概念。

宽度知进退。当我们将脉想象成一个圆柱体,脉象自然就有了宽度。人体的血管都属于软组织,它会在各种因素的刺激下产生变化。"寒则收引,热则缓纵",这种变化是由血管壁的张力与韧性决定的。像"大则气盛,小则气衰",这种血管直径的改变,则是由于心脏跳动的动能决定的。脉搏形态的大小粗细,显然也是与多因素相关的。若心脏动能足,血液充盛,则脉形阔大。若心脏动能不足,血液不足,血管壁内收,则脉形细小。所以古人说"大则病进",是指脉形阔大则正邪皆有余,是为邪正交争,故指为病进。所以说"宽度知进退"。

手感分气血。这里手感是约言,指的是手指对流动感的感触。那么,这种对流动感感触到的应该是血液流动感的状态。这种血液的流动感也就是气血的流动状态,在脉学上的表示就是"滑脉"与"涩脉"。滑是"如盘走珠",涩是"如雨粘沙",就是对血液流动感的直接表述。涩主血分是流动感不强,滑主气分是流动感较强。这就是"手感分气血"。

力度定虚实。力度就是有力无力。前边讲了,动脉壁的弹性与力度,可以用脉边界的状态来表述。那么,这里的力度就不是动脉壁的特性,而是动脉内血液对血管壁的压力了。也就是所谓脉搏本身的力量,这也间接代表了心脏搏动的力量。脉搏有力则心脏搏动有力,故为气实;脉搏无力则心脏搏动无力,故为气虚。《素问·通评虚实论篇》曰:邪气盛则实,精气夺则虚。虚实既定,则邪正可分也。从现代观点看,心脏跳动应当是从容和缓,力度得当。人体受到外邪刺激,在应激状态下首先出现心率加速,搏动有力,故有力多为邪实。但这个邪实不是真有一个叫邪气的东西跑到人体里边了,而是人对外邪的一种反应。所以这个虚实的立足点还是人体的正气。是为"力度定虚实"。

《庄子》有一篇寓言叫做"庖丁解牛",最后达到的境界叫做"目无全牛",诊脉也是这样。二十多年的实践下来,对脉象的各种名目,各种名称与说法,越来越不在意。所注意到的往往是脉象最基本的要素,以及对这些要素的分析。于是形成了自己独特的诊脉与分析脉的方法与理念。所幸的是古代前辈们所拥有的技术与知识,在我这种分析要素的理念指导下,依然是有效的。所以个人认为,我的这种技术是得古人思想之精髓,融会贯通而成的。也因为这个原因,我将这种诊脉技术命名为"解析脉法"。

第二章
解析脉纲

从手感的分类来说有距离感，对物体硬度弹性的感觉，对流动感的感觉。临证时一伸手，所有的感觉都有了，临证之时诊的是一种混合感觉，这也就是古代人诊脉解脉的特点。解析脉法则要将这些混合感觉单项拆解，分类阐述。从时间的角度讲，这就是因时而化，解析脉法是时代的产物。这种分类法不会是古人所拥有的技能。但是："明月也曾照古人"，我们与前人可以心心相印。可以借用古人的知识来表达现代的理念，这就是旧瓶装新酒。古人的知识，在这种现代的框架下却是有理并且有用的。也就是从这个角度，我提出了解析脉法。解析脉法中最重要的部分就是解析脉纲，它是以临床基本手感建立的脉象标准。为了证实本脉法与古人脉诊方法的继承性，也为了更清楚地看到解析脉法的特点。故以流传最广的《濒湖脉学》作例证，来阐述解析脉法的各种认识。

一、表里：浮沉分表里（脉位）

浮（位置浅，主表）

浮脉为阳表病居，迟风数热紧寒拘；浮而有力多风热，无力而浮是血虚。寸浮头痛眩生风，或有风痰聚在胸，关浮土衰兼木旺，尺浮溲便不流通。

沉（位置深，主里）

沉潜水蓄阴经病，数热迟寒滑有痰，无力而沉虚与气，沉而有力积并寒，寸沉痰郁水停胸，关沉中寒痛不通，尺沉浊遗并泻痢，肾虚腰及下元痛。

【浮沉脉解】

浮脉："浮脉为阳表病居"首先对浮脉进行定性，就是说浮脉主阳。"表"则有两个解释，一个解释是指脉的位置偏于表浅之位；另一个解释则与后边的"病"连带成为表病，提示浮脉所主的病也是表浅之病。"迟风数热紧寒拘"，则提示浮主要是指病邪的位置，对疾病性质的分类则依靠其他的脉诊项目。浮脉而又兼有迟缓之象主有风,风性主散则脉有舒缓散大之意。但按一般的脉书,以迟数脉分寒热,显然与“迟风”这样一个表述不符,从临床上来理解,只能将这个迟理解为相对的迟,是相对于数而言。常言道数脉主热,浮而兼数就是风热入侵,这个容易理解。“紧寒拘”,紧是脉的形态,寒是病的性质,拘是病人的体态。整个表现都是一个内敛不散的表现。所以说,紧、寒、拘这三个字是一体的。“浮而有力多风热,无力而浮是血虚”。浮则为表,有力邪实,但说风热则非。前边讲浮紧风寒,也必是有力之象。所以风热之浮,当必有散大之象才可。“无力而浮”为什么是血虚?精气夺则虚,虚有气虚、血虚,阴虚、阳虚。血虚属于阴虚的范畴,阴虚则阳亢,阳亢则气浮而升。则血虚有脉浮的表现也是理所当然,所异者,无力耳。

大概十多年以前,我在住院部管过一个病人。患者诊断为再生障碍性贫血,血红蛋白不足,需要反复定期输血。我也会定期对病人诊脉象、查血象。发现,每至患者状态较差必须输血时,就会表现出脉象虚浮而大。同时,病人也会有昏沉无力的感觉。输血后,则脉象沉而内敛,患者自觉神志清明。这样的例子见得多了,对“无力而浮是血虚”就会有更深一步的认识。大家多临床也都会看到很多类似的病例。

沉脉:“沉潜水蓄阴经病”,这里也是先对沉脉的定义作个说明。沉脉是潜伏身体内部的脉,提示诊沉脉应向内里(骨面)的位置寻找。从疾病的角度则提示沉脉往往与水饮病相关。从人体结构上讲,则沉脉多与阴经相关。所谓阴经不过就是少阴经、太阴经,此二经的功能也主要与调节水湿代谢有关。当然,这只不过是个大概的说法。“数热迟寒滑有痰”,此处说明,沉脉更多的是对脉位与病位的判断,对病性的判断则需要更多的信息。一般而言,数脉主热,沉数就是有里热。迟脉主寒,沉迟就是有里寒。滑脉主痰湿,沉滑就是内有痰积。这种解法是不是唯一的?当然不是。这只是诊脉的常态。但有时也会有异常出现的。“无力而沉虚与气,沉而有力积并寒”,这句话不可轻易读过。无力而沉,有虚与气这两种情况,虚是气虚,气是气滞。气虚好理解,气滞就不好理解。其实,气是一种动态的因素,所以“气宜鼓荡”,如果气滞,失于鼓荡自然出现沉而无力的脉象。《素问·平人气象论篇》“寸口脉沉而横,曰胁下有积,腹中有横积痛”,与“沉而有力积并寒”同义而异名,互为转注。此处当以“积”为主词,寒是寒积,痛因积生,横为积形。

【浮沉脉论】

“浮脉为阳表病居”,“沉潜水蓄阴经病”,这很明显就是讲部位。浮脉离表皮近，是居阳位，为表病之象。沉脉离骨骼近，居阴位，主里，为里病之象。我们讲浮沉主表里，以浮脉主表，沉脉主里，这是脉诊中的常态。浮脉者，气机升散之象也。既主外邪入侵，也是正气外达。故外感多见浮，且以浮为顺，此是正气鼓邪外出之意。风性飞扬，其性透达；故脉浮当用风药者，气宜鼓荡之意也，药用羌活、独活。沉脉者，气机内收之象也。病自内生，正气自固，蔽于病所，是为护场。则脉息内收，诊为沉脉。又有正气自虚，不能外达，而见脉沉。故脉沉治疗当从"通""化""补""托"入手。气宜通达，药用香附，气宜温补用黄芪。

临床中，有没其他的可能性？当然有。如：伤寒病，寒从外入，直入少阴，脉现沉紧，六经辨证定为太少两感，方用麻黄附子细辛汤，就是一个表证见里脉的例子。而前边讲到再生障碍性贫血，随病情加重而见到浮脉，就是里病见浮脉的例子。可见浮沉与表里不能画等号。浮沉指的是脉的位置，表里是疾病的性质。只有当疾病的发展趋势，与病邪的性质相一致时，才有"浮沉主表里"一说。那么，疾病的趋势从哪里来？从邪正交争来。理论上说，正邪相争，正胜邪则病势外出，脉当现浮。正不胜邪，邪日进，则脉现沉。

浮沉主表里，并不是有一个叫邪的东西，安安稳稳地待在人体的某一个位置，等我们来诊查。浮沉者，脉位是也。脉位者，病位之所象也。病位者，邪正交争之地也。邪正不争，则浮沉难现。在《史记·扁鹊仓公列传》扁鹊见蔡桓公：第一日，病在腠理，第二日病在肌肤……如外邪入侵，正能抗邪，防御邪毒与肌表之地，则见脉浮。若正气不足，不能抗邪于肌表，则正气退居于第二道防线，抗敌于经络。则脉不见沉，而见浮沉之间。若正气依然不足，则正气再退，内据于脏腑之间，则脉见沉。若这一过程于短时间发生，就叫：表邪直中。若这一过程渐渐发生，邪日进而正日衰，就是传变入里。但治疗大法，最终都离不了"托""透"之法。

浮沉，既不是病邪之地，也不是正气之所，而是邪正交争之地。其根本则是正气集聚之所。临床上常有一种病人会说：医生我虽然身体不好，但这几年几乎没有感冒过。我的回答多半是：你不是不感冒，而是不会感冒。所谓感冒，学名叫上呼吸道感染，很少有人很长时间都不得的。身体好的人，偶有头痛脑热、身体不适，多喝点水睡一觉，就没事了。在这类人身上，一见感冒必然有典型的浮脉。身体不好的人，倒是没什么症状，只是一连几个星期都周身没力、总想睡觉，这就是感冒了。这种人，身体正气不会聚而抗邪，自然也就不会有什么浮脉了。

从手感本身来说，浮沉不是绝对概念，而是相对概念。诊断之时的用力，也只是一个相对用力。而不是我们一定要用某一力量运于指端，如《难经》言“三菽”“六菽”之类。临床上常见的肥人的浮脉与瘦人的沉脉可能差不多。实际上，大多数情况下，我们搭手便得脉，重按脉亦存在。所以，浮沉一方面讲的是摸到脉的位置。如一病人，形体胖、动作慢、语言慢、下肢肿，诊其脉当推筋着骨始得之，处方用重剂附子、肉桂始效。此人之脉沉，常常有学生说她的脉摸不到。另一方面，浮沉又是脉象变之位。如浮取脉来无力，沉取脉来有力，则定为脉“沉”。

我的自记为：浮脉须知表里，表证得浮脉是邪正交争，里证得浮脉则为正虚。沉脉应知邪正，寒闭腠里，气郁脉闭，虽表证亦可见沉。

前人经验：

《脉理求真》：“浮脉”总不越有力无力，有神无神，以为区别。若使神力俱有，是为有余，或为火发，或为气壅，或为热越，可类推也。神力俱无，是为不足，或为精衰，或为气损，可因明也。岂可概指为表为热乎？

《脉理求真》：“沉脉”总不越有力无力，以为辨别。盖沉实有力，宜消宜攻。沉实无力，宜攻宜补。

《四诊抉微》：浮脉须知主里。

《四诊抉微》：脉沉需知主表。

小结：当我们说“浮沉分表里”时，浮沉脉的专属特性，也就是定病位了。这样，从浮沉脉本身来说，它们是不能定病性的。所以，要想明了疾病的病性病势，必然要对此时的脉象作进一步的界定与分析。于是，我们可以认为，浮沉就是脉象发生变化的位置。

二、寒热：迟数，速度辨寒热

迟（速度慢）

迟司脏病或多痰，沉痼癥瘕仔细看，有力而迟为冷痛，迟而无力定虚寒。

寸迟必是上焦寒，关迟主中寒痛不堪，尺迟肾虚腰脚重，溲便不禁疝牵丸。

数（速度快）

数脉为阳热可知，只将君相火来医，实宜凉泻虚温补，肺病秋深却畏之。

寸数咽喉口舌疮，吐红咳嗽肺生疡，当关胃火并肝火，尺数滋阴降火汤。

【迟数脉解】

迟脉:"迟司脏病或多痰",迟是脉来迟缓,是迟滞不达,迟缓不通的意思。脏病是在里的病,里病容易阻滞气机,则易见迟脉。痰的特点是黏滞不通,故也容易见迟脉。"沉痼癥瘕仔细看",痼疾与癥瘕之疾皆发于里,或为有形之疾,或为气聚之所成,自可阻滞气机。故沉迟之脉此类之疾为多。"有力而迟为冷痛,迟而无力定虚寒"。迟脉主寒是一般的看法,因寒主收引,可以阻滞气机,故无论有力无力皆定为寒。若脉来有力则定为邪实,故迟而有力之脉象,解为实寒,具体临床多表现有冷痛之象。无力脉为正虚,若并见迟脉则为虚寒之征。总而言之,迟脉是来去迟缓。脉迟之由,本之于气来之迟。气行之迟,或是气行受阻,或是气行无力,用现代语言,则是人体代谢功能低下。从这里,我们可以思考一个问题,迟脉主寒吗?如上可知,寒可引起气行受阻,痰也可以引起气行受阻,出现迟脉。寒痰可以引起迟脉,痰郁也可以引起迟脉,痰郁夹热也可以引起迟脉。所以迟脉不必皆是寒。也许我们可以说,迟脉多寒;那么可以说,寒邪多迟?也不可以,临床上,寒邪中人见到数脉也不少。最常见的就是,寒邪束表,多见急疾之脉象。

数脉:"数脉为阳热可知",一般认为数脉是由于心跳加速所致。这种观察也符合人的直观感受。外感病,发热、咽痛、体温升高,则心率必然加速。从这个角度看,数是气热有余,具有气机鼓动,往来迅速的特点,故主热。"只将君相火来医",人体内生之火无非相火及君火,所以会有这么一说。提示:在《濒湖脉学》中,数就专指热邪。"实宜凉泻虚温补"指的是当出现数脉时具体的治疗方案。同时,说明火也有虚火实火之区别,实火必是脉来有力,虚火则应脉至无力,总之都是数脉。治疗则是,实为邪实,则脉实当清其实邪,故宜凉泻;虚为正虚,脉虚则宜补其正虚,故应温补。这样,提出只根据数脉本身不能对病性进行确定。如前所说,风寒表症脉多见数,可知以数主热,显然也是大体之论。"肺病秋深却畏之"则是从预后的角度来考虑问题。按肺属金,四时平脉中,肺脉为毛。数脉主火,秋季见数脉,为火来克金,为逆。秋气渐凉,肺气宜敛,若见数脉,为内敛不及,故为逆。

【迟数脉论】

所谓以"迟数定寒热""数热迟寒"源起《脉经》,自《濒湖脉学》之后似成定论。但从现代临床上看并非如此。对于迟、数脉主病当在后文中专门讨论。此处仅讨论数脉与迟脉的定义问题。

数迟最是费周折,呼吸定息千古疑,仲圣一语破天机,须知此事须躬行。

按一般的观点，脉搏的迟数指的是脉的至数。以脉率60次/分钟以下为迟脉，90次/分钟以上为数脉。如此立论，则人身各处之脉，则当总一迟数，而无参差之象。但《濒湖脉诀》中，迟数总论之外，分寸关尺，又各分迟数。这种分法，与以脉率定迟数，显然是相互矛盾的。

在《素问》中：脉流薄急，人一吸脉三动，一呼脉三动而躁。到《脉经》中就变成了首鼠两端。一者为"数脉，来去促急"，一者为"一息六七至"。也就是说，《黄帝内经》中的"数"同时含有至数及手感两个要素。到了《脉经》就变成了或为手感，或为至数，两个要素但取其一。难怪叔和要说："心中了了，指下难明"。叔和既昧，后人就更是难明了。如《诊家枢要》："数，太过也，一息六至，过平脉两至也"，就纯以至数定"迟""数"二脉。《濒湖脉学》则学两家，既录《脉经》之"数脉，一息六至"，又录《黄帝内经》之"脉流薄急"。以致后世评"数"脉而自相矛盾。同样道理，迟脉的辨别也存在这个问题。《脉经》一曰"呼吸三至，去来极迟"，一曰"举之不足，按之尽牢"，而这两个定义是不相容的。《濒湖脉学》则尊《脉经》"呼吸三至，去来极迟"之意，但这又与其"寸迟""关迟""尺迟"之论相左。

如果，我们以至数为迟数的定义，则一身之动脉搏动，至数当一。因为，所有动脉搏动都与心跳同步。在《素问·三部九候论篇》"独疾者病，独迟者病"，就已经提出了脉搏的速度有可能不一致的概念。其实这也可以理解，因"《黄帝内经》三部九候"诊脉法是遍诊法。诊脉点与诊脉点之间的距离够远，如果其间有东西阻拦，这样不同的诊脉点中脉来有快慢之别，勉强可以解释。

在《金匮要略》胸痹篇曰："寸口脉沉而迟，关上小紧数，瓜蒌薤白白酒汤主之。"对于这一条，有人认为是有问题的，在一个脉位上，脉又有"迟"象又有"紧数"之象，显然是不合理的。而且有这个观点的人很多。所以先要看这个方脉是否有合理性。白酒是发散之品，又有走窜之性，气宜鼓荡，处理"寸口脉沉而迟"是合理的。关上小紧数，"紧"是拘急不散，用白酒以发散是合理的。数是内有郁热，痰热用瓜蒌也是合理的，薤白性温，化痰降气合于胸痹之主病。从方症脉相合的角度看，这个条文是完美的。但它提出整体的迟脉之中，关上脉略有小数，出现一脉之中迟数并见，则的确是个问题。那么我们只能认为以脉搏的至数理解"迟数"脉是不合理的。只有一个解法，这就是以"速度解迟数"。如此，则《黄帝内经》与《金匮要略》前后相应，透露出迟数是脉来速度这样一个更深一层的解释。故知：数迟者当有两层含义:一层是至数,众人所皆知者;一是速率,仲圣所透出者。

按迟数本为对待脉。数脉若不言至数,则迟脉也非至数也。则迟数所言者速度也。

如何理解“速度辨迟数”这样一个概念呢?我们首先要理解这样一个事实,脉搏的跳动并不是上下垂直跳动的。脉搏的始动力是心脏的搏动,心脏每收缩一次就会在主动脉上形成一个血球,这个血球沿着人体的动脉分支,一边鼓动一边前行。以人的感觉,当血球经过桡动脉时是滚过来的,也就是从寸口脉的尺部到寸部是有时间差的。我们想象一下,一部汽车从甲地到乙地,两地直线距离 60 公里,1 小时开到。这时这个车的时速是 60 公里 / 小时,但这只是个相对的匀速。如果条件同上,但两地之间有一个大坡,在缺少额外动力的情况下,该车依然是 1 小时到达,则在这个区间,汽车的运行必不是匀速。在上坡的一面车的运行速率会变小,在下坡的一面车的速率会变大。此时,车的时速仍然是 60 公里 / 小时不变,但具体速率则有时小于 60 公里 / 小时,有时大于 60 公里 / 小时。这就是一脉之中迟数并见的道理。所以速度辨寒热的基础是手感,只有这样一种感觉才有这样的解法。如果手感达不到这个层次,也就只能随大流,以速率定迟数。

如前所述,迟数并不一定非得主寒热,要想能够对疾病的性质进行分析,则要看其相兼脉。学习过现代医学就知道,心率大于 120 次 / 分钟,就是心衰,此时多有虚寒之证。又有风寒束表之证,也多有紧数之证。

我的自记为:迟数主病,当查兼脉。故滑数痰火,浮数风热,若有虚数无力,当用温补。浮迟表寒,沉迟里寒。迟兼滑大,风痰头痹,迟兼细小,真阳亏虚。也有实热之迟,举按有力,胸膈饱满,便闭溲赤,热壅阻络是也。

前人经验:

《素问·脉要精微论篇》:数则烦心。

《四诊诀微》:迟脉应知有热。

《四诊诀微》:数脉应知有寒。

《四圣心源》:然迟不尽寒,而数不尽热。

《四圣心源》:人之将死,脉迟者少,脉数者多。阳气绝根,浮空欲脱,故脉见疾数。

小结:迟数脉的定义与临床价值,表面上比较清楚明白,实际上纷争并不少。不过迟数脉本为对待脉,则都无疑义。从逻辑上说,数脉若不言至数,则迟脉也非至数也。所以,可以知道:迟数所言者,速度也。

三、敛散：弦濡，边界知敛散

弦（收敛不解之形）

弦应东方肝胆经，饮痰寒热疟缠身，浮沉迟数须分别，大小单双有重轻。寸弦头痛膈多痰，寒热癥瘕查左关，关右胃寒心腹痛，尺中阴疝脚拘挛。弦脉迢迢端直长，肝经木旺土应伤，怒气满胸常欲叫，翳蒙瞳子泪淋浪。

濡（为缓散不收之象）

濡为亡血阴虚病，髓海丹田暗已亏，汗雨夜来蒸入骨，血山崩倒湿侵脾。寸濡阳微自汗多，关濡其奈气虚何，尺伤精血虚寒甚，温补真阴可起疴。濡形浮细按须轻，水面浮绵力不禁，病后产中犹有药，平人若见是无根。

【弦濡脉解】

弦脉："弦应东方肝胆经"，东方属木，木曰曲直，其性生发。弦脉是主气的，而又有升发之象。故用东方以象之。从五行脏腑属性，肝胆属木，故以弦应之。从脉理上讲，这里用升发而不用升散，说明弦的升是有所制约的，故弦又主气郁。"饮痰寒热疟缠身"，痰饮与气郁可以互为因果。疟与寒热往来是相关词，疟是疾病，寒热往来是症状。浮沉迟数须分别，提出了一个问题，弦并不单独主病，总是与其他的脉形相兼主病。这样就可以分出，浮弦、沉弦、弦迟、弦数等不同的脉象，分主不同的疾病状态。"大小单双有重轻"，其理同前。前句说的是弦脉与其他的脉象相兼为病。此句则说弦脉自己的不同变化，大小指弦脉的体积，单双是手感，重轻指力度。虽有不同却都提出了弦不单独主病的理念。

"弦脉迢迢端直长"，此句可简化为"弦脉迢迢"，形容弦脉有制，而有从容不迫之象。"端直长"是衍文，没有实际的含义。从形态的角度讲，此句是会意之文，我们无法通过这几个字对弦脉的形态有一个形象的了解。"肝经木旺土应伤"，是说弦脉其性属木，在脏属肝。以木克土，则有木旺土伤之句。"怒气满胸"是指弦主气郁之象。"常欲叫"此三字之中，"欲"字用的最为传神。说明弦脉的怒气非是外达之怒，而是内郁之怒。"翳蒙瞳子泪淋浪"，此句显是从肝开窍于目推演而来。

濡脉："濡为亡血阴虚病"，此是濡脉的主病，当主阴虚之类疾病，"亡血"只是阴虚病中的一种。"髓海丹田暗已亏"，此句用俗语讲就是精元暗亏。从大概念上讲，与阴虚有相类同的地方。"汗雨夜来"是阴虚盗汗之象。"蒸入骨”,骨蒸潮热是阴虚发热的特点,“血山崩倒”则提示了女性崩漏,出现血虚阴虚最常见的原因。“湿侵脾”则是以湿为主的病理推论。有趣的是,血虚阴虚与“湿侵脾”这样的病机是对立的。濡很容易被理解为湿,湿性属阴,却不能用湿困等于阴虚这样的语句,因为它们从概念上不能兼容。所以要想找到这个脉真正的含义,需作认真分析。

“濡形浮细按须轻”,此句是言濡脉的形态“偏浮偏细”,如仅仅如此,则直言浮细脉即可,何必另立一濡脉?且此句仅可以解释濡脉是正虚无力,也可以认为是津液不足,故脉形偏窄,但无法解释阴虚湿困。“水面浮绵力不禁”,是对手感的描述,可以说是只可意会,不可言传。“病后产中犹有药,平人若见是无根”,则是指此脉以虚为本,“久病产后”得此脉是脉症相应,故为可治疗。“平人”得此脉,则是脉症不相应,故为无根之危象。从此处讲濡脉的解释具有内在的矛盾。但可以明确的是,濡是虚候。

【弦濡脉论】

边界知散敛,这是我提出来的。对于古人来说,是没有“脉有边界”这个概念的。因为中国古人首先没有立体几何的概念与描述法。其次,古人把脉象与诊脉理所当然地当作同一件事,不会也不需要对脉的形态进行结构上的描述。古代人只是把脉的形态讲出来,讲不明白就用举例,再说不明白就用比喻。当我意识到边界的问题时,就有意识地在传统脉象中寻找相类似的概念。最后,只找到了一对相对来说更接近于这种表述的脉象,这就是弦脉与濡脉。以弦为边界清晰,以濡为边界不清。

首先,从弦的形态看弦与边界的关系。《脉经》“弦脉举之无有,按之如弓弦状”,此处似乎是以浮沉论弦。但实际上,弦有收束之意,的确浮取少见,而沉取多见。而这与浮沉二脉则又关系不大,有意思的是对濡脉的表述又是“濡形浮细”,以濡之浮与弦之沉相对应。王叔和让我们去按弓弦则是他的独创了。弓弦的张力是很强的,首先解释不了“举之无有”,更没法理解“无力而弦虚于气”。所以后来的人又把它弱化为如按琴弦,如果真的去按一按古琴之弦,感觉是什么样的?我自己的第一感觉就是,其势割手。所以真正的“如按琴弦”,当是真脏脉之弦,而非一般的弦脉。可知“如按琴弦”还是一种指代,它所形容的感觉还是充实紧束,边界清晰。如果,从“端直以长”入手论弦脉,这种感觉肯定也会是边界清晰。

其次,从机制的角度看弦能不能与边界的概念相合。弦主寒热往来,主气郁。寒主收引,热则发散,寒热往来则脉象必然是内中有力而不能透达之象，这种脉的边界一定是很清晰的。气郁从脉的感觉来说，既是收敛之象，也是收敛之形，而收敛则必然牵连到边界的概念。同理，弦又主寒，因寒也有内敛之象。弦又主痛，则此痛应非“红肿热痛”之痛，而是郁结不散之痛，是气郁之痛。

有人说：弦是边界清晰，但紧脉也是边界清晰，这怎么理解？我可以说弦是边界清晰，也可以说边界清晰是弦，这两个词是互文，其内在含义是一致的。也可以说紧是边界清晰，但不能说边界清晰是紧，因为紧还有更进一步的要素，在后文谈。

在临床上，有时我会对病人说：你的脾气不好，心里面有气却发不出来，总是跟自己憋气，自己跟自己过不去。病人就会很奇怪，问：医生你是不是算命的，怎么这种事都知道。这就是诊到了弦脉。很多人说：诊得弦脉就提示患者情绪不佳，主近来生气，这是不准确的。弦脉有收束之意，所以不只是心中有气。诊得弦脉是心中有气发不出来，是生闷气。

从**濡脉**的“体象诗”来看，讲的大都是濡脉在病机方面的分析，对濡脉的形态没有太多的表述。而“濡形浮细”同濡脉的病机，显然不能达到一种统一。在《黄帝内经》中有耎脉而无软、濡之脉。在《素问·平人气象论篇》有“藏真濡于脾”之语，此可谓濡脉之发源。《脉经》中则言，“软脉，极细而软”；又言“软，一作濡，曰濡者，如帛衣在水中，轻手相得”。所以后世也有人认为濡就是软脉，脉搏压之柔软。张山雷《脉学正义》则认为耎变为濡，实为汉人作隶，耎、需二字混淆难别之故。仅言“耎”或“需”是无法解释濡有三点水旁的。所以一定应该有更为专属的解释。

我个人认为对濡的解释则依《千金翼》“按之无有，举之有余，或帛衣在水中，轻手与肌肉相得而软，名曰濡”。这段话首先说出明濡脉有“软”的特点。其次，继承《脉经》如“帛衣在水中”的观点，提出濡脉的另一个重要特点就是“浸淫”。所谓“浸”者，“泡在水里，被水渗入”之意；至于“淫”，徐锴注《说文》：“随其脉理而浸渍也”。所以，中医理论有“湿性浸淫”的说法。濡脉主湿，可以解释“水面浮绵力不禁”。而“浸淫”在形态学上的特点，指的则是边界不清。

从中医病机的理论上讲，湿困与阴虚是矛盾的。初学脉之时，我曾长期对“浮濡阴虚”不理解，老师只是让我记住。记住了，临床实践得到证实，但从理念上依然是迷惑的。首先，按“濡形浮细”讲，濡本身就是浮了，再来个“浮濡”显然是多余的。现在知道了，浮并不是“濡脉”的必要条件。其次，濡是湿邪，从“濡”字有三点水就可以知道了，怎么又可以是阴虚？明理后才知道这是“着相”之念。“濡”字是从形象而言，“濡脉”则是对手感的直观描述。古代人用宣纸作画。蘸焦墨用枯笔画一条线，墨迹与纸之间具有明显的界线。蘸淡墨用润笔画一条线，则墨迹与纸张之间的分界不清，颜色与纸张之间有一个渐变过程，这就是“濡”的本义，当然这也是“浸淫”的本义。这也就是濡为什么有三点水的原因。内湿之人，湿性浸淫，湿性流溢，故边界不清。阴虚之人，阳气相对有余失于内敛，阳气有外散之势。在脉上就会有外散之形，于是，边界不清就会出现濡脉。

那么，如何理解“濡”与“软”的关系？濡就是软，软就是濡，软是从力度言，濡是从边界言。但濡比软更准确，更形象。一般而言，软就是没力，所以很容易与无力之虚搞混。濡为边界不清，是因为脉管与手指之间还隔有皮下软组织及皮肤。如果动脉壁的弹性力度很好，就可以很清楚地摸到脉的边缘，这就是弦。如果动脉壁的弹性弱、力度软，通过皮肤的屏蔽作用，必然出现脉形边界不清的感触。

综上可知：从形态讲，弦是边界清晰，濡是边界不清。从病机上讲，弦为气郁，濡为气散。

前人经验：

《素问·宣明五气篇》：肝脉弦。

《素问·玉机真脏论篇》：春脉者，肝也，东方木也，万物之所以始生也，故气来，软弱轻虚而滑，端直以长，故曰弦，反此者病。

《诊家枢要》：弦脉按之不移，举之应手，端直如弓弦。

《脉学辑要》：徐忠可曰：有一手两条脉，亦曰双弦，此乃元气不壮之人，往往多见此脉，亦属虚。愚既以温补中气，兼化痰，应手而愈。

小结：弦脉是气郁之象，郁则有内敛之意。濡是脉气失敛，而有外达之意。故二者的区别是，脉的边界是否清晰。

四、气血：滑涩，手感查气血

滑是往来流利

滑脉为阳元气衰，痰生百病食生灾，上为吐逆下蓄血，女脉调时定有胎。
寸滑膈痰生呕吐，吞酸舌强或咳嗽，关滑宿食肝脾热，渴痢癫淋看尺部。

涩是滞行不畅

涩缘血少或伤精，反胃亡阳汗雨淋，寒湿入营为血痹，女人非孕即无经。

寸涩心虚痛对胸，胃虚胁胀查关中，尺涩精血俱伤候，肠结溲淋或下红。

【滑涩脉解】

滑脉："滑脉为阳元气衰"，前四个字，首先给滑脉的阴阳属性进行了界定——"阳"。显然，这是从滑脉往来流利出发来讲的。"元气衰"则讲的是形成滑脉的机制。从现代的观点来看，血液的黏稠度是有一个稳态的区间，如果黏稠度少于正常的额定值，血液的流动性加大，这时就会形成滑脉。这种情况一般而言就是气虚湿困。"痰生百病食生灾"，痰为湿之聚，湿困进一步发展就是痰证。而痰证的特点是变化多端，而又位置多变。从临床之见有有形之痰、有无形之痰，又可位于上、中、下三焦，在血、在气、在脏、在腑，各个不同。"食生灾"说明，饮食不当也会出现滑脉。滑脉的特点是往来流利，说明正气不虚，这也是滑脉为阳的依据之一。从脉象变化的机制看，滑脉是邪在而正气不虚。因此，是邪正相争引起滑脉。"上为吐逆"则是典型的邪正相争，正气迫邪外出的结果。"下蓄血"是指体内郁积，流速缓慢之血，而非跌扑损伤之瘀血。其性属阴而似湿，故也可见滑脉。"女脉调时定有胎"，其中的关键点是"调"，说明这个脉有滑动之形，而无鼓荡之势。如果我们看一下，滑脉主病，都有运动、活动的意思。这种动不是邪在动，是气在动，气在推邪。所以师门传授，滑是排斥反应。胎孕对母体来说本身就是异物。母体对胎孕的反应，既是滋养的，又是排斥的。所以胎孕之滑以"调"字为核心，滑过则是排斥太过，则有滑胎之虞，又有吐逆频频之机。不及为涩，又有难养之艰。故曰"滑脉为阳元气衰，痰生百病食生灾"。"上为吐逆"者，痰阻中焦是也。"下蓄血"则是离经之血，当化而排之。滑主胎孕，则是气血流动加速之故。

涩脉：我们看涩字也有三点水为偏旁。说明涩字与水有很大关系，涩是水不够，也是濡养不够。"涩缘血少或伤精"，这个"缘"字很明显地表明，涩的成因是血少，或精不足。这样的结果就是，脉的流动感不够。"反胃亡阳汗雨淋"这一句是混合讲的，涩脉是津液不足，故很少多汗。"反胃"则提示水从上出。"亡阳"则气不敛津，进而汗出如雨，导致津亏而见涩脉。"汗雨淋"，一方面，涩为津亏本不当有大汗，今有大汗。一方面，指涩为结果，即大汗之后津亏液少而出现涩脉。另一方面则指原因，因涩脉亡阳而出现大汗。"寒湿入营为血痹"，以气血而分，滑脉主动、主气，涩脉主血、主静。寒湿之邪深入血分，痹阻脉络，出现涩脉，这里也是从病机的角度以论脉。“女人非孕即无经”，女人身孕，血养胞胎，自身血运不足，故外现血虚，身失所养，其脉方可见到涩脉。另，女人若有血虚血瘀之证可见涩脉，而此类证则往往可见闭经。从此节即可看出，一般所流传的以“滑为孕脉”的观点是有问题的。临床上，固然很多女性怀孕即可见滑脉，但怀孕见涩脉的机会也不少。所以，临床诊断每发现一个特征脉，一定要仔细判断它形成的原因，而不可轻下结论。

【滑涩脉论】

从“滑”“涩”这两种脉的命名看，它们很显然都是手感，又都有很明确的成因。那么，如何认识？这是我思考了很长时间的问题。最后，提出滑涩是脉搏往来的流利度，这种流利度的变化与血液与血管壁相互作用有关，因而又与血液的黏稠度相关。血液是种悬浊液，血液的流动性又与血液中有形成分与无形成分的比例相关。如何才能判断血液的流动感？当我们给血管壁一个压力，造成血管壁局部的变形。从心脏出来的血球就会从管壁内部冲击这个突起。如果血液的流动性好，这个血球就会直接快速冲过这个突起，我们指下就会感受到一个血球快速通过，这就是滑脉。如果，血液的流动性不好，当血球快速冲击指压形成的突起时，就会在突起部形成很多旋涡。这些小旋涡快速通过突起部，就会出现吸附力。当众多小旋涡快速通过指下时，血管壁就会出现细小震颤，这就是涩脉形成的机制。

我们知道，用诊脉来判断气血，滑脉主气，涩脉主血。如果硬要从血液来分，则以血中的有形成分为血中之血，血液中的无形成分为血中之气。在“文革”期间，活血化瘀研究中，提出黄芪可以活血，有活血化瘀作用。这个观点明显是有问题的，黄芪主气，提气补气，入血中有改善血黏度的作用。但从传统中医看，亦是其提气作用的体现，与活血化瘀没太大关系。

在脉诊学习中，“滑脉”与“涩脉”的学习是一个重要的节点。此二脉的学习，一方面对医者手感的练习有重要价值。另一方面，对滑涩脉的分析与判断，则对疾病的病因病机的认识，具有重要意义。所以，在后文专门论述。

前人经验：

《诊家正眼》：滑之为义，往来流利而不涩滞也。阴气有余，故脉来流利如水。又考叔和云：“与数相似”，则滑必兼数；而李时珍以滑为阴气有余，是何其不相合耶！

《诊家正眼》：盖涩脉往来迟难，有类乎止，而实非止也。如怀子而得涩脉，则血不足以养胎。

《四言举要》：滑脉主痰，或伤于食，下为蓄血，上为吐逆。

《四言举要》：涩脉少血，或中毒湿，反胃结肠，自汗厥逆。

小结：滑脉是临床中最常见到的脉象，它既可以主有余之湿，又可以主不足之虚。故曰：滑是有余，湿是有余，肿瘤是有余，胎孕是有余，故皆曰滑。涩脉多是不足之象，然有绝对不足与相对不足之辨。涩就是不畅，既是血不畅，也是气不畅。故气血不足可见涩脉，气盛血少也可见涩脉。

五、虚实：有力、无力，力度断虚实

虚是正气不足

脉虚身热为伤暑，自汗怔忡惊悸多，发热阴虚须早治，养营益气莫蹉跎。

血不荣心寸口虚，关中腹胀食难舒，骨蒸痿痹伤精血，却在神门两部居。

实是邪气有余

浮沉皆得大而长，应指无虚愊愊强，热蕴三焦成壮火，通肠发汗始安康。

实脉为阳火郁成，发狂谵语吐频频，或为阳毒或伤食。大便不通或气疼。

寸实应知面热风，咽疼舌强气填胸，当关脾热中宫满，尺实腰肠痛不通。

【虚实脉解】

虚脉："脉虚身热为伤暑"，是说如果诊得虚脉的同时，患者又有发热，则多为伤暑所致。虚脉所主的症状，有"自汗（气虚自汗）、怔忡、惊悸"等症状。此处也可解为暑热所伤，因暑为火邪，与心相关，故暑先伤心。汗为心液，怔忡、惊悸则是心主神明在病理上的反应。"发热"是症状，"阴虚"是证候，"养营益气"是治则。这四句从内涵上是统一的，从症状看，虚脉不仅仅是气虚之脉，又有心血不足之怔忡、惊悸，有发热阴虚。然这个对虚脉的定义决不仅仅是"无力"二字。从病机症状推脉形，可知这个"虚"脉的特征应该用"浮大而空"来解释。但对虚实的定义，在《黄帝内经》中却早规定："虚是正气之不足，实是邪气之有余。"理论上，脉象、证候应该是统一的。虚为"浮大而空"这种认识，显然与"虚"为正气不足的理念不合。

实脉："浮沉皆得大而长"，首先是讲到了实脉的位置，这就是"浮沉皆得"。这里的问题就是，浮沉是不是"相需"概念？用通俗的语言就是：实脉是应该在浮取与沉取时，同时出现长大之脉才能叫"实"？还是，不论浮沉之位，只要有长大即为实脉？从李濒湖的文义分析，他认为，浮沉皆应"大而长”方为实脉。我个人则认为不论浮沉，气有余即是实脉。“应指无虚幅幅强”，则是说实脉是应指有力之象。“热蕴三焦成壮火”，这可以说是《濒湖脉学》实脉的总纲，即李时珍认为出现实脉的基本病机是“热蕴三焦”，这显然与《黄帝内经》“邪实”的概念有较大的区别。“通肠发汗”，则是治疗“热蕴三焦”总的治疗原则。有了治则方药自显，“凉膈散”随之而出。

【虚实脉论】

前文可以看到，从《濒湖脉学》本身来看，对虚脉与实脉的描述是统一的。以病机言，虚是暑伤气阴，实是热蕴三焦；以脉象言虚是浮大无力，实是浮沉皆实；以治则言，虚当养营益气，实当通肠发汗。但如从细节上讨论，实脉的特点是“大而长”。以寸关尺再分虚实，则寸脉尺脉可以用“长”来形容，而“关”脉又如果可以用“长”来形容？且如果，实有“长”形，难道虚就有“短”相吗？显然，此处是难以讲通的。且这样一个定义，与《黄帝内经》对虚脉及实脉的定义是不符的。

对于李时珍的观点，陈修园是明显表示反对的，并依《黄帝内经》的精神，重新给实脉与虚脉下了另一个定义。《时方妙用》“虚主虚，不实也，应指无力，浮中沉三候具有之”；“实主实，不虚也，应指有力，浮中沉三候俱有之”。陈氏的这个定义一下点到了问题的关键：“虚脉就是无力之脉”，“实脉就是有力之脉”。陈氏还对《黄帝内经》的观点做了进一步的发挥，提出“正气之实”与“邪气之实”的问题。将脉诊的手感与病机进行了切分，真正地从脉象的角度完成了对“虚脉”与“实脉”的定义。我个人认为，可以将李濒湖对虚脉实脉的定义，命之为虚实脉象的**狭义定义**。而将陈修园对虚脉实脉的定义，命之为虚实脉象的**广义定义**。虚实脉象的广义定义，才符合我们解析脉法的需要。从临床上看，虚脉应指无力，可见“浮中沉”之任一部。此时邪气盛吗？当然邪气不盛。正气足吗？当然正气也不足。于是，可以知道虚脉是正虚邪弱之象，我们可以根据对脉象的进一步分析来判断病邪的性质。这种脉象多见于久病之体。同理，实脉应指有力，也可见于“浮中沉”之任一部。此时邪气盛吗？当然邪气旺盛。正气足吗？当然正气充足。于是，正邪交争，所争之地，即实脉现形之位。可以知道实脉是正充邪旺之象，我们也可以根据对脉象的进一步分析，来判断病邪的性质。如新病之人，多见实象。最常见的即是外感病早期，全身症状明显之患者，多见有力之实脉。

对脉的力度的诊查，贯穿于诊脉的每一个阶段与每一个步骤。但古人没有将这个因素单独提出来，这就是狭义与广义的“虚实”脉象定义，同时存在的原因。当然,这也是古人以系统与整合的思维来处理问题所带来的必然结果。时间走到21世纪,我只能用分析的方法来处理整合的问题。所以,当一个完整的脉象被拆分时,力度自然成为一个非常重要的要素被提出来。还按前边的方法,先从二十八脉中找到最能体现这种思维的脉象。然后再根据脉的来源及解析,判断它们是否相符,是否可以借用。当然,我最后找到的是虚脉与实脉,这个虚脉与实脉却指的是虚实脉的本义,也就是《黄帝内经》定义,经过陈修园的处理成为广义的"虚脉与实脉"。不同于前人的是,以李时珍为代表的古人讲"虚实"脉象,是一个特定的脉象,而此处说的"虚实"只是脉的一个要素。以"虚言力度不足,实言力之有余"。这样转换的结果是:在丝毫不影响我们的进行脉象分析时,自如地使用前人总结的各种知识。

《素问·通评虚实论篇》:"邪气盛则实,精气夺则虚。实则脉而有力,虚则脉虚而无力。气虚者,肺虚也,非其时则生,当其时则死。余脏皆如此。"从前边的举例可以看出:实脉依其相兼脉的不同,分别为风、痰实、冷痛、实热等,列举的都是实证。虚脉依其相兼脉有血虚、气郁、虚寒,虚疮等,总体都有虚证。说明实脉与实证相关,而虚脉与虚证相关。而这样一种分析方法,与前边所述的"浮""沉""迟""数"的分类组合,具有共同的模式。

有力	无力
浮:有力为风	无力血虚
沉:有力痰食	无力气郁
迟:有力冷痛	无力虚寒
数:有力实热	无力虚疮

综上所述,我拟了几句话来进行归纳与总结。**"虚主虚形元气亏,三候无力病位归;气血不实弱涩象,初病夏日却畏之","实脉有力三部居,气盛邪实指下分,实兼长滑弦洪象,气血郁热须分明。"**

前人经验:

《濒湖脉学》虚:《脉诀》言:寻之不足,举之有余。上言浮脉,不见虚状。

《濒湖脉学》实:《脉诀》言:如绳应指来,乃紧脉,非实脉也。

《时方妙用》:虚主虚,不实也,应指无力,浮中沉三候俱有之,前人谓,豁然空大,见于浮脉者非。有素禀不足,因虚而生病者,有邪气不解,因病则致虚者。

《时方妙用》:实主实,不虚也,应指有力,浮中沉三候俱有之。《四言脉诀》云:牢甚则实,独附于沉脉者非。大抵指下清清而和缓,为元气之实,指下逼逼而不清,为邪气之实。

小结:关于虚脉与实脉的定义与主病。我们从《黄帝内经》出发,以《濒湖脉学》为节点,从陈修园《时方妙用》为转折,绕了一个大圈,又回到了出发起点。但此时,对这个问题的认识,已经得到了升华。并对虚脉与实脉作了重新定义。

六、脉形:大脉、细脉,宽度知进退

大脉:邪气将进

大脉原知病势进,阳盛阴虚热有余。有力为实无力虚,新久邪正须分明。

寸大心烦懊恼多,面浮风热伴喘咳,关大胃实风痰聚,尺大腹胀二便难。

细脉:正气不足

细来累累细如丝,应指沉沉无绝期,春夏少年俱不利,秋冬老弱却相宜。

细脉萦萦血气衰,诸虚劳损七情乖,若非湿气侵腰肾,即是伤精汗泄来。

寸细应知呕吐频,入关腹胀胃虚形,尺逢定是丹田冷,泄痢遗精号脱阴。

【大细脉解】

大脉:“大脉原知病势进”,本句是对大脉病机的总述。既名大脉,则当是脉形比正常脉粗大,则此“大”应是相对之言。《黄帝内经》脉法中有察相应,则大脉应与患者体态相比较,故此大是相对体型体态之粗大之脉。“阳盛阴虚热有余”,是对造成大脉的病机的推断。阳气有余,则脉形粗大当是自然。阴虚不足,则阳气相对过剩,也可形成大脉。“热有余”,则是大脉所最常见的症状。“有力为实无力虚”,是对前几句的进一步说明,脉大而又往来有力,说明邪气有余。脉大而又往来无力,提示此时正气不足。此处值得注意的是,“有力”“无力”的概念,与我所定义的“虚实”脉的广义概念相当。“新久邪正须分明”,是对病势及预后的判断。新病得大脉,是邪实而正未虚,正邪相当为顺。久病得大脉,则是病情与脉象不相应为不吉。若久病得散大而无力之脉,则是正虚将脱象,预后更差。此处尤其应该注意,只有脉象与病程、脉象与体质、脉象与病情的关系搞清楚,才能准确地判断疾病的预后。

细脉:“细来累累细如丝”,是对细脉形状的明确描述。但“如丝”一语,可知细不仅仅是形体的细,还应是有无力之感。“应指沉沉无绝期”,则提出细脉应有更多的指标，即本脉的脉位偏沉。“春夏少年俱不利，秋冬老弱却相宜”，此二句也是“察相应”的笔法。一是脉当与季节相应，一是脉当与年龄相应。其内在依据则是“阳气足否”。阳气本身有鼓荡升发之象，故阳气旺盛之脉不应沉细。春夏少年俱是阳气当盛之时，此时见脉细是脉与季节年龄不相应，故为不吉之象。秋冬老弱则是阳气渐衰之时，此时见细脉是脉与季节年龄相应，则曰“却相宜”。“细脉萦萦”，是对细脉之来手感的描述，说明细脉不仅形体细，而且脉的边界清晰明了，与前边“细如丝”是前后照应之语。“血气衰”，则是形成细脉的直接原因。“诸虚劳损”，按《黄帝内经》的解释，“诸虚”多是内伤饮食所为，“劳损”则专指房劳之谓，“七情乖”则是情志不遂。此句说明细脉之虚，可由多种不同的损伤形成，也是对内因导致细脉的总述。“若非湿气侵腰肾”，则指出外邪导致细脉的原因。此处着重提出的是“湿伤腰肾”。湿为阴邪，理论上讲可为细脉，但临床所见则未必尽是。湿性浸淫，单纯的湿邪不会引起细脉。若见细脉，若非阳虚，必兼寒侵。“即是伤精”，是精血不足血脉无所由充，则脉细。“汗泄来”则是阴津不足，血脉不充则可出现脉细之象。

【大细脉论】

古人看脉搏就是一个不断跳动的物体。今人看脉就不能使用这样的语言。因为我们必须要用物理的、数学的方式来表述，脉搏才是一个可以理解的东西。脉搏是建立在人体动脉的基础之上。它有位置，是人体动脉从深层组织，外出于浅表层的地方。具体到寸口脉，就是桡动脉，在腕部浅出的地方。它有长度，《难经》认为是“一寸九分”。从数理的角度来看，这一段动脉根本就是一个圆柱体。其基本要素要有长度与横截面的直径，于是，脉的宽度成为一个非常重要的变量。事实上，在传统脉学理论中，没有一个宽脉，但却有大脉。而当我们说“大”时，却有一个疑问。即这个“大”，到底是“长大”的大，还是“粗大”与“宽大”的大。从理论上说，“粗大”“长大”皆有可能。但如将“寸关尺”三段列入，则大只有可能指脉形粗大，指脉的宽度。

大脉本是一个古老的脉象表述。《素问·脉要精微论篇》曰：“脉粗大者，阴不足，阳有余，为热中”。将“粗”与“大”并提，说明大脉与脉形的粗细相关。又有“大则病进”，给大脉一个明确的临床意义。但在《脉经》二十四脉中却没有大脉。李时珍因循王叔和之论，著《濒湖脉学》二十七脉之中也没有大脉，反而添了“长短”二脉。可以说《脉经》之中未列大脉，非是遗漏之由，实是混讲之过。确实《脉经》中多处出现关于大脉的描述，如：“寸口脉洪大，胸胁满”;“关上脉浮而大,风在胃中,张口息肩,心下淡淡,食欲呕”。特别是在《脉经·迟疾短长杂脉》“脉前大后小,即头痛目眩;脉前小后大,即胸满短气”。很明确此处的“大、小”指的就是脉形的宽窄。所以王叔和对脉形的宽窄是有清楚认识的。只是在脉诊归纳中没有单独提出大脉,而是将“大”做为一个脉象的相关因素,反复提及。如:“芤脉,浮大而软”,“洪脉,极大在指下”,“实脉,大而长”,等等。将大脉作为脉象的相关因素来表述,正符合解析脉法对脉象的认识。遗憾的是,王叔和未能沿这条路进一步深入下来。《脉经》一误在先,《濒湖脉学》再漏在后。虽有张璐《诊宗三昧》反复论辨,将“大、小”二脉相继而论,然其大义仍渐归隐。

细脉就是脉形偏细,是极为简易的直观表述。从古人的描述看:弦脉如弦(弓弦),紧脉如绳,细脉如细(丝)。可知细脉的脉形细,而脉的边界整齐。脉形细要有两个要素:一是脉的内压不够,简单讲是血容量不足,中医讲是津液不足,是血分之虚。二是动脉血管壁自身有回缩之力,从中医角度讲是气虚而有内敛之势。这种内敛从病因的角度讲,一是气虚,二是有阴邪于内,所谓气虚而邪不盛之谓也。所以脉诀中言:“血气虚”。细脉又不仅如此,寒主收敛,细脉又往往是身内有寒邪之象。细而有力,多为寒湿入侵。细而无力,则应是阳虚寒凝。从前边的分析可知,《濒湖脉学》认为,细脉当有“形态细、力度弱、脉位沉”三个要素。我的“解析脉学”则认为,细脉只需有“形态细”这一要素足矣。因为从病机上讲:“形态细”就已经是前述不同病机的充分理由。在王叔和《脉经》中,对细脉的描述则与我们的认识接近,“细脉,小大于微,常有,但细耳”,这与细脉是对形态粗细的表达是一致的。《脉经》还有这样的表述,如“脉来细而微者,气血俱虚。小者血气俱少。”意指,如果患者脉象的形态细而力度不足者,提示患者的气血都不足,这是说细脉仅有形态细。如果患者脉象是小脉时,也是气血不足,这里的小似乎就是细而无力的意思。有趣的是,在具体对脉形的描述中,《脉经》中还是经常出现小脉的提法,并将它作为脉的一个要素来提出。如:“脉小实而紧者病在内冷,脉小弱而涩者谓之久病。”译为:临床中见到,脉形细小、力度坚实,而边界紧张的脉说明患者体内有寒气。如果见到脉形细小、力度不足,且流利度较差的脉说明患者的病程已经很久了。清人何梦瑶则于《医碥》中明确说明:“小与大相反名细”,意即,小脉与细脉本是一体,仅是命名法不同罢了。可见前人对脉象简单、直观地描述,为我们后世认识学习脉诊带来多么大的困惑。

回到脉学的本源我们可以看到,《黄帝内经》对脉在形态方面的变化是非常重视的。在《脉经》更是如此,经文中反复成对出现的“大脉”与“小脉”,就是指形的粗大与细小,并且是作为一组对脉来表述的。但是,在王叔和归纳的二十四种脉象中却无此二脉。于是,在以《濒湖脉学》为代表的,明以后的后世脉法理论中它被隐藏了。如今,我欲以数理思维为内在的逻辑关系分析脉象,则大脉又不得不出。即以形态的宽窄定为论脉的一个重要要素。结合后世脉论,则以“大脉”与“细脉”对应。以“大脉”为脉形宽大,“细脉”为脉形细小。

前人经验:

《素问·脉要精微论篇》:大则病进,洪盛曰大。

《脉经·迟疾短长杂脉法》:脉来大而坚者血气俱实,脉小者血气俱少。

《脉理求真》:大与小,一粗一嫩之谓也;细则较小而愈极矣。

《诊宗三昧》:大脉者,应指满溢,倍于寻常。大脉有虚实阴阳之异。经云:“大则病进”,是指实大而言。仲景以大则为虚者,乃盛大少力之谓。然又有下利脉大者为未止,是又以积滞未尽而言。非大则为虚之谓也。

《诊宗三昧》:小脉者,三部皆小,而指下显然。夫脉之小弱,虽为元气不足。若小而按之不衰,久按有力,又为实热固结之象。总由正气不充,不能鼓搏热势于外。所以隐隐略见滑热之状于内也。

小结:从脉的形态上分,人体的脉管有多少个维度?不管有几个,粗细的变化无疑是一个重要的维度。从脉法角度看,如果脉形粗大,一定是邪盛正不虚了。而脉形细小则正气必然不足。但具体如何,还需要通过对脉形其他维度信息的分析做综合判断。

七、小 结

解析脉法是对传统脉学进行分析研究的产物。

首先:解析脉法中的纲要脉是对手感的进一步深化。滑涩是手感,边界靠手感,迟数凭手感,大细、浮沉、虚实也离不开手感。其次:它是对脉的诸要素的分析与归纳,符合现代人的思维方法与表达方式。在古代,也曾出现对脉象的要素式的描述方式,如“浮大而散者,心也,浮短而涩者,肺也。沉而弦者,肝也,沉而实者,肾也”。在这个句式中,“浮大短沉弦实”,都是对脉象要素的分析。而“心肺肝肾”才是脉象本身。这种分类方法最终没能进入主流。所以,在传统的脉法概念中,"浮沉""滑涩"这样的表述,首先是完整的脉象,即浮脉、沉脉……进而是脉象中一些大的类型分类,如浮脉类有:浮、洪、濡、散、芤、革六脉;沉脉类有沉、伏、弱、牢四脉。也就是说这些基本脉象很多都有双重身份。从脉学理论发展的原始期来说这些都是对的。因为,那时对脉的研究都立足于混沌式的表述。但在现在,这种表述方法显然不能满足现代人的思维理念。

通过本文的反复辩驳,可以看到,这部分文字虽然是以《濒湖脉学》为骨架搭建起来的,却仅仅因为《濒湖脉学》流传广也易上手。但解析脉法的实际内涵,与李时珍所建立的体系相距甚远,反倒与《黄帝内经》的体系更接近。这是因为《黄帝内经》的脉诊体系更原始,更接近于人的手感。李时珍的体系是在《脉经》体系之上,进一步发展而来,更多关注的是病机。这样就显得《濒湖脉学》上手很快。事实上,王叔和并没有找到统一脉诊体系的方法,李时珍一样也没能找到。这个原因就在于,临床上疾病是千变万化的。从病机入手,必然带来复杂性难以克服的问题。所以,《脉经》之后的后世脉法中有多至 108 种脉象分类的方法,即是这个原因。自然,以此为出发点的后世脉法也必然是众说纷纭,莫衷一是。要解决这个问题,必须回到脉诊的本源,回到具体的手感。

脉诊的起源来源于实践经验的总结,所以它必然是有效的、有用的。但也正是这种实践经验总结的简单性,使得它的表述带有不确定性。这直接造成后世对脉象的分类日渐复杂与不统一。造成的结果就是,前人在脉诊的整理与理论化过程中未能用统一的标准进行分析。于是,对脉象的形、变之论,充斥各种脉学专著。解析脉法就是用解析的方法,力图从建立标准的角度,完成脉象概念的统一。建立一个立体动态的脉象模型,以这个模型为基础分析出脉象变化的不同要素,并用传统的脉诊概念将这些要素标准化。使脉象走向一个可以表述、可以理解的客观实在。

也许我们已经习惯了"浮脉为纲,兼及芤脉、濡脉、洪脉;沉脉为纲,兼及弱脉、牢脉、伏脉……"这种表达方式。表面上看:这样脉象的定义是明确的,同样与之相对应的疾病与辨证结论也是明确的。但走向临床,就可以知道,由于临床疾病表现的不确定性,导致这些表达,最终依旧是笼统且缺乏明确定义的。有一个学生问我,为什么在中医诊断学课上,老师所举的那些病案,总是那么精典、那么准确?我回答:这真是一个好问题。我不愿怀疑老师们所举病案的真实性。但那些病案至少都是精心挑选过的。临床中,哪有那么多标准的病例？我最常给学生讲的就是：患者是不会按照课本来生病的。在“解析脉学”中“浮沉、滑涩、弦濡、迟数、虚实、大细”这几个字都不再是完整的脉象，而只是对某一脉象中不同要素的表述。“解析脉学”借用了古人的脉学知识，对脉象作了重新的分解与认识。根据脉来的位置、速度、形状（边界）、流利度、力度、宽度分类分析。并进而判断病因、病机、病性、病位、预后。浮沉分表里、迟数辨寒热、弦濡知敛散、滑涩查气血、力度断虚实、宽度知进退，这种分析方法，首先将脉象的手感与病机割裂开来，再将手感与病机相互关联。从而使脉象成为可以表述、可以分析的客观存在。所以，才会命名为“解析脉法”。

第三章
杂脉辨析

人体脉搏跳动之所以有临床价值,发展出完整的脉学,是因为它是变化的,而且这种变化与人体的体质及内在的病理病机变化有关。我们学习脉法,就是为了分析脉搏的这种变化,所以我们所诊查的脉搏又叫脉象。当我们将这些不断变化着的脉象,与疾病的病因病理病机相联系时就形成了脉学。前边学习解析脉纲是将脉搏分为几个相关的组分,对每一个组分的变化进行分析与描述,最后合成完整的脉象。这个将脉象分解的过程,也就是对脉象分析的过程。最后的合成则是寻找一个合理的病理机制,来对这样一个脉象的特点进行解释。解析脉纲中提出的六个维度并不是脉搏变化的全部要素,临床中的脉搏变化还有一些其他的要素,如:长短、节律等。当然,这些变化并不是必然会出现的,所以归类于杂脉辨析之中。为了方便起见,对这个内容的具体表述还是以《濒湖脉学》为主体展开。

一、脉形长短:长脉,短脉

脉形长短作为一个具体的脉象,也有很长时间。在《黄帝内经》中就有“长则气治,短则气病”的说法。当我们将脉象作为一个圆柱体来表述时,脉形长短必然成为一个重要的变量。

长脉

过于本位脉名长,弦则非然但满张,弦脉与长争较远,良工尺度自能量。

长脉迢迢大小匀,反常为病似牵绳,若非阳毒癫痫病,即是阳明热势深。

短脉

两头缩缩名为短,涩短迟迟细且难,短涩而浮秋喜见,三春为贼有邪干。

短脉惟于尺寸寻,短而滑数酒伤神,浮为血涩沉为痞,寸主头痛尺腹痛。

【脉解】

长脉:长则气治。首先讲,长为有余之象,气有余则为长脉。“过于本位脉名长”明确了长脉的定义。长脉是一个单纯的形态方面的表述。临床之中，见到的长脉有常脉之长，又有病脉之长。这主要看一是长脉的位置，二是看胃气。长脉得位，如身长之人得长脉是得位，为无病。反之则病。长脉之来从容和缓，是有胃气，为无病。长脉之来兼有躁急之意则是有病之象。“弦则非然但满张，弦脉与长争较远，良工尺度自能量”这几句是将长脉与弦脉进行鉴别。首先是提出弦脉与长脉相比，更有力度。又提出长脉比弦脉尺度为长。问题是作者自己还是不放心，所以才提出，“良工能量”的观点。

“长脉迢迢大小匀”是说长脉是脉形长，正常之长脉，应当脉形状大小均匀。“反常为病似牵绳”，说有病之长，一方面脉的粗细不匀，一方面坚劲躁急。“若非阳毒癫痫病，即是阳明热势深”，所以长脉主病为：阳毒之疾及阳明经有热。值得注意的是：“癫痫病”出此处是有问题的。按通常的观点，癫是阳疾，痫是阴病。长脉之病，当为邪盛有余之象。故此处应是“癫”，而非“痫”。此处言“癫痫”则为混讲之故。

短脉：短则气病，为结聚之象。气郁于内，结聚难散，不得宣畅，则为短脉。“两头缩缩名为短”，这是对短脉的定义，也是纯粹形态方面的表述。“涩短迟迟细且难”，短是气病之象，气短之象，也是气虚，鼓动无力之象。此处“涩短细”三脉同时出现，提示此三脉有相似的病机，也常常相伴出现。从分析的角度看，涩是脉的流利度，短是脉形的长度，细是脉形的粗细，同时出现是完全兼容的。“短涩而浮秋喜见，三春为贼有邪干”，金曰从革，短涩不足之象属于秋金之令，浮脉是秋之正脉，故“浮短涩”三脉同至，逢秋喜见。三春属木，此时见短涩之脉，为金克木之象，故曰“贼”，曰“有邪干”。此处，除了短的定义之外，反复提到，“短涩细”“短涩浮”。下段中又提到了“短滑数”“短浮”“短沉”，提示短不独见。短则气病，只是一个定性指标，我们难以通过短脉对病情作明确的表述。发现短脉后，必须对脉象进行进一步的分析。找到它的相兼脉，才能真正为临床处方用药服务。而长脉亦同此理。

“短脉惟于尺寸寻”，短脉以长度立论。以线段而言，非短于头，则短于尾。则短脉非寸脉之短，即是尺脉之短。此也与前边“两头缩缩”相呼应。短为结聚，“短而滑数”为湿热互结之象，酒为湿热之品，人伤于酒则湿热聚于内。故曰“短而滑数酒伤神”。血属阴，血虚则阴相对不足，故可见浮。短亦为不足之象，故“浮为血涩”。痞积为气郁之象，故可见沉短。“寸主头痛尺腹痛”主要讲的是脉变之位与病位的对应关系。按《脉经》寸主射上焦，尺主射下焦，即合此义。前半句又合于《黄帝内经》“寸口之脉中手短者，曰头痛”之语。

二、再论脉的形态边界：芤脉，革脉，牢脉

我们在前边的讲解中反复提到了脉的边界问题。从脉的形象来看，脉是有内边界与外边界之分。即作为一条有长度与宽度的脉管，它有一个面向桡侧面的边，还有一个面向尺侧面的边。一般来说，从脉象上，看到哪个说哪个，但也常有脉的内外边界是相互并见的。这种关于脉象边界的分析，就在“芤脉、革脉、牢脉”这三个脉象的辨析之中。在古书中，已经注意到了脉有边界的问题。所以出现了“单弦为痛，双弦为饮”这样的说法。也有芤脉中间实，两边虚的提法。但是，也有人持反对意见，认为，人的感觉不可能有这么敏感。现代理论认为，一般人手指尖对距离的感受度为 0.5mm，桡动脉手腕部的粗细为 3mm 左右。所以，感知是没有问题的。只是患者的桡动脉与医者手指之间还隔着数层软组织，使脉的清晰度受到制约。受过足够训练的医者，是完全能够分清脉象的双边界的。

芤脉

芤形浮大软如葱，边实须知内已空，火犯阳经血上溢，热侵阴络下流红。

中空旁实乃为芤，浮大而迟虚脉呼，芤更带弦名曰革，芤为失血革血虚。

革脉

革脉形如按鼓皮，芤弦相合脉寒虚，女人半产并崩漏，男子营虚或梦遗。

牢脉

弦长实大脉牢坚，牢位常居沉伏间。革脉芤弦自浮起，革虚牢实要详看。

寒则牢坚里有余，腹心寒痛木乘脾，疝癞癥瘕何愁也，失血阴虚却忌之。

【脉解】

芤脉：“芤形浮大软如葱，边实须知内已空”是对芤脉形态的描述，“如葱”二字可谓传神，“边实中空”既是本义，又是本形。“火犯阳经血上溢，热侵阴络下流红”，按常规的说法，芤脉为失血之象。如果失血，脉不充盈，当得细脉。但得芤脉当是阴血急亏，而脉形不变。故多为热迫血出。现代临床中，因抗生素的使用，热迫血出的几率变少，则多见于内伤血虚。如曾诊得一例不明原因发热的病人，当时诊得芤脉，拟用归脾丸合当归补血汤。后来知道患者是钩虫病引起血虚，而见芤脉。在肿瘤放化疗术后的病人中，也常常可以诊得芤脉。

“中空旁实乃为芤”说明芤的特点是，“两边实中间虚”，这个“两边实”会不会是“寸尺脉实，而关脉独虚”？结合下一段，芤脉又有寸关尺之别。可知，芤脉所指就是脉的两个边界实，脉搏的桡侧边界与尺侧边界充实，而中间的部位无力。这句话的着力点是动脉壁的弹性。弹性不及为弦脉，弹性太过则见濡脉。若脉壁的弹性居中，常态下要保持脉体的形态正常，此时脉体的形态就要靠血管壁的内压来维持。若血管壁的内压不够，则会中间下陷而两边突出，形如葱管受压，呈现出芤脉。“浮大而迟虚脉呼”已经是说芤脉与近似脉的相互鉴别。这里透出的要点是芤脉不会沉，也不会太细。“芤更带弦名曰革”说明革脉是芤脉的变化脉。芤脉的发生与血管内压下降相关，所以血管壁本身硬度不应太大。若出现芤脉的形态而见硬度偏大，则为革脉。“芤为失血革血虚”，“失血”与“血虚”，从病因上讲是有区别的，从病理上讲则没有必然的区别。前边已经说明，芤脉是血管壁的内压不够，所以是失血之象。言革脉为血虚则未必，革脉夹寒，所以革为血虚夹寒。

革脉：“革脉形如按鼓皮”这一句是革脉的本义，古人以皮革蒙鼓皮。我们知道，鼓是黄帝蚩尤战争时，将一个野兽夔的皮蒙在木桶上造出来的。革脉就是手指按鼓皮的感觉。我们也找个鼓皮摸摸，它也是中间空两边实的感觉，但它比芤脉的硬度更大一些。“芤弦相合”指革脉的形态，是前一句的进一步说明。“脉寒虚”则是革脉的主病，前边已经讲了弦主收敛，又寒主收敛，故有此言。“女人半产并崩漏，男子营虚或梦遗”这一句是症状，而症状则是从病机反推而来。从芤脉诗可知，革为血虚。失血有可能来源于外伤，而血虚则一定源于身体内部机能的失衡。当这种失衡引起精血不足时，如果同时伴有寒气，就会出现革脉。所以，“半产崩漏”“营虚梦遗”既是精血不足的原因，也可以成为精血不足的表现。革脉的临床价值亦如是。

牢脉：从概念上讲牢脉为实脉，革芤为虚脉，故牢脉本不应出现在这里。在这里讲牢脉，是为了与革脉相辩驳。而牢脉概念的建立则是在与革脉、芤脉的鉴别中形成的。“弦长实大脉牢坚”，首先明确的是牢为有余之脉，它的特点是弦长有力。“牢坚”则提示，此处之牢，用的是牢的“坚固”“牢固”的意思。自然，这种脉一定不是无力之脉，而是有力之脉，故称“实大”。“牢位常居沉伏间”则说明牢位偏沉，应当是沉实有力之脉。“革脉芤弦自浮起”此则提示牢与革芤弦的区别，在于牢当位于沉位见，而余三脉皆位于浮脉位。“革虚牢实要详看”则明确提出，牢的收紧有力与革脉不易分清。但革脉为不足之脉，则牢脉内里坚实，而不似革脉外面有力，中间略空，如果仔细诊查，却也不难分清。“寒则牢坚里有余”指牢是寒积里症，有余之象。这与革脉的虚寒是不同的。用“坚”字说明牢是满而不空，这也是牢脉与革脉相辩驳的地方。“腹心寒痛”是对牢的病位及病性的判断。“腹心”是连带词，主词是“腹”，“牢位常居沉伏间”牢脉偏沉，以病位言，主病偏里，故为腹痛。古人有时心胃不分，如“九种心痛”说的是胃痛，所以此处说“腹心”，多了一个“心”字，也可解。“木乘脾”牢脉为沉实而紧，肝气郁结，内乘脾土也可见牢。“疝㿗癥瘕”是牢脉的本病，得此为脉病相应不为逆，故曰“何愁也”。“失血阴虚”当见芤脉，若夹寒当见革脉，今见牢为里邪盛，脉证不相应为逆，故“却忌之”。

三、再论脉的位置：伏脉

过去老师给我讲伏脉时，多次提到了“推筋著骨”，这等于是再次提到了脉的位置问题。前边已经讲到了浮脉及沉脉，以浮为在表，沉为在里，这是一个相对概念或者说是分类概念。如果再加上“伏脉”就不是分类概念，而是分层概念了。这时对脉位的分法实际上是从最表浅到最里面一共分四层，分别是浮、中、沉、伏。现在很多脉书中都提出了脉分四层，就是这个意思。在《难经》提到脉分五层。《难经》浮沉定五脏，“初持脉，如三菽之重，与皮毛相得者，肺部也。如六菽之重，与血脉相得者，心部也。如九菽之重，与肌肉相得者，脾部也。如十二菽之重，与筋平者，肝部也。按之至骨，举指来疾者，肾部也。”这里边分了五层。总结一下：脉分三层，浮、中、沉。脉分四层，浮、中、沉、伏。脉分五层，皮毛、血脉、肌肉、筋、骨。仅仅是脉象的分层，就有这么多分法，哪种说法更对？其实我认为，脉分几层并不是特别重要。

诊脉时，首先要建立位置的分类概念，也就是要将脉分为浮沉这两个大类，进而将病情分为表里两类。在分类的基础上，才有可能再进行分层。这时分四层、分五层，都是可以接受的。主要看哪种分法更适合病机。这时的分层就已经是个渐变概念，或者说比较概念。所谓的“在皮毛、在血脉、在肌肉、在筋、在骨”，只是给了我们一个参照物。临床上，我们用这个参照物，来建立比较概念。

伏脉

沉帮筋骨自调匀，伏则推筋着骨寻；沉细如绵真弱脉，弦长实大是牢形。

伏为霍乱吐频频，腹痛多缘宿食停，蓄饮老痰成积聚，散寒温里莫因循。

【脉解】

伏脉："沉帮筋骨自调匀，伏则推筋着骨寻"，所谓伏脉就是比沉脉还要更为沉取一点，所以有"推筋著骨"之论。那么，它一定是阴证，有阴痰积聚于里，也有气郁不能发散的征象。也正因为它是里阴症，所以这个脉象还应有紧束有力的感觉。"沉细如绵真弱脉"提示伏虽居沉，但却是实症。与"沉细如绵"弱脉是不同的（弱脉是虚脉）。"弦长实大是牢形"同样道理，沉而"实大弦长"也不是伏脉而是牢脉。这几句话，对与伏脉相似的几种脉象作了诊断与鉴别诊断。伏脉之"伏"有"隐伏""潜伏"之意。所以，牢固然是痰郁内阻之象；而伏则是深固潜伏，而多为冷积所显。脉诀中"阴毒积聚"呕吐频频，是有里积、冷积。"宿食""蓄饮""老痰"也是里积、冷积。

"伏为霍乱吐频频"，这里的"霍乱"，不能解释为后世所说的霍乱病，霍乱弧菌感染，上吐下泻，米泔水样大便。这个霍乱就是上吐下泻，挥霍缭乱的意思，它的病机就是寒湿困脾。此时，从脉位上分，这个脉已经到了推筋著骨的位置。脉象呈现伏脉，一方面是病属寒湿，其性内敛，另一方面则是吐泻频频，患者津液亏虚已极之象。从现代意义上讲，出现"伏脉"，一方面是脱水后血容量不足；另一方面，则是血管内径迅速回缩就会出现伏脉。从中医理论来说，出现这种伏脉，按病机上讲，还是归于脾胃脏腑之气受伤。所以，一切理论最后都要回到临床来对脉象病机进行解释。"腹痛多缘宿食停，蓄饮老痰成积聚"说明本脉从症状上多有腹痛，从病因病机上讲多有宿食老痰积聚。如果说，前一句讲的是在急诊中遇到伏脉时最有可能出现的情况。这句话说的就是，在普通门诊中遇到伏脉应该怎么判断。"散寒温里莫因循"提示，临床见到伏脉时的治疗思路。"因循"说的是常法，伏脉本是阴证寒证，按一般的治疗法则还是就以散寒温里为主。从临床上看，脉现"伏"象固然是寒因温用，但不可困于温补之途。因本病多有阴寒实邪困闭于内，或许攻补兼施方得速效，所以说"莫因循"。

四、脉搏节奏变化：促脉，结脉，代脉

在传统脉学里边促脉、结脉、代脉是非常重要的问题，它讲的是脉的节奏。在古代这是要反复辨识的事项，以其事关生死也。刚开始学脉时，我曾用过一个办法。诊脉时以患者的脉搏跳动调节自己的呼吸，持续大概二十、三十动，此时患者的脉息有一点点超前或迟滞，都可以察觉。当然，随着对

脉象的认识与分析能力的提高，这个办法现在已经不用了。

从现代医学的观点看，所谓“结、代、促”脉的出现，也就是个心律不齐的问题。我们知道，心律不齐有生理性的心律不齐，有病理性的心律不齐，有室性心律不齐，窦性心律不齐等。仅仅是从脉搏本身是无法判断这些项目的。最麻烦的是，如果病人装了人工心脏起搏器，心率永远稳定如一。这种病人，到底是问题大，还是问题小？

从医学的发展看，心律不齐这个问题在古代与现代，对患者的威胁程度完全不一样了。从临床上看，由于现代医疗技术的巨大进步，使我们对心律不齐的处理思路也不同了。面对心律不齐，我们可以给患者吃药，也可以做手术消融，还可以安装个起搏器。当然，还有一个选择就是，不管，定期观察。我就认识一位很好的心血管科的老主任，房颤十几年了，也就这样，人过得挺好。所以，现在对于这一类病，未必要做过度的治疗，只要病情稳定就行了。必要时装一个心脏起搏器，跳不过来时帮一把，就很好了。

促脉

促脉数而时一止，此为阳极欲亡阴，三焦郁火炎炎盛，进必无生退可生。

促脉惟将火病医，其因有五细推之，时时喘咳皆痰积，或发狂斑与毒疽。

结脉

结脉缓而时一止，独阴偏胜欲亡阳，浮为气滞沉为积，汗下分明在主张。

结脉皆因气血凝，老痰结滞苦呻吟，内生积聚外痈肿，疝瘕为殃病属阴。

代脉

动而中止不能还，复动因而作代看，病者得之犹可疗，平人却与寿相关。

数而时止名为促，缓止须将结脉呼，止不能回方是代，结生代死自殊途。

代脉原因脏气衰，腹痛泄痢下元亏，或为吐泻中宫病，女子怀胎三月兮。

【脉解】

从脉理上讲，既然促脉是“数而时一止”，就离不了数脉的范畴。所谓“阳极欲亡阴”，则是疾病发展的一种趋势。“时时喘咳皆痰积，或发狂斑与毒疽”，提示数脉最主要的病机，不过是火毒罢了。促脉如果不讲心律不齐，则只是数脉的一个变化。

同理，结脉是“缓而时一止”，这个“缓”是迟缓的“缓”，所以也离不了迟脉的范畴。“独阴偏胜欲亡阳”，也是疾病发展的趋势，“结脉皆因气血凝”，表明了产生结脉的病理机制是气血的不流通。“老痰结滞苦呻吟，内生积聚外痈肿，疝瘕为殃病属阴”全都是气血不流通的结果，是阴邪结聚之病。

代，又有不同，它提出了“动而中止不能还”的问题。意指，每当出现了一次心跳停搏，下一次的心跳并不是即刻恢复的。而是，停搏后的心跳力度是由弱到强，逐渐恢复正常的。说明代脉一是心律绝对不齐，二是心肌的动力出现了问题。所以促脉、结脉都属实，都可以因痰立论，一为痰火，一为痰结。代则主虚，所以有“代脉原因脏气衰”之论。当然，按传统脉法，出现代脉，说明患者病情危重，故有“结生代死自殊途”之议。脉诀最后一句“女子怀胎三月兮”，则提出，代脉也不一定必是死候。临床中有生理情况下出现代脉的可能（怀孕是生理现象），与前文可算是前后矛盾了。

一般而论，古人觉得只要出现“促结代”这样的脉象，都是不得了的麻烦事。但随着医学的不断进步，这个判断也不尽然。《诊脉一得》中有言：“脉象不论结、促、代，只要重按至筋骨不绝，尺部匀静有力，便是有根有神，是有胃气，随症用药便可得生。若按之无力，或重按则无，是无根无神，也就是无胃气”。此处提出了诊胃气才是“结、代、促”的根本。结合现代临床中，可以见到各种心律不齐的病人，他们的生活质量也许不高，但很多都不错。所以，我也觉得对结代促的临床意义应该重新认识，或许“诊胃气”才是问题的关键。现在诊脉时，我对“结、代、促”关于心律不齐这一部分的内容已经不太重视了。如果考虑到在中医脉诊中，医者手指这个探测器具有高度的敏感性，那么，如果以心律不齐立论，“结代促”这三个脉象，甚至于本身就是一个随机事项。正常之人一天的心跳有 8 万 6 千以上。假设，患者 1 天有 2 千多次早搏。那么，想通过几分钟的脉诊时间找到它们，甚至还想对早搏的情况作定性的描述，本身就很难。所以，对脉象的这些改变，我反而更注重脉的基本脉象与稳定性。而将心跳节律的分析交给“24 小时动态心电图”更靠谱。

从现代的角度看：对于心律不齐的患者，加装起搏器或许是一个更好的选择。但装起搏器只是调节了心跳的节律，可以预防偶发停搏。心跳的每一次搏动还与心肌本身的力量、循环系统的整体状态、神经内分泌的变化等众多因素相关。所谓脉象的稳定性，涉及循环系统与神经内分泌系统诸多系统之间的协调关系。起搏器并不能从根本上改变心脏的功能状态。例如，曾诊一例装起搏器的患者，脉搏的节律当然是非常稳定的，但诊脉结果仍然是痰湿闭阻心脉的典型脉象。治用益气健脾化痰之药后，患者精神体力明显好转，生存质量提高。提示，用脉诊这种分析方法是有理且有效的。

第四章
兼脉辨析

从前文中,我们学习到将脉象分为几个不同的侧面进行分析。通过对脉象不同组分的分解与合成,形成对脉象的整体认识。但前边这些脉象的数量是有限的,它们也可以称之为基本脉象。在二十七脉、二十八脉中还有一些脉象,未能涉及。这些脉象古已有之,表面看它们都是通过对脉象的直接描述形成的。当我们有了分析的视角,就会发现,实际上这些脉却是由基本脉象集成的合成脉。对这些脉的学习与理解,可以加深对脉的分析式认知的认识。按照传统的说法,叫相兼脉,简称“兼脉”。对它们的分析也是以《濒湖脉学》为例。

一、洪　脉

洪脉的特点是:浮大,有力,来盛去衰。《脉经》曰:“洪脉,极大在指下(一曰浮而大)。”显然与我们后世所说的洪脉是有区别的。

洪脉基本上都是热象,它的脉形比较宽大,但边界却不一定很清晰,脉来则必然有力。脉来有力,是心脏的动力较强,所以这时血管内壁的压力也较大。若此时血管壁的弹性良好,在脉壁内侧压力的作用下,脉形就会变得宽大。也因为脉的弹性良好,又有力度,所以,当血管内的血球滚过时,血管壁逐渐回收,出现来盛去衰的感觉。如果阴虚见洪脉,一方面其内压不会太大,一方面去还“衰”的衰象就会较为明显。

洪脉

脉来洪盛去还衰,满指滔滔应夏时,若在春秋冬月分,升阳散火莫狐疑。

洪脉来时拍拍然,去衰来盛似波澜,欲知实脉参差处,举按弦长愊愊坚。

脉洪阳盛血应虚,相火炎炎热病居,胀满胃翻须早治,阴虚泄痢可愁知。

【脉解】

“脉来洪盛去还衰”,首先是叙述洪脉的特点“脉形宽大,来盛去衰”。“满指滔滔应夏时”,以四时分类,夏天属火,此时人体的气血皆盛,多见洪脉。所以,此时见洪脉若是来去有制,则应夏之平脉。若脉来而无制,则为有病。根据经络理论,阳明经气血皆盛。《伤寒论》则有言,“阳明之为病,胃家实是也”。临床中,洪脉这种以实热为主的脉象,最常见于阳明证。且阳明经证、腑证皆能见到。治疗上,阳明经证当用白虎汤,阳明腑证用承气汤,若有火热伤阴则当有白虎加参汤。故“脉洪大”是白虎汤四大症中最主要的一个指征。“若在春秋冬月分,升阳散火莫狐疑”。洪脉是夏时之正脉,其余三季见此脉则为脉象季节不相应。秋季见洪,为火盛克金之象。冬季见洪,为火盛侮水,阳气不得潜敛。春季见洪脉,是子盗母气。凡此种种皆是气盛有余之象,故当用升阳散火之方。“洪脉来时拍拍然”是用移觉的方法描述洪脉的感觉。洪脉在指下的感觉,就像是海浪拍打着岸边。一波落下,又一波涌起的样子。“欲知实脉参差处,举按弦长愊愊坚”提出了实脉与洪脉的区别。实脉的边界更为清晰,且脉的力度更大,长度更长。

“脉洪阳盛血应虚”,提出洪脉的基本病理基础是阳盛而阴血不足。因其阳盛则脉来盛大,唯其阴血不足,故脉去则衰。“相火炎炎热病居”,洪脉是有余之象,一般来说脉见洪大,多是相火上炎。“胀满胃翻须早治”,热郁六腑,则有胀满胃翻之症。脉见洪大虽是有余之象,但已经有不足之形,所谓迟则生变。故曰“须早治”。“阴虚”则阴血不足之象已显,“泄痢”是津液不足之因,此时,患者一方面有热盛伤阴之象,一方面有津液不足之亏,正所谓热愈盛而津愈亏,故曰“可愁知”。也许当此之际,养阴清热固是一途,而静脉输液才是救急之法。

二、微　　脉

微是脉形细而无力。《脉经》曰:“微脉,极细而软,或欲绝,若有若无。一曰浮而薄,一曰按之如欲尽”。其主旨与后世所论相同。

微脉:微是气阴两虚之候。讲微就是脉形微弱,振动幅度不大。如此分析微脉的要素是:一是细,二是无力,三是略带浮象。微脉与下边的弱脉都是气血两虚之候。但微脉偏浮而弱脉偏沉。唯其偏浮,或为阳虚不敛,或为阴血不足,皆是危象重症。

微脉

微脉轻微瞥瞥乎,按之欲绝有如无,微为阳弱细阴弱,细比于微略较粗。
气血微兮脉亦微,恶寒发热汗淋漓,男为劳极诸虚候,女作崩中带下医。
寸微气促或心惊,关脉微时胀满形,尺部见之精血竭,恶寒消疼痛呻吟。

【脉解】

“微脉轻微瞥瞥乎”,将“微”在手下的感觉作了形象的表述。主要是脉形细弱,力度不够。“按之欲绝有如无”,则提示本按重按似无,故略有浮象。脉象无力、偏细、略浮,当是气血两虚,又以阳气虚为主。“微为阳弱细阴弱”,我们从脉象字形的本义上看,“细”脉就已经是很细了,微比细更细,而且更为无力。这里边出现的全都是比较概念。相对来说,微细二脉都是气阴两虚之脉。但微脉更虚更弱,是虚阳鼓动无力,细脉则仅是脉形细,是阴血不充之象。这就是“细比于微略较粗”的原因。

“气血微兮脉亦微”,这实际上是最基本的脉理,气血微则脉微,气血实则脉实。也从另一个角度,提示所谓的微脉是对临床手感的直观表述。“恶寒发热汗淋漓”,此处需要搞清楚因果关系。不是见了微脉就会出现这些症状。而是,当疾病出现这些症状后,津液亏耗,就会出现微脉。“恶寒发热”是外伤风寒的症状,“汗淋漓”是过程,微脉是气脱津亏的结果。微脉是虚候,所以“劳极、崩中”若见此脉,都应以虚立论。

三、弱　　脉

弱是沉而无力。《脉经》曰:“弱脉,极软而沉细,按之欲绝指下。(一曰按之乃得,举之无有)”。此内容与后世对“弱脉”的认识是相合的。

弱脉也是气阴两虚之脉。无力,是指按之无力。它的特点:一是脉位偏沉,二是脉的感觉柔软,说明血管壁的弹性不会太差;脉形偏细,说明管壁的回缩之力尚在,三是脉的力度不够。如果是芤脉,则是脉形阔大,也就是脉的宽度与脉的力度不相符。此处,微脉、细脉、弱脉,血管壁的宽度与血管壁内侧面的压力还是相符合的,但是总体还是无力。脉位偏沉是里证;血管壁弹性尚可,但脉象柔弱充盈度不够好是阴虚;脉来力度不够是气虚。总之是气血两虚之里虚证。脉诀中的病症及治法,也都围绕气血两虚这个病机而展开。

弱脉

弱来无力按之柔,柔细而沉不见浮,阳陷入阴精血弱,白头犹可少年愁。

弱脉阴虚阳气衰,恶寒发热骨筋痿,多惊多汗精神减,益气调营急早医。

【脉解】

“弱来无力按之柔”,提出了弱脉的第一个要素,无力且按之方得。“柔细而沉不见浮”,提出的一是脉形细,一是脉位沉,此是本脉与微脉的区别之所在。“弱来无力”是正气不足，脉沉是阳虚，正气不得外达，脉细则是气血两虚。于是“阳陷入阴精血弱”，自然呼之欲出，提示患者气血津液都不足，而且还有阳虚微偏寒之象。“白头犹可少年愁”，乃是“查相应”之语。老年人得弱脉是“相应”则曰“犹可”。年轻人得弱脉是“不相应”，故曰“愁”。

“弱脉阴虚阳气衰”，我们通过对弱脉形象的分析，已经明确了形成弱脉的机制是“阴阳两虚、精血不足”。“恶寒发热”四字不可随便读过。此非表证之恶寒发热。恶寒是阳气不足，发热则是气虚发热，此甘温除热之所施也。《难经》曰“心肺俱浮，肝肾俱沉”。弱脉沉取，则病位在肝肾。肾主骨生髓，肝主筋。故见弱脉，知病在肝肾，外候则发为“骨筋痿”。“多惊多汗精神减”，总是气血阴阳两虚之症候。其治当益气养血，故曰“益气调营急早医”。

四、散　脉

散是浮而无力，边界不清。《脉经》曰：“散脉，大而散。散者，气实血虚，有表无里”。《脉经》中的散脉，又言脉“大”，又主“气实”，自当是有余之脉，顶多是阴血不足之象。与后世散脉以虚为主的观点显然不同。

按后世脉学的观点，散脉则也是气血两虚之脉。不过，散脉兼有边界不清之象。这种情况略类同于濡脉。边界不清，一是责之于湿邪浸淫，所以主病诗中会提到饮邪与足肿。二是责之于阴虚不敛，所以心悸怔忡而有堕胎之象。从阴虚这个角度讲，后世对散脉的界定，又与《脉经》对散脉的定义有所关联。而散脉的主病也表现出这些特点。

散脉

散似杨花散漫飞，去来无定至难齐，产为生兆胎为堕，久病逢之不必医。

散脉无拘散漫然，濡来浮细水中绵，浮而迟大为虚脉，芤脉中空有两边。

左寸怔忡右寸汗，溢饮左关应软散，右关软散胻胕肿，散居两尺魂应断。

【脉解】

“散似杨花散漫飞”，杨花满天，轻浮虚散，若有似无，这是以视觉指代触觉，是诗化的语言。但“去来无定至难齐”则不好说，因为“去来无定”之脉，如果出现无力之象就是代脉了。其实这句话还是形容散脉的脉形，阔大无力，摸之边界不清晰的意思，也就是边界不清。“产为生兆胎为堕”，前文中讲过，“边界知散敛”，边界不清是收敛不及。孕妇足月逢此脉为将产，不足月逢此脉则是气血两虚，血不养胎，则曰“胎将堕”。“久病逢之”，为气血耗散将极之象,已经到了有心无力境地,故曰“不必医”。

“散脉无拘散漫然”,形容散脉的特点是边界涣散不收,轻软无力。“濡来浮细水中绵”,在李时珍看来,濡脉的特点是脉位浮、脉形细、边界不清。“浮而迟大为虚脉”,虚脉的特点是,脉位浮、脉速迟、脉形宽大。“芤脉中空有两边”,芤脉的特点是脉的中间空虚,两边清晰。此四句纯是对四种脉象的鉴别分析。有意思的是,它所使用的思维方式,却是分析式的思维方式。与《濒湖脉学》整体的归纳式的认知理念出现分歧。

“左寸怔忡”,左寸属心,心气虚则为怔忡。“右寸汗”,右寸归肺,肺气不敛则多汗。前边讲过,湿性浸淫,脉形边界不清,多有湿邪,于病症则有溢饮、足肿之疾。“散居两尺”是无根之脉,故云“魂应断”。

五、紧　　脉

紧是脉见拘急,类似于弦脉,而有内收之势。《脉经》曰:“紧脉,数如切绳状。(一曰如转索之无常)”。《脉经》对紧脉的两种观点,可以说是:语言表达不同,内在含义则相同。

紧脉主寒,是寒证的专脉,见紧脉则必有寒象。紧的本意就是紧张有力,从直观上讲此脉的张力一定是比较强的。

紧脉

举如转索切如绳,脉象因之得紧名。总是寒邪来作寇,内为腹痛外身疼。

紧为诸痛主于寒,喘咳风痫吐冷痰,浮紧表寒须发越,紧沉温散自然安。

【脉解】

“举如转索切如绳”,这也是比拟之言。如果我们现在拿个绳子顺它的方向搓搓。则会看到绳子越来越硬,越来越紧,也越来越细。也就是说,紧脉一方面脉来有力,边界清晰,还有一种回缩之力。寒主收引,紧脉内收之力更甚于弦脉,所以见紧脉必有寒象。“寒邪来作寇”,已经提出紧脉是寒象的专脉,那么紧脉的主病也是全部围绕寒象而展开。“内为腹痛外身疼”,腹痛是内里有寒之象,身疼是外寒束表之象。

“紧为诸痛”,痛症多寒,所以紧脉多痛。“喘咳风痫吐冷痰”,皆是寒痰壅肺之兆。寒邪之中人,在表当用温散之法,在里宜用温通之方。故“浮紧表寒须发越,紧沉温散自然安”。这也从另一个角度反映了以浮沉定病位,以紧脉定病性。二者合参则病机可得,治则随出。处方用药则自然非为难事矣。

第五章
如 何 诊 脉

如果翻开各种脉书，你会发现很多脉学专著的内容不过如是：浮沉如何？脉象何似？寸关尺分属何脏？脉主何病？何病何脉？但恰恰没有讲过具体怎样摸脉。摸脉是不是手一伸就行了？当然不是，想学诊脉，先得要从认识上解决如何诊脉的问题。其实，这个问题《黄帝内经》已经给了答案，这就是“察平，察独，察相应。”

一、察　　平

平脉是什么，就是正常脉，只会在健康人身上才会出现的脉象。《素问·三部九候论篇》曰：“必先去其血脉而后调之，无问其病，以平为期”。提示这种平脉（正常脉）即是我们研究脉象的出发点，也是临床治疗的终结点。理论上说：如果我们能够将一个有病的脉象，调成正常脉象的话，这个人的病也就好了。既然平脉这么重要，如何判定一个平脉呢？

1. 平脉之变

我们首先要知道，所谓的平脉，即正常脉，不是一个一成不变的脉象，它是会变的。

按照一个合理的想象，如果脉是一种很敏感的诊疗方法。那么，脉象也就应该很容易被干扰。《素问·脉要精微论篇》曰：“诊法常以平旦，阴气未动，阳气未散，饮食未进，经脉未盛，络脉调匀，气血未乱，故乃可诊有过之脉。”这段话的意思就是，诊脉的最佳时机是，一大早还没起床时躺着诊脉最好。这个时候，人之气血没有妄动，脉象平和，诊断最准了。而走动会影响气血的运行，饮食也可以影响气机的变化。所以，只有一大早，刚睁开眼睛，一动不动时诊脉才能最准。当然，这样诊脉的要求，也就皇家御医能做到，一般的医家与患者都是做不到的。现代医生所面对的情况，那是各种各样的，怎么办？只需要将这些问题作为相关变量处理就好了。如，刚吃完饭，胃气当然盛一点。预约好的病人迟到了，一路跑来，急急忙忙冲进诊室。这种情况下，患者气血当然旺一点、心率会快一点，都算是正常。在具体诊脉时，这些问题作为相关变量处理，寻找患者最核心的、变化不大的脉象特征即可。或者，诊脉后分析脉象时，将这些变化做为变量处理掉也可以。这些变化都只是小问题，所谓的平脉脉象还有更为明显的变化。

一般认为平脉最重要的特点，就是它会随着季节的变化而变化。当然这也不奇怪，一年四季气温多变。寒冬之时，万物凋零，气候寒冷。人体为了有效保护自己的体温必然会收缩外周血管，降低体表血液循环量，减少体表热量丢失。此时，脉象的表现必然是沉而内敛的，甚至于会出现沉紧脉。炎夏之时，气温升高，人体为了有效排出体内多余的热量，必然要扩张外周血管，加大体表血液循环量，则脉偏浮大。更有甚者，当气温进一步升高时，人体就需要通过出汗的方法来排出体内的热量，此时就会出现洪大之脉。当然，这些变化，古人通过直观体验，早就已经发现了。《黄帝内经》中就有四季平脉："春脉如弦""夏脉如钩""秋脉如浮""冬脉如营"。当然，古人以五脏配五方，应四时。也就有了五脏之平脉——《素问·平人气象论篇》："夫平心脉来，累累如连珠，如循循琅玕，曰心平……平肺脉来，厌厌聂聂，如落榆荚，曰肺平……平肝脉来，软弱招招，如揭长竿末梢，曰肝平……平脾脉来，和柔相离，如鸡践地，曰脾平……平肾脉来，喘喘累累如钩，按之而坚。"《伤寒论》将这一段文字进行了缩略，四时平脉减为"春弦秋浮，冬沉夏洪"。五脏平脉则减为"肾沉、心洪、肺浮、肝弦，此自经常，不失铢分"。《伤寒论》的这个节略合理吗？显然这是不合理的。

在《黄帝内经》四时平脉中都多了一个"如"字，说明所谓的"春弦秋浮，冬沉夏洪"，只是好像而已。在"弦浮沉洪"四字之外应该再多一个从容和缓。有了从容和缓才是平脉，是正常脉。当然五脏平脉也是如此。《黄帝内经》中每一个五脏平脉后边都跟着一句"以胃气为本"，说明问题的关键在于"胃气"。浮洪沉弦，都是有过之脉。只有在这种脉象同时出现胃气脉时，才能称之平脉。那么胃气是什么，又从哪儿来？

2. 胃气之平

胃气哪来的呢？《素问·平人气象论篇》曰："胃之大络。名曰虚里，贯膈络肺，出于左乳下，其动应衣（於）脉，宗气也。"这段文字说明，脉的搏动与宗气息息相关。而胃气与胃之大络具有密切关系,诊胃气的本质就是诊宗气。所以《素问·平人气象论篇》又说:"平人之常气禀于胃,胃者,平人之常气也。人无胃气曰逆,逆者死"。从现代医学的角度出发,这一段文字就很好解释了。虚里就是心前区,胃之大络即是主动脉主静脉在体表的投影。宗气就是心跳嘛,如果心跳不稳定,当然会死人的。从脉象上看,心跳的稳定性,自然也是一切脉诊的基本要素。

胃气的特点是什么呢?《素问·玉机真脏论篇》说了:"脉弱以滑,是有胃气"。说明脉象有胃气的特点是:脉的力度不是太过,而且有往来从容的感觉,这就是有胃气。那么,反过来呢?《素问·玉机真脏论篇》也说:"所谓无胃气者,但得真脏脉,不得胃气也",即如果脉象少了这种从容和缓的感觉就叫真脏脉。我们都知道,临床中出现这种所谓的"真脏脉"是要死人的。

3. 脉诊的神与根

中国古人,在《黄帝内经》中发展出的胃气概念,来判断平脉。在后世则进一步发展出"神"与"根"的概念。

"神"的这个概念其来久远。《灵枢·小针解》说:"神者,正气也",说明"神"是人体正常生理功能的体现。《素问·移精变气论篇》则提出:"得神者昌,失神者亡",提示:神也是人体精神意志的外在表现。说明人的精神意志与生命状态密切相关。

在后世,这个概念一点点地渗入脉学领域。如张景岳《脉神章》曰:"善为脉者,贵在察神,不在察形。察形者,形千形万不得其要,察神者,惟一惟精,独见其真也"。提示说:具体脉象长成什么样的形状并不重要,重要的是脉象中的神气。只有找到了脉象的神气,才能真正辨别疾病的本质特点。显然,在这里张景岳只是提出脉象察神的重要性,却没有说出什么是脉之神?未能对脉之"神"作一个明确的定义。与此相对应,李东垣曰:"脉中有力,即有神也"。提示,脉诊之时脉来有力即是有神。当然,这样的论断太简单了。如发热病人脉来有力,可以叫作有神吗?程钟龄《医学心悟》则曰:"当于中候求其神气,中候有力则有神矣。"提示:诊神之法,当于浮中沉中审查;中候有力才是有神。这个诊法的可操作性就增强了很多。病邪从外来,则浮取有力;病邪自内生,则沉取有力。于不浮不沉中脉见有力,当为正气存中之意,故为有神。

前人对脉诊中察"神"的重要性是没有疑问的。黄宫绣在《脉理求真》

则指出“王执中曰：有力中带光泽润滑也。于解进矣。萧子歌云：轻清稳浓肌肉里，不离中部象自然。则又有进焉。”提出：脉来有力之外，还需至数清明、清晰明润、力度不大不小，才叫有神。综上所述，有神的特点是：脉来浮沉之间，力度均匀而无过不及，边界清晰明润。

陈士铎则对察“神”的分类有进一步的观点，将有神分为三个等级。《辨证录》中曰：“按指之下，若有条理先后秩然不乱者，此有神之至也；若按指充实而有力者，有神之次也；其余按指而微微鼓动者，亦谓有神。”最好的有神之象是脉来节奏平稳，其次是脉来充实有力，最次是指下微微鼓动。所以，他所强调的还是脉来平稳，无早搏、无迟到。以没有心律不齐作为脉来有神的主要标准。

脉须有“根”，这个根就是大树之“根”，根基之“根”。这个根既是参天大树立定的基础，也是大树物质与能量的基本来源。从脉象考虑，何为根呢？如果我们从浮中沉立论，以沉取为根；以寸关尺立论，则以尺脉为根。所以，一般来说，所谓根的位置即是尺脉沉取之位。

《难经·十四难》曰：“人之有尺，譬如树之有根，枝叶虽枯槁，根本将自生，脉有根本，人有原气，故如不死。”意即诊脉之时，如果尺脉清晰有力，就像大树的根基坚实一样。即使它的枝叶（因病）枯萎了，仍可以从树根带来生机，重新生长。脉有了根本，就提示人的原气尚存，因此（病虽重），依然不会死亡。在王叔和《脉诀》则说：“寸口虽无，尺犹不绝，如此之流，何忧殒灭。”意即：临床之中，诊脉之时，即使病人的寸口脉之寸脉都摸不到了，只要是患者的尺脉依然绵绵不绝。碰到这种情况，就不用担心病人会死亡。所以，脉来有根的判断标准就是尺脉沉取，绵绵不绝。

4. 脉欲平衡

张仲景是上古医圣，他以《伤寒杂病论》建立了后世的临床中医学体系。在《伤寒论·辨脉法》第十五条提出：“寸口、关上、尺中三处，大小、浮沉、迟数同等，虽有寒热不解者，此脉阴阳为和平，虽剧则愈”。意即：手腕寸口脉的寸、关、尺三处，如果大小、浮沉、迟数相同的话，即使患者仍有恶寒发热等症状也不必太担心。这种脉象也属于阴阳平和的脉象，此时即使症状比较严重，患者仍然可以痊愈。这个观点，在王叔和《脉经》中被再次提到，并提出，可以利用这个原理判断疾病的预后。此段文字提示：患者双手寸关尺六脉的感觉如果是平衡的话，也属于平脉。或者不生病，即使有病也可以自愈。

此处需要关注的是,大脉应该是宽大而有力的脉象,小脉则应该是细小而无力的脉象。此文也提示,临床上完全有可能出现一脉之中迟数不等的情况。在《伤寒论·辨脉法》第八条曰:“阳脉浮大而濡,阴脉浮大而濡,阴脉与阳脉同等者,名曰缓也。”即手腕部寸口脉以关脉为界,关前为阳、关后为阴。如果关前、关后同时出现浮大而濡弱的脉象,就叫缓脉。这个缓脉是正常脉,也是通过关前关后的平衡状态而达到的。

对于这个问题,张景岳又有进一步的阐释。《脉神章》曰:“凡众人之脉,有素大素小,素阴素阳者,此其赋自先天,各成一局也。”提出一般人的脉象在正常情况下也是各有不同。有人平常健康时的脉象就是偏大或者是偏小的;有人平常健康时的脉象就是阳盛有力或者阴柔无力的。这些正常情况下脉的偏大偏小、偏阳偏阴,都来自于各自的先天禀赋,各有特点,都属于正常的平脉。清代名医梁玉瑜《医学答问》曰:“脉之往来,若过指有天机洋溢之象者,为六阳脉。若过指有地脉之隐微者为六阴脉。”意即:诊脉时,指下脉象的感觉是有来有去的。如果指下的感觉,像天上的日光一样充满大气,而又热烈蓬勃,就是六阳脉。如果指下的感觉,像地下的暗流一样,流动不已,而又隐蔽潜微,就是六阴脉。这里的“六”,指的就是双手寸关尺六部。而六阳脉与六阴脉因其脉象平衡,故都属于正常脉象。

5. 寻找标准脉

在传统中医脉学理论中,一直都有一个命题,即缓脉主病的问题。缓脉在传统脉学理论中一直都有两个概念。第一个概念是为平脉,是正常人的脉象,意即脉来均匀和缓。前述,张仲景曰:“阳脉浮大而濡,阴脉浮大而濡,阴脉与阳脉同等者,名曰缓也”,也是以缓为平脉。缓的第二个概念则是病脉,是一息四至,来去弛缓松懈的脉象。中医认为这种情况多见于湿证或脾胃虚弱之证。清代李延昰著《脉诀汇辨》曰:“缓为胃气,不止于病,取其兼见,方可断证。浮缓伤风,沉缓寒湿。”在这里是兼取缓脉的两个定义。当然,我们还有缓脉的第三个定义,就是《黄帝内经》中对缓脉的定义,将缓指为有热的脉象。

清代名医周学霆《三指禅》则对缓脉作了不一样的解释。在《三指禅》中对缓脉的定义为:“不浮不沉,恰在中取,不迟不数,正好四至,欣欣然、悠悠然、洋洋然,从容柔顺,圆净分明。”这个定义用词的特点是:前半句,否定立论,不落两边。后半句,感触之言,知者自知。但意思还是很明确的,只不过统合言之,只能是如此如此。那缓脉的位置与特点到底是什么呢?原文为:“微于缓者,即为微;细于缓者,即为细。虚实长短,弦弱滑涩,无不皆然。”此处也是总而论之,表面是从缓脉推出其他的脉,其实却是用其他脉的变化来反推缓脉的形态。比缓脉微的是微脉,比缓细的是细脉,比缓没力就是虚,比缓有力就是实,依此类推。所有的脉,都可以通过对缓的相对描述而得出。反过来就是:缓脉比微大、比细脉粗、比虚脉有力、比实脉力度弱。缓就成为一个居于相互对应脉象之间的一个中间脉。也就是说,如果我们画一个圆,以缓为圆心,别的脉则散居于四旁。

缓的临床意义:胃气是缓,神是缓,根也是缓。《三指禅》中云:“四时之脉,和缓为宗,缓即为有胃气也。万物皆生于土,久病而稍带一缓字,是为有胃气。(统六脉而言,不得独诊右关)。有神为缓,无病之脉,不求神而神在,缓即为有神也。”

讲了这么多,周氏告诉我们的就是一个标准脉。不浮不沉是位置标准;不迟不数是速度标准;欣欣然,悠悠然,洋洋然,则脉无冲击感,也无乏力感,是力度标准;从容柔顺为脉的柔韧度的标准;圆净分明提示脉来流利清晰,是脉形边界的标准。整个脉的特点是,流畅中庸、无过不及。脉形如此,人亦当平和。然世人或者奔波劳累,或为思虑耗神,加之举止无常,阴阳颠倒。所以平人难找,缓脉难寻。以我多年经验,真正的标准脉是很难碰到的。十几年前,我所在医院的旁边是体育学院。学生之中,倒有一些标准脉。等到这些人开始出成绩,就又是一身病了。但作为临床医生,我们还是要尽量去找这个标准脉,一方面对我们学习中医理论及中医脉诊有极大的好处。另一方面,制造标准脉也是我们这些医生工作的目的。

二、察　独

1. 独的概念

追根溯源,察独这个概念也来源于《黄帝内经》。在《素问·三部九候论篇》中出现“独小者病,独大者病,独疾者病,独迟者病,独热者病,独寒者病,独陷下者病”这样的论述。《黄帝内经》三部九候脉法是遍诊法中的一种,它的诊脉部位遍及全身上中下各处。这样由于人体病位不同、病性不一,在同一时间,诊查这些脉动点的感觉就有可能是不一致的。理论上说,与疾病病灶特别近的脉动点,与其他脉动点的表现就应该有所不同。而且,这个脉动点的变化,就应该与疾病的性质具有关联度。比如:寒气重的地方,局部的血管收缩,血液循环量就会下降,此处的动脉搏动力度会减小,脉动的体积也会缩小。热重的地方,局部血管扩张,血液循环量增加,此处的动脉搏动力度会增强,脉动的体积会变大。在施行脉诊时,医者可以刻意寻找这些与其他部分不同的脉动点,以此判断疾病的病位与性质。在后世的寸口三部九候脉法中,则借用了这个概念。将诊"独"这个方法,引入双手腕部的方寸之地。

2. 独的分类

张景岳《脉神章》曰:"独之为义,有部位之独也,有脏气之独也,有脉体之独也"。意即:具体的关于"独"的含义有:疾病在人体特定部位单独存在的"独";有人体五脏六腑之气偏衰偏盛形成的"独";有一脉之中,在脉的形体之上出现不均匀的变化的独。"部位之独者,谓诸部无恙,惟此稍乖,乖处藏奸,此其独也。"人体部位的"独"的意思是:人的整体状态是好的,没有问题的,只是在部分特定的地方出现问题。这种状态就像是坏人藏在好人之中一样,后世也将这种状态叫做"独处藏奸"。"脏气之独者,不得以部位为拘也,如诸见洪者,皆是心脉,诸见弦者,皆是肝脉,肺之浮,脾之缓,肾之石;五脏之中,各有五脉,五脉互见,独乖者病,乖而强者,即本脏之有余;乖而弱者,即本脏之不足,此脏气之独也。"关于脏腑之气"独"的意思应该是这样的。针对脏气的"独"的含义,并不是特定部位的疾病,而是属于人体整体气机变化的特点。如:所有的脉点脉位,只要见到洪脉就是心气之脉的特征。只要诊脉时见弦脉就是肝气的特征。同样道理,见到浮脉就是肺气的特征,见到缓脉就是脾气的特征,见到沉石之脉就是肾气的特征。这些五脏之气都有自己相对应的脉象。而脉诊之时,脉象与脏气之间是相互对应的。脉象上的那些独立的与众不同的特点,就是有病的特征。那些脉气偏强的,就说明本脏的脏气是有余的。那些脉气偏弱的就说明本脏的脏气是不足的。对脉象与脏气这种相互关系的诊查,就是脏腑之气的"独"。"脉体之独者,如经所云独小者病,独大者病,独疾者病,独迟者病,独热者病,独寒者病,独陷下者病,此脉体之独也。"关于脉的形态之上的"独",就要到脉象的形态上寻找问题,就像《黄帝内经》所说的,脉形的某一个局部变小就是有问题,脉形的某一个局部变大就是有问题,脉形的某一个局部变得速度加快是有问题,脉形的某一个局部速度变慢是有问题,脉形的某一个局部出现热象的改变是有问题,脉形的某一个局部出现寒象的改变是有问题,脉形的某一个局部出现下陷是有问题。像这样一类以脉体的形态改变为主的变化,就是脉体的“独”呀!“总此三者,独义见矣。夫既谓之独,何以有三?而不知三者之独,亦总归于独小、独大、独疾、独迟之类,但得其一,而即见病之本矣。”将此三种叫做“独”的情况进行汇总,我们就能明白“独”的真实含义了。但是既然是叫做“独”,即孤立、孤独的意思,又怎么会出现三个“独”呢?其实,这三个“独”,只是为了说理的区分,在临床之中,还是以脉形脉体的“独”为主。只要能够找到脉形脉体的变化,对其进行分析,就能对疾病的根本进行判断。

3. 脉须重独

在黄宫绣《脉理求真》中提出,脉以独见为真:“病属一理,脉自无二,得其一而脉斯可断矣”。从临床上看,人体得病不是无缘无故的事情,一定有其内在的理由。同样道理,脉象的变化也不是随意的。脉象的变化是随着人体的病理病机而变化的。只要能够找到病理病机,也就找到具体患者脉象变化的内在依据。同理,诊脉的目的也就是去寻找引起脉象变化的病理与病机。“得其脉之独有所见,而脉又可断矣。”在脉象中寻找那种“独”特的,与众不同的变化,就可以对脉象的整体特点进行分析。“盖独之义不一。如有以诸部无乖,或以一部稍乖者,是其受病在此,而可以独名也”。一般来说,关于“独”的认识与定义,前人是有不同看法的。有的人认为,以寸口三部九候而论,整体的脉象脉形是没有问题的,只有一个特定的部位有问题,这个地方所提示的问题就是疾病之所在,这种情况可以叫做“独”。“有以五脏五脉各应互见,而六部六脉偏见一脏之脉者,是其病根伏是,而更可以独名也”。也有观点认为,五脏所属的脉象,都应该在它所属的脉位出现。所以,在左右手寸关尺六部六脉之中,单独见到某一特定脏腑的脉象,就是疾病的发源所在。这个也可以称为“独”。“独义无过如斯。故内经三部九候论,则有独大、独小、独疾、独迟、独热、独寒之谓耳”。所谓“独”的意思差不多也就这样了。所以在《素问·三部九候论篇》中,就有了脉象脉形变化,单独变大、单独变小、单独变快、单独变慢、单独变热、单独变寒这样的说法了。“如独而强者,则为病属有余;独而弱者,即为病属不足。独而有力有神,其脉虽强而不为过”。所以脉象之上,如果单独出现强而有力的脉象,提示引起疾病的是有余之邪。如果，单独出现无力的脉象，提示引起疾病的是不足之邪。如果脉的特征是有力而又有神的脉象，那么就算是脉来的力量过强也不会有太大问题。

很多年以前，在我刚开始学脉诊时，曾在自己的笔记本中写过这样一句话："脉有粗细不匀，高低不平，强弱不等，长短不一"，便是脉形之"独"的最初表述。所谓寸口脉只是人体手腕桡侧的方寸之地。不同的是，此处的动脉搏动不是一个点或一段线，而是具有立体结构。从理论上说，这只是全身动脉的一段，或更精密一点说，这只是桡动脉的一小段，那么它的硬性力度宽度都应该是不变的。但当人真正用手去摸、去按时，就会发现这一小段动脉并不是均一的圆柱体。其上有各种变化。而且，这种变化与人体体质状态，与疾病情况密切相关。所以张景岳才说"而不知三者之独，亦总归于独小、独大、独疾、独迟之类，但得其一，而即见病之本矣"。而我写的这一小段话，则是对脉体这种变化最直观的描述。当然，这绝不是全部。我们诊脉首先要发现不同，然后，要对这种不同进行标准化描述。这里是"紧"了，还是"涩"滞，甚至于说，这个点的变化应该叫做"动(dòu)"脉。这时，我们就可以通过对脉形变化的分析，进一步推论疾病的状态。

三、察相应

1. 脉症舍从

在以往的脉学体系中，有一个著名的公案叫做"脉症舍从"问题。换言之，在临床实践中，如果出现了患者脉象与症状不相符的情况，在此之时，是应该"舍脉从症"，舍去脉象的诊查结果，以症状为准进行治疗？还是"舍症从脉"，舍去症状的诊查结果，以脉象结论为准指导治疗？

明代张景岳在《景岳全书》"从舍辨"中曰："治病之法，有当舍症从脉，有当舍脉从症，凡脉症不相合者，必有一真一假隐乎其中矣"。认为脉症不相符时，必然一真一假。此时，为了真正接近疾病的本源，只能取真而舍假。至于到底舍谁取谁，要具体问题具体对待，先研究研究再说。此说貌似有理，问题是临床上，疾病的表现真的会有一真一假吗？什么是症状，症状是人生病时，人所表现出的一种自然的疾病反应。人感冒了，上呼吸道感染，就会发热头痛全身无力。急性胃肠炎就会腹痛，腹泻，或发热或不发热。这些都是自然而然的事。脉象是什么？正常情况下，脉象就是人体正常的血脉搏动。在诊病时，医者所研究的不过就是人体生病状态下的血脉搏动。反过来就是人体生病所带来的血脉搏动的变化就是医者所研究的脉象。所以叶霖《脉说》中曰："人之禀质，各有不同，而脉应之。如血气盛则脉盛，血气衰则脉衰；血气热则脉数，血气寒则脉迟；血气微则脉弱，血气平则脉和；性急人脉急，性缓人脉缓；肥人脉沉，瘦人脉浮。"认为人体的体质禀赋各有不同，脉象都会与体质禀赋相互对应。这种对应不仅仅是血气上的对应，就连性格体形的异同都会在脉象上表现出来。那么，临床上会不会碰到脉象与临床症状不相符的机会呢？当然会碰到。疾病状态下的这种情况还不少，但却不能从"脉症真假"的角度进行分析。

2. 脉从病机

《脉理求真》中关于舍脉从症举了几个例子。第一个例子是："仲景云：伤寒脉浮大，邪在表，为可汗。若脉浮大，心下硬，有热属脏者，攻之，不令发汗"。认为张仲景提出临床遇见脉浮就应当用表散之汗法。但若遇到，"脉浮大，心下硬"就不能用汗法，而要用攻下之法，以此证明舍脉从症。但如果再思考一下，仅有"心下硬"，是否就能用攻下之法呢？《伤寒论》第205条："阳明病，心下硬满者，不可攻之，攻之，利遂不止者死，利止者愈。"此条看仅靠"心下硬"三字显然不能成为"攻之"的充分条件。只有"脉浮大"加上"心下硬"才能成为使用攻法的充分条件。所以，"脉浮大"反而构成后文中"攻之"的必要条件。因此，此条显然不能成为舍脉从症的证据。第二个例子是："又云：脉促为阳盛，宜用干葛黄芩黄连汤。若脉促厥冷为虚脱，非灸非温不可。"认为张仲景说的脉促为主阳盛之脉，所以要用干葛黄芩黄连汤。若出现了促脉而症状为周身无力、手足冰凉、出冷汗，这时就非得要用灸的方法或用温热处方，才能解决问题。"此又非促为阳盛之脉也。"所以，此处出现了主热的促脉，但不能将病情当热，而应该根据症状，以虚寒立论，用温热之法治疗。但真到了临床，会发现问题不能这么简单来理解。阳盛可有促脉，此脉必定是促而有力。虚寒也可以出现促脉，此促脉必定是弦细无力的脉象。而且，这种虚寒之促脉临床之中，也很常见。第三个例子是："又曰：脉迟为寒，脉沉为里，若阳明脉迟，不恶寒，身体汗出，则用大承气汤。此又非诸迟为寒之脉矣"。这又是《伤寒论》的内容，特点是迟脉用大承气汤的例子。点睛之笔是"非诸迟为寒之脉"。因为理论上，迟是寒邪，所以，不当用大承气汤。但回到临床可知,大承气之迟必是沉实有力之迟。第四个例子是:“少阴病始得之反发热而脉沉,宜麻黄附子细辛汤微汗之。此又非沉为在里之脉矣。”这是脉沉用麻黄附子细辛汤的例子。理论上,沉为里脉,不当用表散之方。点睛之笔是“非沉为在里之脉”。从这四个例子我们可以看到,进行脉症分析的难点并不是舍脉从症的问题。如果将前述四个问题总结一下,就是这几句话:浮脉主表,亦有里症见浮;促脉主热,亦有寒症见促;迟脉主寒,亦有热症见之;沉脉主里,亦有表症见沉。这显然不是脉症从舍的问题,而是如何认识脉象在临床中的特异性表达。如何重新定义与判断相关脉象的临床意义?在清·林之翰《四诊抉微》中就说得明白:“浮脉须知主里”,“沉脉须知主表”,“迟脉应知有热”,“数脉应知有寒”。

3. 相应与不相应

事实上,临床中脉象与症状不相符的情况是经常见到的。对众多前人来说,这并不是谁真谁假的问题。只是说明:病情复杂。很多情况下,出现这种情况恰恰提示病情严重,需要认真分析判断。从《黄帝内经》的观点来看,病情症状与脉象相符的情况叫做病情“相应”,病情症状与脉象不相符的情况叫做病情“不相应”。而“相应不相应”,正是分析脉象、判断病情、预决生死的的重要环节。

《素问·三部九候论篇》曰:“形盛脉细,少气不足以息者危;形瘦脉大,胸中多气者死。形气相得者生,参伍不调者病。”临床中面对病人你要按这个模式来进行分析。看患者的形体,再看看他的脉,看两者之间的关系搭配不搭配。如果说这个病人的形体很壮盛,但是他的脉形却很细,呼吸的气息又变得微弱而不够有力,那么,这个病人的生命就很危险了。形盛脉细这种情况,在竞技运动员身上特别常见。很多竞技运动员外表看,身形很好、肌肉结实,脉象看则是沉细无力。问问他,则一身都是毛病。这就是“相应不相应”原则最简单的临床应用。那么“形瘦脉大,胸中多气者死”是什么意思呢?这是说,患者体型瘦弱,脉象却大而有力,偏偏又有胸闷、气喘的毛病。这样的病人离死就不远了。“形气相得者生,参伍不调者病”,在临床中,我们观察患者的形态、脉象和气息,如果,这些方面得到的信息是相符的:体型很壮实的人,相对脉象就有力一些;体型很瘦小的人,脉象就相对无力柔弱一些。那么这些情况都是相对合理的,就算病情严重,病人都能活下来。“参伍不调者病”,脉象如果往来节律不稳定的话,患者的病情就严重了。如患者久病，诊得大脉，则是病情与脉象不相应，为不吉。

4. 相应与时间

在李时珍《濒湖脉学》中，细脉曰："春夏少年俱不利，秋冬老弱却相宜"，此二句也是"察相应"的笔法。一是指脉象应当与季节相适应。春夏之际，天气日渐温热，则脉象也应日渐浮而洪大。秋冬之际，天气日渐寒冷，则脉象也渐趋沉而细小之。二是脉象当与年龄相应。少年之时，生气勃勃，脉象当有力充盛。年老与素体虚弱之人，身体衰惫，气机不再充沛，其脉象就应偏于小弱无力。这些都是脉象与形体症状相适应的吉兆。若患者脉象的变化与此相反，就说明病情严重，预后不佳。

刘力红《思考中医》中记录了这样一个病案。大概在 1982 年的冬天，其师李阳波先师到朋友家赴宴。饭前，应朋友的要求为她的父亲诊脉。餐后出门时候，李提到她父亲身体有问题，可能夏天会出大问题。并留处方调治。方仅两味药：一味生石膏，一味苏木。熬水以后当茶饮。最后结果是，患者未服药，第二年 7 月脑溢血过逝。关键点是：当时为冬天，患者却出现夏天当见的洪脉。这就是一个典型的季节不相应的例子。

在《濒湖脉学》中，还有类似的内容。如洪脉："若在春秋冬月分，升阳散火莫狐疑"。洪脉其势洪大，来盛去衰，是夏季之时的正脉（正常之脉），其性当属火。其余三季见此脉，则为脉象与季节不相应之象。秋季见洪脉，为火盛克金之象。冬季见洪脉，为火盛侮水之象，阳气不得潜敛。春季见洪脉，则为木火相生，其势炎炎。所以，此三季见洪脉都应以升阳散火为基本治则。提示：脉象与季节是否相应可以直接指导临床治则的确立。

5. 相应与病症

《濒湖脉学》牢脉："寒则牢坚里有余，腹心寒痛木乘脾，疝㿗癥瘕何愁也，失血阴虚却忌之。"提示：临床出现牢脉就是身体内部有冷积的征象。此时的症状应该是，胃脘及腹部怕冷疼痛。多见于疝气、㿗症，以及瘕病等疾病。当然，如果这些疾病见到了牢脉也不用太紧张。因为，疾病与脉象相适应。所以，即使病情比较严重，预后也不会太差。但如果是，"失血阴虚"这样的病症见到牢脉，预后就危险了。因为，属于"失血阴虚"之象，脉应当是浮大无力之象。现在患者出现的是沉实有力的牢脉，这就是脉象与疾病不相应，属于病情危重的特点。

《难经·第十七难》曰:“诊病若闭目不欲见人者,脉当得肝脉弦急而长,而反得肺脉浮短而涩者,死也。”显然,这就是典型的疾病的症状体征与脉象不相应的情况了。这个病证的特点是闭目不欲见人,那么辨证证候就应当是肝气郁结。所以,此时患者的脉象就应该是弦急而长的脉象,符合肝气郁结的诊断。如果,这个时候出现浮短而涩的脉象,这是脉象与证候不相应,就是不好的。更进一步讲,浮短而涩是一个属于肺金的脉象。理论上讲,金克木。这时,患者的脉象与症状出现相克的情况,那么这就是死脉了。所以,对于脉象与证候的关系,不仅要看它们之间相应不相应,还需更进一步看它们之间的生克关系。

在传统脉学理论中,相应不相应的关注点,主要还是疾病的预后。黄宫绣《脉理求真》中就明确提出:“春夏洪大为顺,沉细为逆;秋冬沉细为顺,洪大为逆。”春季与夏季脉来洪大,即是脉象与季节相应,即使生病也不会太重,容易治疗。反之,此二季脉来沉细,即是脉象与季节不相应,即使生小病也会比较麻烦,不容易治疗。秋季与冬季脉来沉细,即是脉象与季节相应,即使生病也不会太重,容易治疗。反之,此二季脉来洪大,即是脉象与季节不相应,即使生小病也会比较麻烦,不容易治疗。“男子左大为顺,女子右大为顺”。一般来说,左手脉为阳,男子左手比右手脉略大为佳,即使生病都比较易治。右手脉为阴,女子右手脉比左手脉略大为好,即使生病也会比较容易治疗。“凡外感症,阳病见阳脉为顺,见阴脉为逆;阴病见阳脉亦为顺”。大凡外感病,病邪从外来属性为阳。如果患者表现为阳热的症候,脉象也属于有力外散的阳脉,这就是疾病向愈,容易治疗的征象。如果患者出现阳热的体征,而脉象则是无力内敛的阴脉,这就是疾病入里加重的征象,是不好的。如果,外感病患者症状出现无力怕冷这样一些属阴的症状,但脉象则趋向于有力这样偏阳的脉象则是病情向好的表现。提示,患者的症状当从里透表,病情向愈。“内伤症,阳病见阳脉为顺,见阴脉为逆;阴病见阴脉为顺,见阳脉为逆也。”一般的内伤性疾病,如果见到阳热的症状,脉象也是有力的阳脉,说明症状与脉象相应,是吉兆,提示病情向愈。若是有阳热的症状,但脉象却是阴柔无力的阴脉,说明症状与脉象不相应,提示病情会向严重转归。如果,内伤病见到属阴的怕冷无力的症状,而患者脉象也是沉弱无力的阴脉,说明症状与脉象相应,是吉兆,病情向愈。如果,临床见到患者症状是偏于阴冷的症状,但脉象则是有力洪大的阳脉,就说明病情严重,预后不佳。

第六章
寸口三部诊法

在美国讲课时，给刘大夫的夫人诊脉，判断她十二指肠有问题，而且以十二指肠溃疡的可能性为大。刘大夫说她夫人十年前得过非常严重的十二指肠溃疡。后来吃了很长时间西药才好。那么，她病好了吗？病好了，但只是西医的病好了，症状好了。从中医的角度讲，病还在。否则我怎么能凭脉摸出来？这个病内在的病因还在，只是被西药压住了。如果以后该患者因为劳累而抵抗力下降，或者忧思过度，这个病还有复发的机会。这个诊断具有明显的定位诊断的内容。前面提到的那个乳腺癌病人，我当时依脉诊断她有胃炎，这也是一个定位诊断。

这种定位诊脉，既然对诊脉的结果可以用解剖的语言来表达，则其必然与解剖的理念相关，也必然与寸口脉的三部分类密切相关。但我们的寸口三部诊脉法，真的具有明确的定位定义，具有非常确定的临床分析规范吗？真的是无可质疑的吗？显然不是。前边已经提到，古书中对寸口脉中寸、关、尺三部的定义就有不同观点，定位也有不同的观点。表面上看，这都只是一种理念上的争执而已。从临床的角度来说，医者的三个指头无论怎么放，都需要在具体操作中达到理论与实践的统一。很多书上都说“高骨定关”，意指将医者的中指，对应患者手腕外侧的高骨，食指、无名指依次排列即可。实践中，采用这样一种布指法，我的第一感受就是“不舒服”。当然，这个布指方案也难将临床结论与各种书籍中的理论部分完美结合。通过对寸口三部诊法从源头进行分析整理，我才发现了问题之所在。终于使自己的临床实践与前人的认知理念得到统一。故此认为，寸关尺的三部定位与分析，也是脉诊学习的重点。当然也是难点，因为这牵连到我们对寸口三部脉法基本概念的厘清。

一、《黄帝内经》启蒙

《素问·五脏别论篇》

气口何以独为五脏主？胃者水谷之海，六腑之大源也。五味入口，藏于胃以养五脏气，气口亦太阴也。是以五脏六腑之气味，皆出于胃，变见于气口。

【语译】气口脉为什么成为诊查五脏（肝心脾肺肾）最重要的部位？胃是水谷精微聚集的大海，是六腑气机生化的本源。各种食物进入口中后，收藏于胃府，通过胃肠的腐熟与消化，藏养五脏。气口也是属于手太阴肺经的穴位，（肺主五脏六腑之气），所以，五脏六腑的气机，都是从胃腑出发，最后变化而表现于气口。

【释义】这段文字说的是气口脉的重要性。讲述了在气口诊断五脏六腑之气的机制。一是寸口脉是胃气变化外达的地方。因为胃气腐熟食物而化生出水谷精微，这些水谷精微之气，是六腑气机运化的源泉，五脏之气的营养。故此，也可以认为，诊气口可以诊断五脏六腑气机的变化。二是气口在手太阴脉上，是手太阴肺的脉搏跳动点。因为肺主一身之气，故寸口也可诊查五脏六腑的气机。最后明白地说明，五脏六腑的气机是从胃气所发出，变化转移后，才从气口表达的。

这里边难以理解的是"变见气口"四个字。我们前边提到了，手太阴肺脉点是太渊，即气口，手阳明脉为合谷，都与胃气没什么关系。那么，这里的逻辑关系是这样的：足阳明胃脉与手阳明大肠脉皆是阳明脉，且胃与大肠有相互承接的关系，所以手阳明脉的脉口合谷与足阳明相关。合谷脉与太渊脉都在桡动脉上，太渊脉与合谷脉有承接关系。我们脉诊中所谓的斜飞脉，就是气口不从太渊脉出，斜向外上，从手阳明经向合谷的方向发出。故《黄帝内经》总结性发言："五脏六腑之气，皆出于胃，变见于气口"。怎么样，这一段理论其实是很勉强生硬的，完全是为了解释而解释。

《素问·平人气象论篇》

欲知寸口太过与不及，寸口之脉中手短者，曰头痛。寸口脉中手长者，曰足胫痛。寸口脉中手促上击者，曰肩背痛。

【语译】怎么样才能知道，寸口脉气的太过还是不及，都有什么样的临床价值？寸口脉摸着短的，就会出现头痛。寸口脉摸着很长的就是小腿以下痛，寸口脉摸着有抬举感的就是肩背痛。

【释义】桡动脉在手腕部从近心端向远心端，是从深出浅，故“中手短者”当是寸脉有力，而尺脉则因沉而无力不易摸到，而形容为短脉。这种情况提示郁热在上故头痛。“中手长者”，则是尺脉长而有力，这是湿热困于下，故曰“足胫痛”。这里已经很明显地分寸尺为头足了。至于“中手促上击”者，则肯定是脉浮大。但有仅是脉浮而有抬举感，与脉浮大且向寸上方冲击，这两种解释。不论何解，都有可能出现肩背痛，而且这种分析也与寸口三部九候分类相合。故曰：《黄帝内经》寸口脉法不言三部九候，而三部九候自在其中。

《素问·脉要精微论篇》

尺内两傍，则季胁也，尺外以候肾，尺里以候腹。中附上，左外以候肝，内以候膈；右外以候胃，内以候脾。上附上，右外以候肺，内以候胸中；左外以候心，内以候膻中。前以候前，后以候后。上竟上者，胸喉中事也；下竟下者，少腹腰股膝胫足中事也。

【释义】这一段前边已经反复提到，首先是定位诊断，文中所述各个脏腑通过“上、中、下、内、外”有了明确的定位。其次是解剖定位，是说脏腑组织上下左右的承接，与解剖位置相当。但这个位置属于中医实践学的内容。如按解剖学的认识，肝横贯人身之左右，而又以右侧为多，而本论肝在左。一般解为此为肝气而非为肝脏。奇怪的是，胆囊附于肝脏，在人身中轴线之右。同理诊脉时，诊胆囊炎则在左手肝脉之内。同样的，脾脏在人体的左边，脉法脾则在右手之脉，但手关脉之内侧则是十二指脉。所以只能说这是中医的道理了。再次，则是人体全息定位，这个分类定位法，不仅仅是所谓的中医五脏六腑定位法，更是全息定位，也就是说，其中包括了胸喉股胫等四肢百骸的内容。故说是全息定位。

这一段文字的问题则是：只有分类，没有位置。也就是说，口口声声说的定位诊断只是各个组织器官在脉管上理念中的相对位置，却没说这个脉的具体定位在哪里，更没法说这个五部（上竟上，上附上，中附上，尺，下竟下）在人体上的什么位置。而这种脉分上下五部的定位法，与后世三部定位法也不是完全一致。

所以，《黄帝内经》中的内容，对于后世寸口三部九候脉法的意义仅仅只是启蒙。

二、《难经》述之

《难经·第一难》

寸口者脉之大会,手太阴之动脉也。人一呼脉行三寸,一吸脉行三寸,呼吸定息,脉行六寸,平人一日一夜,凡一万三千五百息,脉行五十度,周于一身,漏水下百刻,荣行阳二十五度,行阴亦二十五度,为一周也,故五十度复会于寸口。故寸口者,五脏六腑之始终,生死吉凶,皆可决之也。

【释义】将这段文字与前述《素问·五脏别论》中的内容比较,差别就大了。同样是讲:寸口脉很重要。《难经》的理由是从气血运行讲起的。《难经》中认为,呼吸是血脉运行的原动力。人体是利用呼吸之气鼓动血脉运行。肺主呼吸,这样手太阴肺脉的运动,既是血脉运行的开始,也是血脉运行的终点。作为手太阴脉的原穴,太渊脉就成为这种气血运行的出发点与目的地,即寸口。所以寸口脉是很重要的,我们可以从寸口脉判断五脏六腑气血的变化,判断疾病,预决生死。这是从肺主荣卫气机的角度来阐述寸口脉的重要性,比从胃气讲寸口的重要性,说"水谷之海""五味入口"要顺畅得多。当然,如果从《素问·平人气象论篇》出发,诊虚里,查宗气之动应于脉,讲胃气的重要性也很不错。但要从此就联系到寸口,路径就长了。

从这几段文字的比较可见,"独取寸口"这个认识,不是从一条实践途径发展过来的,而是从不同实践路线,通过不同的理论认知汇聚到这个点上。这也从另一个方面提示,"独取寸口"是实践的必然。

《难经·第二难》

难曰:脉有尺寸,何谓也?

然:尺寸也,脉之大要会也。从关至尺是尺内,阴之所居也。从关至鱼为寸内,阳之所治也。分寸为尺,分尺为寸。故阴得尺中一寸,阳得寸中九分,尺寸始终一寸九分。故曰尺寸也。

【语译】尺寸的定义与分布,是脉诊中非常重要的概念。从寸口脉的关位到肺经的尺泽穴这一段叫尺内,是阴气所寄居的地方。从寸口脉的关位到手大鱼际的下边叫做寸内,是阳气所治理的地方。把寸内像尺寸一样的分为十份,把尺内也分为十个一寸寸的等份。这样,从阴中(尺内)取出一寸,从阳中(寸内)取出十分中的九分,合尺寸的头尾一共得到一寸九分。所以说诊寸口脉的重点是尺寸。

【释义】这段话着重提出了尺寸的概念。文中出现了“关”,但“关”只是为了表述尺寸的方便,从而引出的一个从属概念。这里关前九分为寸,关后一寸为尺,合为一寸九分,关有一个定位,但没有自己的地界,所以它是没有独立意义的。

《难经·第三难》

三部者,寸关尺也。九候者,浮中沉也。

【语译】(寸口)三部九候中的三部,就是寸口脉中的寸关尺三个部位。九候是指的寸关尺三个部位各有浮中沉取,三三得九,成为九候。

【释义】这里的关脉突然成了一个与寸尺地位相当的概念,但又未能明确定义。在《难经》中,很多讲了脏腑的分配,但没有明确地讲关的地位分布,没有给关地位分野。没有地位分野,关脉又如何分配五脏六腑,如何分配十二经络?问题是《难经》中还真分配了脏腑组织给关。

《难经·第三难》

上部法天,主胸以上至头之有疾也。中部法人,主膈以下至脐之有疾也。下部法地,主脐以下至足之有疾也。

【语译】三部中的上部效法于天之气,主人的上部之病,故主胸以上一直至头部的疾患。三部脉中的中部效法的是人之气,主人身的中部之疾,故主膈以下乃至于脐部之间的部位所有的疾患。三部中的下部效法的是地之气,主人身下部之疾,故主脐以下一直到足部的疾病。这里明确给关部分配人身的对应部位。

【释义】从《难经》来说,有了明确的寸关尺三部定位。但寸尺有自己的概念,有专属的地域,有对应的脏腑观念,故尺寸是完整的脉诊部位观念。关脉,有概念但只是个从属概念,有脏腑的配属关系,但没有自己的地域分野。所以我说:关脉有部位,没地位。从字的本意讲,关者,“关隘”也,所谓山河险阻出入之处。或者说就是“关口、要塞”,是“门”的意思。它的本意也只是一个点,一个分界,是没有地域属性的。这也提示了中医脉诊中的各种概念与诊断方法本身就是渐进与发展的。问题是,前人尊古,于是这个问题对脉诊中的分指定位带来了极大的困惑。那么,在后世脉学的发展中,如何解决这个问题,将成为一个很重要的任务。

三、伤寒承之

在《伤寒论·序》中明言“撰用《素问》《九卷》《八十一难》《阴阳大论》……”一般认为此《八十一难》即是现今之《难经》。从《伤寒论》的内容看，其中部分与《难经》同，但也有很多内容是上承《黄帝内经》而变化之，有所发展，有所突破，形成了独特的特色。《伤寒论》中却没有明确说明，五脏六腑在寸关尺的定位分配。反而提到“观今之医……按寸不及尺，握手不及足，人迎、趺阳三部不参”，可知当时正是从遍诊法向独取寸口法的过渡期，而此句话也定有所指。

《伤寒论·辨脉法》第十五条

问曰：脉病，欲知愈未愈者，何以别之？答曰：寸口，关上，尺中三处，大小，浮沉，迟数同等，虽有寒热不解者，此脉阴阳为和平，虽剧则愈。

【语译】如果用脉来诊查疾病的状态，想要判断疾病有没有痊愈的可能性，如何判断？回答说，在脉的寸口、关上、尺中三部，分别诊查。如果脉的脉形大小，脉位的浮沉，脉速的迟数都同等者，即使是还有恶寒发热的症状，这个脉象已经是阴阳平和的。尽管病情还比较重，但也会痊愈。

【释义】此处，明确有寸关尺三部的分类，但是没有对三部部位所在及其与脏腑相关联的阐述。临床使用是分别诊查寸口、关上、尺中这三部部位的形态，描述法用的是大小、浮沉、迟数。所以，此时尽管已经分出了寸关尺三部，但张仲景对这种分类法的临床价值有疑问。在《伤寒论》中这种分类，仅是对疾病发展的趋势与疾病的性质进行判断。

《伤寒论·辨脉法》第八条

阳脉浮大而濡，阴脉浮大而濡，阴脉与阳脉同等者，名曰缓也。

【语译】阳部的脉浮取盛大而绵软不硬，阴部的脉也是浮脉而有盛大不躁之象，阴部的脉象与阳部的脉象，脉势相当，力量等同的，叫做缓脉（正常脉）。

【释义】如果仅说“阳脉、阴脉”，我们既可以用浮沉概念来解释，也可以用寸尺关系来解释。但既然都出了浮脉，则此处之“阳脉、阴脉”概念必然用的是《难经》“从关至尺是尺内，阴之所居也，从关至鱼为寸内，阳之所居也”中的阴脉与阳脉的观念，此处中只有尺寸的地位，而关是没有地位的。

在《伤寒论》中，首先是寸关尺的名字改了，改为寸口、关上、尺中。其次是诊脉的目的变了,是为了研究表述疾病的发展趋势,而不是为了给疾病定位。第三,寸关尺的三部分类法不是唯一的分法,也不是唯一的命名。出现了以阴阳分脉的两部分类法在临床中的实践运用。所以,笔者以为,张仲景所看到的《难经》与我们现代所看到的《难经》不是同一个版本。当然,仲圣的脉法也是对前人知识学习提炼之后自成一家。所以,《伤寒论》中的脉法,重视病气上下、进退、出入的趋势。对脏腑分类则以脉感及浮沉分类为主。

四、《脉经》乱之

现在回头看,《脉经》是一本很好的书,但也有很大的问题:这就是,《脉经》并不只是一本书,而是王叔和对之前脉书的汇编。如《脉经》中比较明确提到的有《扁鹊脉书》《青乌子脉书》等,当然还包括《黄帝内经》《难经》《伤寒论》《金匮要略》的内容。其间,还有一些相互重复的地方。现在看来,很多内容甚至早在《马王堆医书》中都能找到相关的证据。将这样多的素材放在眼前,如果王叔和临床能力有限,无法驾驭这些资料,那么出现这些混乱就是正常的。

《脉经·分别三关境界脉候所主第三》

从鱼际高骨却行一寸,其中名曰寸口,从寸至尺,名曰尺泽,故曰,尺寸。寸后尺前名曰关。阳出阴入以关为界,阳出三分,阴入三分。故曰三阴三阳。

【语译】从掌后鱼际的部位,向高骨的方向,选取 1 寸的位置叫做寸口。从寸口再往下一直至尺的位置叫做尺泽,所以合到一起就叫尺寸。寸的后边尺的前边叫做关。阳气外达与阴气内敛就以关做为界线。阳气从此外达三分,阴气从此内入三分,所以就叫三阴三阳。

【释义】这一段文字给出了关的标准定义。关就是关口、关隘、分界线的意思。问题:一是寸口是一寸,但在《难经》中寸口就只有九分。还有就是,最后一句:"阳出三分,阴入三分,故曰三阴三阳",在此处则显得不伦不类。因为所谓的"三阴三阳",早就是一个物有所指的定义,或是经络的统称,或是疾病的证候分类。所以此处必是"错简,衍文"。如果将此五字除去意义就明显了。"阳出三分,阴及三分"就是给"关"分配了地界。按此处寸为一寸,则分:寸口七分,关上六分,尺中六分,合为一寸九分,则与临床情况大致相当。

寸主射上焦，出头及皮毛竟手。关主射中焦腹及腰，尺主射下焦少腹至足。

【语译】寸脉主要是投射了人体上焦的组织器官，包括头面部、头发及最终到达上肢及手。关脉主要是投射了人体中焦的组织器官，包括从腹以及腰的部分。尺脉主要是投射下焦的组织器官，从下腹向下一直到脚。

【释义】寸关尺三焦的分类到此才得以明确。各有名称、分部、所主。而其中“射”字所用最妙，既可以传气韵，也可以明病位。与后世全息（全息照相也是投影）之论，实是异名而同出也。

《脉经·辨尺寸阴阳荣卫度数第四》

脉有尺寸何谓也？尺寸者，脉之大要会也。从关至尺是尺，内阴之所居也。从关至鱼为寸，内阳之所治也。分寸为尺，分尺为寸。故阴得尺内一寸，阳得寸内九分，尺寸始终一寸九分。故曰尺寸也。

【释义】这段文字，明显是从《难经·第二难》所来。此处以寸为九分，与前边寸口一寸语意不同，故可考虑来源不同。

从前两段文字来看，看似大同，实有小异。也就是说《脉经》同时采信了：关脉是有具体大小的，长为六分；与关是没有长短大小的，这两种相互对立的观点，而不加解释。这种区分自然会给后人明确寸关尺三部分类带来变数。

《脉经》中所提出的投射概念，明显出于《黄帝内经》“上竟上……下竟下……”一段文字。将寸口脉五段分类，利用上中下焦的理念，重回三段分类。这样的三焦投射概念较全息概念更容易让人接受。它对关脉的解释自相矛盾，则使后人不知所从。故曰：《脉经》乱之。

五、朱子疑之

在脉学名著《三指禅》中有一句话：

晦庵朱子跋郭长阳医书云：予尝谓古人之于脉，其察之固非一道也。然今世通行，惟寸、关、尺之法为最要……然考诸书，皆无的论。惟《千金方》内，以为寸口处，其骨自高。而关尺由是而却取焉。

【语译】（宋朝理学大家）朱熹先生在给郭长阳写的医书作跋时，说道：我（朱子自言）过去就认为古代医家查脉诊病的方法，本来就不是只有一种办法。然现在所最为流行的方法，还是寸口脉的寸关尺三部诊脉法……但是考察了很多书，却发现对这种诊脉法的具体诊法及部位，没有一个确切的结论。只有孙思邈的《千金方》有言,认为寸口这个地方的骨头自然就会高起。而关脉与尺脉都依托它依次而取。

【释义】朱熹是不懂医的,但明理学,会读书。从此,可看出他不但爱读医书,而且还能读明白。对于"脉诊"的方法,朱老先生看出这里藏有很混乱的局面,并给出一个线索《千金方》。同时他也认为,高骨在寸关尺三部定位上很重要。最后一句是"而关尺由是而却取焉",其意最堪玩味。这里的关键字是"却",如果我们随口读过,则"却"就是语气助词,没有任何意义。这句话的意思就是以"高骨定关脉,关脉的后边就是尺脉"。如果将其重读,前后加两个句逗点,就变成了动词。整理为"而关尺由是,而却,取焉"。则就不是将高骨所在当成关脉,进而再取尺脉之意了。而是,高骨的后边者是关尺脉。如何取舍,再看《千金方》的线索。

《千金方·五脏脉所属》

心部在左手关前寸口,肝部在左手关上,肾部在左手关后尺中。

肺部在右手关前寸口,脾部在右手关上,肾部在右手关后尺中。

【释义】这个意思已经很明确了。心部定左寸,肝定左关,肾定左尺。肺定右寸,脾定右关,肾在右尺。意思是明白的。问题是:关前,关后的这个"关"与"关上"是不是一回事?我们说可能是一回事,也可能不是一回事。从《伤寒论》《难经》与《脉经》中这几个词出现的位置,总是有些不明不白。

六、《脉诀》明之

这里的《脉诀》特指《王叔和脉诀》。然名为王叔和,而实非王叔和的作品,前人辨之明矣。按巢元方《诸病源候论》所指,是五代高阳生作《脉诀》而伪托王叔和之名。书中列七表八里九道之名,多为人所诟病。但是世人又有"《脉诀》出,《脉经》隐"之语。可见本书也有一得之见。其一,高阳生是临床医家,知识经过时间的考验,在实践上还是很有用的。其二,《王叔和脉诀》的形式很好,特别便于背诵。如"左手心肝肾,右手肺脾门"便出于本书。他对这个问题的表述如下:

掌后高骨号为关,骨下关脉形宛然,以次推排名尺泽,三部还须仔细看。

【语译】掌后高骨指代为关,高骨的下边就是关脉,按照次序,再向下推排就叫尺泽。这就是寸关尺三部的分类,诊脉的时间应该认真仔细地推查。

【释义】高骨定关是没有问题的。骨下关脉就有问题了。还是刚才那个问题:关与关脉是否一致?也许一致,也许不一致。但这个问题,如此明显地反复出现,就是问题,提示古人对这两个概念一定很明确。第二个问题,“骨下”做何解?我们知道高骨是界定寸口脉位置的依据,那么,“骨下”到底是高骨的内侧面,还是高骨的下边(或曰:是高骨的近心端)?

关前为阳名寸口,关后为阴直下取。阳弦头痛定无疑,阴弦腹痛何方走?阳数即吐兼头痛,阴微即泻脐中吼。阳实应知面热风,阴微盗汗劳兼有。阳实大滑应舌强,阴数脾热并口臭。阳微浮弱定心寒,阴滑食注脾家咎。关前关后辨阴阳,察病根源应不朽。

【语译】关的前边属于阳的部位,叫做气口。关后属于阴的部位,依次向下查取。阳部出现弦脉一定会出现头痛。阴部出现弦脉就会见到病人腹痛。如果阳部脉出现脉数,就会出现呕吐,甚至还有头痛。阴部脉出现微细无力的脉象就会腹泻肠鸣。阳脉实大有力,就知道病人有头面灼热,甚至有热势走窜的感觉。阴脉微小就会有盗汗、房劳这样的问题。阳脉实大而且有滑象,则有(心火)引起的舌头转动不利。阴脉的部位偏数就会有脾热的表现,从而出现口臭。阳位的脉细而无力,患者一定会有心前怕冷,阴部的脉出现滑象,就是食欲下降兼有腹泻,这都是脾虚夹湿的原因。临证之时,从关前关后分析阴证阳证、阴位阳位,可以诊察疾病的根源,而这个方法也可以永远流传。

【释义】这一段的关键是以脉位的阴阳,断病性的阴阳。但里边也套进疾病病位的诊查。分析一下可以看到:高骨定关。关前为阳,主头、面、舌、心。关后为阴,主腹痛,脐痛,脾热。我们说,左手心肝肾,右手肺脾门,可知关脉所主的脾在关后属阴。结合上边两段文字,这样我们得出了一个重要的观念。“关”与“关脉”是两个概念。“关”是阴阳脉位的分界线,高骨定关,关就是高骨的另一个名字。而“关脉”则是三部九候中的一部,是脉的一段。关脉可以对应人体相应的组织器官,属阴,在“关”的位置的后边。再向后边推衍排列就是尺脉。这样,我们就可以知道“关”这个点在寸脉与关脉之间。同理,“高骨在寸脉与关脉之间”。如果走向临床,就会发现这个观点是正确的。

七、小　　结

本章回顾了“寸口三部九候脉”发生、发展、转化的沿革。可见中医知识本身就不是某个神人、圣人，甚至于外星人，突然一下变出来的。是我们祖先，从临床实践中一点点积累出来，又从认识论上一点点发展过来的。在《黄帝内经》的时代，人们认识到"寸口脉"是个立体的结构，并提出了全景式的、解剖投影式的脉诊分析思路。在《难经》与《伤寒论》时代，古人进一步丰富了"寸口脉法"的知识，是寸口三部九候脉的承接演化期。在《脉经》时代才确定了"寸口脉法"在脉诊诊断中的主导地位。在高阳生《王叔和脉诀》与孙思邈《千金方》中才真正确立了后世"寸口三部九候脉法"的形态。那么，现在看寸口三部九候就有两种方法。一种是用这种方法明病理、明病势，此时使用三部九候脉法，只需要对三部进行大概而粗略地分类。如果想用解剖的思路，利用三部九候的方法判断疾病的病位病性，那么三部九候就需要做明确的定位界定。而关于这种定位的方法，也必然合乎于"生物全息律"的规定。

本文通过对"射"字的分析，明确了"三部九候"的诊断理念在"寸口脉法"中的表达形式。通过对"关"字的含义与演化的分析，进而提出"关"有两个含义：一是"关界、关隘"的关，一是包括含脏腑观念的地域的关。而对关这两个概念的歧义，进而区分了诊脉的目的，是为了对疾病的定性，还是定位。文中还通过对古人文字的分析提出"高骨在寸脉与关脉之间"的观点，对"寸口脉法"的布指确立了标准。最后，想以张颖清先生的一段文字结束这一章："脉诊是中国人所发明的另一种全息诊断方法"，"脉诊部位分为前、中、后，正好分别对应人体的上、中、下这样的全息对应关系。"

第七章
外感脉辨

世云仲圣者,必言《伤寒论》如何如何。因为仲圣在《伤寒论》中建立了六经辨证体系,所谓398条,113方,为后世处方用药立下规矩。或曰:《伤寒论》为外感之专书,则为非。其实,诊治内外妇儿之法,皆可从《伤寒论》化出。师门谓:《伤寒论》者,以伤寒赅治杂病也。临床所见,外感病最多。外感病之中,兼杂症也最多。现代常见的,如慢性支气管炎急性发作、慢性肾炎后感冒、心血管疾病后的感冒等。所以一个中医医师,能够顺利地治疗各种感冒,在杂病治疗中也会效果很好。在传统典籍中,对外感的论治已经有了丰富的知识。在《难经·五十八难》中提出"伤寒有五:有中风,有伤寒,有湿温,有热病,有温病"。从这个概念出发,广义伤寒已经是各种外感病的总称。如《素问·热论篇》说:"今夫热病者,皆伤寒之类也。"但从现代的观点,则六淫为"风、寒、暑、湿、燥、火"。本文则以《难经》为主干明辨之。

一、六淫脉辨

《难经·第五十八难》

中风之脉,阳浮而滑,阴濡而弱。伤寒之脉,阴阳俱盛而紧涩。湿温之脉,阳濡而弱,阴小而急。热病之脉,阴阳俱浮,浮之而滑,沉之散涩。温病之脉,行在诸经,不拘何经之动,各随其经之所在而取之。

【释义】此节是外感病脉论之总纲,独缺燥邪,笔者为之补齐。

中风之脉,阳浮而滑,阴濡而弱:一解阴阳为尺寸。寸脉浮而滑,浮为病邪在表,滑为气盛。尺脉濡而弱,濡为收敛不及,弱为正气不足,风性疏散之象也。故为中风之脉。另一解则从浮取浅取为阳,沉取深取为阴,则也可解通。方用桂枝汤、加味香苏散外散风邪,内敛正气。邪去正复,则病解脉回。

伤寒之脉,阴阳俱盛而紧涩:此处阴阳解同上文,可以用尺寸为阴阳,也可以指浮沉为阴阳,二解皆通。若以尺寸为阴阳。则本脉寸尺皆有力,而有拘急之感,甚则有不流通之象。脉盛有力,为邪气实。脉紧为风寒外中之象。此处之涩非是血少气盛,而是不流通,盖寒主收引也。方用麻黄汤,麻黄散寒,桂枝温中,北杏利气,甘草和中。脉、证、方统一,病有转机。也可用麻黄附子细辛汤,主要是根据邪正表里虚实之间的比例与虚实来确定选取何方。

湿温之脉,阳濡而弱,阴小而急:阴阳解同上文。濡为湿邪,弱为正虚,这个脉象可以出现在寸脉,也可以出现于浮脉,总是湿邪侵入,郁于肌肤之象。脉形细小是正气不足,外达无力,脉急是阴邪之象,这种征象可见于尺,也可见于沉取之时。总之是湿邪中人,阳气困郁不得升发之象。如此脉象总是湿重热轻。往往夹寒,当用温散,方用羌活胜湿汤,药用羌活、独活以散外中之湿,白蔻仁、春砂仁化内生之湿。如果湿郁化热,当用三仁汤。

热病之脉,阴阳俱浮,浮之而滑,沉之散涩:此处前后文义相联系,阴阳只能是指尺寸言。此处之阴阳俱浮就是整个脉形,从寸到尺都是浮大之象。这就是火曰炎上最直接的表现。脉来有滑,是气行鼓动之意。“沉之散涩”,则有问题了,按说涩则气盛血少,血分相对不足。然夹散,则是气血两虚,正气失制之象。故此处脉象,浮滑沉涩,则是气盛于外,津伤于内之象。按说热邪之致当用白虎汤,而此等之脉则是白虎加参汤的脉候。

温病之脉,行在诸经,不拘何经之动,各随其经之所在而取之(桑菊饮,银翘散):这里说温病的特点,一是病邪在表,二是病发随经。我们在后世温病学派中学习,“温邪上受,首先犯肺”,也学过“温病之邪,从口鼻而入”。肺开窍于鼻,所以温邪首先入肺系,是没问题的。而从口而入的就首先入心系了,再遍传诸经。本句则言,“行在诸经”,说明温病不是一经而传。然不论何经,皆从上焦而入。那么从两个典型处方入手。银翘散:金银花、连翘以清解表热;牛蒡子,清咽利喉;桔梗,载药上行;薄荷、荆芥辛凉透表;竹叶清心;芦根入心胃;甘草调和诸药。桑菊饮:桑叶、菊花皆从肝气;桔梗、杏仁调肺气;芦根清心;薄荷、连翘解表。从这个处方可以看到,二方皆从上焦下手,而趋势不同。银翘散,从心入胃,脉象是从左寸之心以入右关之胃。桑菊饮,从肺入肝胆,脉象是从右寸之肺斜向下入于左关之肝胆。合前言则知温病之病非止一经,温病之法非止一方,要在得宜,随经处方。

燥邪之脉,当浮大夹涩(此句为作者所加):前文已经讲过,紧而夹涩,则为寒邪,因寒郁而气血不流通之故,非是燥邪。燥邪中人,脉当浮大,外邪入中,从表入里之象。燥邪伤津,津亏血涩而脉的流动感不足,则见涩脉。若脉微见紧,为凉燥,方用杏苏散。若单纯脉大,则为温燥,方用桑杏汤。

二、浮 脉 辨

浮脉是临床中最常见的脉象之一。一般都认为此是外感之象。并且认为取浮脉之法，是将按手指探取的深度分为三层，则最表浅的一层为浮。这种观点与《黄帝内经》:“三菽为浮，九菽为沉”之意同。《难经》:“浮者，脉在肉上行也”，与此则大同而小异。后世崔嘉言《四言脉诀》宗其言指：“浮脉法天，轻手可得，汎汎在上，如水漂木”，当是以部位论浮脉。又言：“浮紧风寒，浮散虚剧之”，前一句以浮论位置，紧论脉的紧张度，当无问题。后一句浮散同论就有问题了。

王叔和《脉经》则认为：“浮有轻取微散”之意。可见在《黄帝内经》中浮脉仅仅是对诊脉位置深浅的表述，《脉经》中又增加了对脉形边界的改变，此时的浮脉就成了兼具脉位、脉形的复合脉。

如果回到《内经》时代看，《素问·玉机真藏论篇》:“帝曰：善。秋脉如浮，何如而浮？岐伯曰：秋脉者肺也，西方金也，万物之所以收成也，故其气来，轻虚以浮，来急去散，故曰浮，反此者病。”从这段文字可以看出浮的特点是“轻虚以浮，来急去散”。就是说浮应该有三个要素：第一是位置之浮取，第二是力度较弱，第三是来急去散。

从这三段文字看，王叔和与崔嘉言之论已经矛盾了。崔言之“浮散虚剧”之“散”，在叔和之论中本身就已经是浮了。《濒湖脉学》曰：“散脉，大而散，有表无里”，散脉本身就有表浮的意思。此处，再加一个浮脉，则为多余，即知其论必有矛盾之处。

若从《素问·脉要精微论篇》之言，“浮而散者为眴仆”浮散同出，当以叔和为非。前贤张景岳《杂证谟》:“脉诊浮而略有收束之意方是风，紧则有寒，大数为风”，则提示：浮是脉的浅出部分。可知浮脉至少有两个概念：一是浮取所得之特定脉象，一是脉的浅取部分。如果从脉象分析的角度出发，当以脉象轻取定为“浮”。此定义对疾病的分析更为有利。

浮脉辨证：浮紧为有风寒，以三部分之，寸主气为卫，关主血为荣，尺为在里。若浮紧脉在寸，病在气分，当用麻黄汤以散。若浮紧在关，病在血分，当用桂枝汤宣通。浮紧在尺，风寒束表入于足太阳膀胱经，当用败毒散通一身之表。若脉浮紧，而尺脉略沉，则当用桂枝加附子汤。浮洪为风热，寸脉浮洪当用银翘散之凉散，此症又当有头痛。左关脉浮洪，当用桑菊饮之通透，以达少阳经气。热性上浮，若兼尺脉浮大者必有积滞，宜防风通圣散，表里双解、上下宣通。单纯尺脉浮数，必是膀胱有热，当用二草丹以主之。

三、表 里 顺 逆

张璐《诊宗三昧》

外感之脉，有力为顺，无力为逆。内伤之脉，无力为顺，有力为逆。

外感之脉，“有力为顺，无力为逆”。外感之病，是外邪从外入里。脉来有力，说明正能抗邪，御敌于外，故为顺。若见无力，是正气鼓荡无力，正不胜邪。浮沉是病位，正邪相争之地。有力为实，是正气有力。正气抗邪于外故为顺，此时脉当浮。无力为虚，正气不足，无力抗邪，邪气将深入，则脉当由浮转沉。“内伤之脉，无力为顺，有力为逆”。内伤之病，以虚为主，无力之脉，是脉证相当，故为顺。内伤之脉有力，有力为实。是邪积内生之象，故为逆。又，痰气积聚之于内，脉来有力，说明正气未损，可任攻伐。病可攻下而愈之。无力之脉，正气已衰，不任攻伐，只可徐图故为逆。

第八章
脉 学 解 惑

前文已经讲过，脉诊之书汗牛充栋，然概念不一、手感不明。作者各抒己见，相互之间攻伐不定。以理论之，各人之论皆从自心而出，可谓皆真而无假；以各人水平而论，则有善于更善之异。所谓歧路亡羊，若初学者见此，莫不晕头转向。或有视脉诊畏为难途、舍而不论者；又有半中不西，妄指脉诊为鬼怪神异者。我意以为，不必责怪他人，但须责于己身。因著此篇，将脉诊之理反复辨析。既是明理，更是示范诵读脉诊之书的大法。

一、滑 涩 脉 辨

什么叫做滑脉？什么叫做涩脉？我想对于一般的脉学研究者来说，这都不会是个太大的问题。滑脉的感觉是：如盘走珠。是说，滑脉的感觉就像一个瓷盘中放了很多珍珠，在那里滚动流转。意即，滑脉在指下的感觉是清晰明润光滑流利。当然，滑脉的主病也没太大异议，主要就是主痰湿食滞。涩脉的典型感觉是：轻刀刮竹。是说，涩脉的感觉就像用刀刃轻轻地刮细竹条，那种微微震颤，绵绵不绝的感觉就是涩脉。涩脉的主病主要是气滞血瘀，也就是不畅之象。我曾经给学生们推荐过清代梁玉喻的《医学答问》。其中讲涩脉："细而迟、往来难"，又说"涩阳气有余，气盛则血少"。有学生看到这里就糊涂了。问我：脉都又细又迟了，怎么还会是阳气有余呢？我告诉他：你说得对，"脉又细又迟"与"阳气有余"是不可以相容的内涵，这后边还有一个"轻刀刮竹"呢！"轻刀刮竹"也许与"往来难"的感觉有点像，但它与脉"细而迟"绝对是不可以类比的。所以，这里边的问题还真不小。

1. 滑涩脉辨

滑涩这两个脉象，《黄帝内经》中就已经多次出现了。历来医家都将此二脉做为对脉提出。即这两个脉是对立的，相辅相成的。但在具体论述时则多有差异,所以我提出了滑涩难辨的问题。且看看几个名家的脉论。

涩脉。晋·王叔和《脉经》论涩脉:“细而迟,往来难且散。或一止复来。”此处对涩是有两个定义的。一个是涩脉的形状是偏细的,且脉来次数较少,脉势比较艰涩且边界不清。第二个定义,则类似结脉的至数不齐。当然,我们以他的第一个定义为准。李中梓《诊家正眼》则说:“涩脉蹇滞,如刀刮竹;迟细而短,三象俱足。”说涩脉来势艰涩,须同时具备来速迟、脉型细、脉体短三个条件,才能称为涩脉。李时珍《濒湖脉学》说:“如雨沾沙容易散;病蚕食叶慢而艰。”给出的涩脉要素则有无力、慢、蹇涩、轻散这几个要素。涩脉的主病则是“涩为血少,亦主精伤”。在黄元御《四圣心源》则很简单以“涩者收藏之象”,“涩则血虚而气盛”来表达。在这里,黄元御并没有给出涩脉的实际特征,只是给了一个感觉。对涩脉的主病则是“血虚而气盛”,血虚也就算了,而气盛怎么说?这样总结一下,王叔和的涩脉有四个要素:细、迟、难、散。李中梓则是三个要素:迟、细、短。黄元御则干脆没给定义。而从主病来说,王、李之论则明确是虚脉配虚证。黄则指出,涩至少有实证的可能。

滑脉。晋代王叔和《脉经》论滑脉:“往来流利,展转替替然,与数相拟。”此处讲滑脉的特点是脉来流利,指下清晰,至数较快这三个要素。李中梓《诊家正眼》则说:“滑脉替替,往来流利;盘珠之形,荷露之义。”简单说,滑脉的特点至少要有:往来流利,如盘走珠这两个要素。我们看到这两种定义是兼容的,而主病则都以痰饮、食滞、实热为主。这个观点也被历年《中医诊断学》教材所录用。不过此时黄元御又出来表示异议。他说:“滑者生长之意”,“滑则血盛而气虚”。还是只有感觉,没有定义。其主病则提出滑是血盛气虚。血盛,我们可以理解为津液过盛,血脉充盈,里边倒是有痰湿的意思。那气虚又是何意?按王、李的意思,滑脉都是有余之邪实,黄氏说滑有气虚倒是有点无厘头了。

在明清以后的众多医家,包括我们的教材,在论述“滑、涩”脉象时,本身就都带有虚实概念的。何谓虚实概念呢?一般说滑脉是有余之象;涩脉是不足之象。滑脉一般都指的是邪实,尤其多指痰湿、积聚这一类的邪气。涩脉一般都是指正气不足,而又以气血两虚、精血不足为主。从脉的形象上看,滑是流畅,涩是艰滞;滑是光滑清晰,涩是边界不清晰;滑是脉速较快,涩是脉速较慢。从脉象与主病是相互符合的。但黄元御不这么认为,他认为滑脉和涩脉虽然也是一对相互对应的脉象,但脉象本身与虚实的对应关系不大。他虽然没有给出具体的脉象特点,但意思已经很明确了。按黄氏的观点:滑是血盛气衰;涩是气盛血衰。滑是血盛气衰,意即,滑既可以是属于实的血盛,也可以是属于虚的气衰。同理,涩是气盛血衰,意即,涩既可以是属实的气盛,也可以是属于虚的血衰。这样我们可以看出,所谓滑涩脉至少可以有两个不同的体系。那黄氏的理论出发点是在什么地方呢?来源于《黄帝内经》。

《素问·脉要精微论篇》曰:"诸过者切之,涩者阳气有余也,滑者阴气有余也;阳气有余为身热无汗,阴气有余为多汗身寒。"那些有问题的病证都可以用脉诊的方法,找到它们的问题。如果脉来涩滞时,则提示阳气有余。阳气有余之,则会出现身体发热,但不会出汗的情况。出现脉来流利的滑脉时,则提示阴气有余。阴气有余之时,则会出现身体多汗但不会发热的情况。但在《黄帝内经》本身也有不同的意见。《灵枢·邪气脏腑病形》曰:"诸急者多寒,缓者多热;大者多气少血,小者血气皆少;滑者阳气盛,微有热,涩者多血少气,微有寒。"从这里的描述看,滑脉的主病是阳气有余又有热,涩脉的主病是多血、气不足又有寒气。其实,这一段话从脉理上很容易理解。滑脉的时候气血往来流利,那自然气机鼓动的力量要强而有力的,那就是阳气盛,又略有热了。涩脉是脉来涩滞,气血鼓动的力度不足,气机推动血行的力度也就是不够的,自然是少气,又略有寒了。此处滑脉与涩脉的定义,与王叔和、李中梓的定义是相合的,但与前述《素问》的内容形成对立。那么这两者之间,可以调和吗?

现在问题的关键集中于这两个内容。《素问》说:"滑者阴气有余也",《灵枢》说"滑者阳气盛,微有热"。《素问》说"涩者阳气有余也",《灵枢》说"涩者多血少气,微有寒"。这两个内容,可以调和吗?如何调和?看字面上的意思当然是不能调和的。但从深一层看,《素问》中的后一句是:"阳气有余为身热无汗,阴气有余为多汗身寒"。从这点看,涩的特点应该是津液不足,滑的特点是津液有余。如果从脉理上讲,这些很容易理解。而《灵枢》说的则是,滑的特点是气机推动有力。涩的特点是,气机推动无力。当然这也可以理解。那么问题在哪里?原来,问题就是立场不同。《素问》讲滑涩是从津液立论的,《灵枢》讲滑涩是从气机立论的。所以,看似对立的观点,却又可以调和了。关键在于,在后世脉学中滑脉与涩脉分别都是具有明确定义的脉象。这个脉象如果要成立,至少要几个要素同时存在。在《内经》中则仅需要脉的流利度这一个要素,滑涩脉就可以成立了。滑是脉来流利,津液有余可以是脉来流利,气机鼓动有力也可以脉来流利。涩是脉来涩滞,津液不足可以脉来涩滞,气机鼓动无力也可以脉来涩滞。所以,将脉象的定义想明白了,才能去讨论病机。

如果我们临床上摸到一个脉,有力而实大的脉象,当然它很可能是滑的,但它有没有可能出现涩这个兼脉呢?当然可以。如果实大的脉象,气机特别旺盛,相对的,血分中的阴津就不足了嘛。所以,就是就很可能摸出一个涩象。这个涩就是阳气有余的涩。同样道理,当我们在临床上,摸到一个没有力量的脉,鼓动力不足的脉。气推动无力了,理论上脉的运行也就缓慢的,这就应该是一个涩脉。但,如果这个患者津液不虚,就像船在河水之中,完全依靠水流的动力,顺流而下。这时会摸出什么?一定会摸出滑脉,这又是阴气有余的滑脉了。你看,我们课本上的概念,滑脉是痰湿,痰湿是什么?是血分的病,湿重啊!从这个角度看,对滑脉的认识,好像与后世的说法又都是能够接上的。所以,纯粹是靠人手指下的感觉。在脉来有力的情况下,我们可以摸到滑脉,也可以摸到涩脉。在脉来无力的情况下,我们也可以摸到滑脉,也可以摸到涩脉。可是,在后世脉法中,在脉来有力的情况下摸到的涩脉,不见了。脉来无力情况下摸到的滑脉,也不见了。这就是后世脉法中,对脉象的规范、整合、定义的过程中出现了偏差。很容易引起我们认知方面的混乱,所以说"滑涩难辨"。

2. 滑涩脉源

师门有言"滑是血盛气衰,涩是气盛血衰"。关于此二脉互为对待脉之说,古人早已经明知。滑是脉来流畅之象,涩是脉来不畅之形。所谓滑之血盛气衰者,非是气血旺盛之血与气也;而是泛指血液之中有形之固体物质与无形流动液体性物质的比例。滑脉又主排斥反应。所以说固然痰为湿聚,痰湿皆可见滑脉,而气推痰走也是滑脉。涩者气盛血衰,有相对与绝对一说。绝对而论者,气血两虚,血虚为主,甚至津枯血少,脉象自然艰涩。又有一种相对涩脉,所谓邪气独盛,血为之不足,从脉诊感觉上也可以出现脉来不流畅。这也是涩脉,是有余之涩。如汽车行于路上出现堵车,有两种情况,一种是道路本身狭窄出现的堵塞与车速太慢。另一种,路倒是不窄,只是车太多,也会出现堵车与车速慢。治疗之法,平之而已。也就是涩脉有两种,有余之涩与不足之涩。所以,在《医学答问》讲涩脉之时,涩为阳有余与涩为阴虚同出。阳有余就是有余之涩脉,阴虚就是不足之涩脉。

这里出现一个有意思的问题。李时珍《濒湖脉学》论滑脉:"上为吐逆下蓄血，女脉调时定有胎。”临床上诊得滑脉，如果位置在寸口脉的关以上部位，就会出现呕吐、呃逆这样的症状；如果诊得滑脉的位置在寸口脉关以下的部位，就是患者下焦有瘀血积滞的征象。对婚后妇女诊脉时，若脉来稳定且仅仅出现滑脉，再无其他问题，说明这个妇女就是怀孕了。论涩脉“寒湿入营为血痹，女人非孕即无经”。如果临床之上诊得涩脉，说明是寒湿之邪侵入血脉，这就是血痹病。如果女人遇到这种脉象，就会出现闭经，而怀孕妇女也经常会出现诊得涩脉这种情况。按一般常见的脉论都会说的是，滑脉主孕。李时珍倒说得明白。滑脉主孕，涩脉也主孕。这是为什么？这背后的关联度是什么呢？

我曾经参加过脉诊会议。会议上一个专家提出一个问题：她发现，利用脉诊仪观察了2千多例滑脉，可以用算法对滑脉进行定义，却没法对滑脉进行区分。甚至于一个普通的困湿感冒的滑脉，和一个孕妇的滑脉都区分不出来。这是为什么？这个问题一提出，当时就冷场了。于是，我就接过这个问题，回答说：“滑脉是什么？滑脉是一种对流动感的描述。我之前看到过您的研究，觉得您的工作已经做得很棒了。理论上讲，脉诊仪利用的是杠杆原理。监察的指标是脉搏的力度及搏动的振幅曲线。用这样一种精确度的工具，通过计算判断滑脉，进而标准化，已经是非常棒了。但问题在于，滑脉是流动感，利用一个力学测量仪器，如何对流动感进行细分呢？从物理原理来说，这本来就是不可能的。”当时，这个专家非常开心，回答：我听明白了，我也是搞临床的，我也要上门诊，你一说我就明白了，按这个思路的确是做不下去的。好了，我们现在知道滑脉是流动感了。那么，与其相对的涩脉是什么？回答则是，既然滑是流动感，则涩脉也是流动感！

想一想那些久经训练的、敏感的手指头，是如何得到流动感这个感觉的？从人体的感知能力来看，对力度的感觉是天生的，对距离的感觉是天生的，对温度的感觉也是天生的。但对流动感的感觉是从哪里来的？是后天学来的。在人的手指上，本身是没有一个专管流动感的感受器的。这种关于流动感的感觉是靠后天一点点学习得来的。

学习了现代的医学理论，我们可以认为脉搏的跳动是这样形成的。随着心脏左心室收缩，大量血液泵入主动脉。此时，由于动脉血管壁自身弹性的原因，这些血液在主动脉形成一个巨大的血球，这个血球沿心室的发力方向，从近心端向远心端滚动，并随动脉血管的分支，逐渐递减，湮没于毛细血管网之中。但只要在动脉血管中，血球都会呈滚动的形式向前滑动。医者在桡动脉触及到的一次次脉动，本质上，就是这样的血球一次次地从指下滚过，它的方向就是从近心端向远心端的运动。古人讲“如盘走珠”，就是对这种血球滚动模式的最佳描述。只有当医者能够利用指端的感受器，感受到脉搏在指尖一个点、一个点位移的时间差时，才能摸到滑脉这样的感觉。所以滑脉本身并不属于指端的感觉，而是指端感觉的时间差，在大脑形成的一个连续的影像。所以流动感并不是我们天生就有的感觉，要想熟练掌握这种感觉，只能靠大量的训练。问题在于，日常生活中，人会很少使用这种感觉。所以，训练的方法就只有临床之上多摸脉了。

理解到脉搏本身就是一个个的血球在血管内的移动。就应该能够理解到，理论上所有的脉象都应该是滑脉。但显然，这不是临床中的真实景象。从实践上看，像“如盘走珠、光滑流利”这样标准的滑脉并不多。但从另一个角度讲，不典型的滑脉却很多。事实上，血液并不是理想的流体，血液本身是一种悬浊液。血液中，液体与固形物的比例，如红细胞、白细胞、血小板等血细胞含量的变化，血清等蛋白质含量的多少，炎性物质的存在等都会对血液的流动性产生影响。血管壁弹性的变化则不仅取决于其自身厚度韧性的变化，更会受肾上腺素等激素的影响。所以脉象会表现出各种不同的特点。所以它又没有那么多的滑脉。所以，我们可以认识到：血管内血球的滚动也有流畅与不流畅两种情况。我们将这种流动感再次细分：血管内血球滚动地流畅，表现为脉的流利度好的脉搏就是滑脉；血管内血球滚动地不流畅，表现为脉的流利度不好的脉搏就是涩脉。

3. 滑涩定脉

经常有学生问我，怎样来判断自己诊脉的能力。我的回答是：脉诊的能力，首先建立于手指的感知能力。那么就用对手指感知能力的判断，指代脉诊能力。我们已经知道了，对流利度的感知并不是人天生的感觉。而且，这种感觉很少用于日常生活之中。所以，我们就有可能利用流动感的感知来判断人手指感觉的能力。下一个问题自然是：这可行吗？标准是什么？

还是利用血球脉搏这个模型。所谓脉搏，就是一个血球，从人体近心端向远心端的移动。从理论上讲，这个血球是一个点、一个点走过来的，每个点与点之间是有时间差的。其方向则是从尺脉向寸脉流动的。由于血球移动速度够快，而手腕寸口之地太短。所以一般人摸脉时的感觉，都是觉得脉搏是以一个整体上下跳动的。所以，典型的脉诊议的设计就是在寸脉上的一个点上，架一个杠杆。以血脉上下跳动推动杠杆，记录脉搏，形成脉搏波。现代发展出了各种新探头，有用压电现象的、用电容的……在脉诊仪的设计思路中，基本脉搏模型都是一样的。对人体来说，有了足够的训练之后，就会发现，脉搏不仅仅是上下跳动的皮球，还具有流动性。医者可以用自己的手指感觉到，脉搏是一个流动的血球。这种感觉就是最基础的滑脉。所以，从某个角度上讲，所有的脉象都是滑脉。李时珍说“女脉调时定有胎”，也是告诉大家，临床之上，是有平和正常的滑脉这种现象存在的。

长期的教学实践，我发现滑脉是练习手感的很好的入手脉象。在刚开始练习诊脉的初级阶段，学习者摸到的仅是浮沉、虚实这些脉象。这是因为，普通人的手指长期接触的感知模式，就是对力度与距离的感知。至于其他的感觉能力则需要练习。经常有学生告诉我，有这样一种现象：跟诊了一段时间，突然觉得出现滑脉的病人，好像越来越多了。这时我就会告诉他：你进步了。正像我们前边讲到的，真正的流动感的感觉并不是天然存在的，要靠后天一点点的练习与积累。既然形成脉象的机制本身就是流动的血球，也就是说，理论上所有的脉象其实都是滑脉。所以，初学脉诊的一个阶段，会发现，一开始滑脉不是很多，大概也就是十之二三左右。慢慢就会发现滑脉越来越多，甚至于达到十之七八。这就是随着经验的增加，医者对流动感的感觉越来越敏感，所以就会觉得滑脉越来越多了。当人体手指对流动感的感觉变得敏感之后的下一个阶段，就是对流动感的清晰度变得敏感了。此时，学习者对滑脉的触及率就会逐渐下降，最后达到十之三四。这提示，医者此时不仅能诊得脉的流利度，更可以对流利度的状态进行区分。这时的滑脉才具有临床诊断价值，是真正的滑脉。这时，就是手感成功的第一个阶段。

也就是说，我通过手指对流动感诊查能力的变化，来检测自身手指感知能力的强弱。一般来说，能清晰准确地辨析滑脉，才有可能去辨析其他的脉象。所以是以滑脉统领诸脉。也就是说，通过诊滑脉的练习，可逐步使自己手指的感觉变得极为敏感。为进一步的脉学实践打好基础。此为诊滑脉，练手感。

如前所述，当学习者能够熟练地感知脉象的流利度时，才有可能感知脉象的不流利。虽然，脉象本身是血球的滚动，它应该是流利的。但是，血液本身的黏度不同、血管在压力下扩张的响应度不同。所以，这个血球的滚动也可能变得不流畅，此时就会形成涩脉。从这个角度看，就能明白用“如雨粘沙”这四个字来形容涩脉是多么地准确，涩脉就是不顺畅的流动感。如果我们能够明白滑脉这个脉象是对基本流动感的感知，就能理解，所谓的涩脉就是从滑脉之上分解出来的一种脉象不流利的感觉。此时，就可以解释之前李时珍的那个问题：对于婚后妇女来说，单纯的滑脉与单纯的涩脉都有可能是怀孕的体现。临床中，出现涩脉的机率虽然不是很多，也常常可以见到。但是，临床中典型的涩脉是很少的，能够诊得典型的涩脉是要碰运气的。但涩脉的感觉，特征却非常明显，只要摸到一次就不会忘。所以，对于学习者而言，在合适的时间，碰到一个典型的涩脉，是很幸运的事。可以节省大量的进阶时间。能够熟练的掌握涩脉就是手感练习成功的第二个阶段。

大概在五六十年以前，人们开始制作脉诊仪。当时就是用一个杠杆，架一台心电图的标尺制造的。这是将脉象看作一个上下跳动的皮球。当我们用三个指头诊脉，体会脉搏的血球从尺脉的无名指，向寸脉的食指滚动，就学到了流动感的概念。知道了什么是滑脉，什么是涩脉。再进一步是怎样的呢？别忘了，构成流动感知觉的最小单位不是指头，而是感受器。所以，滑脉可以在寸关尺三个指头的任何一个指下发生。形成的涩脉不仅仅与血流的流动性相关，也与动脉血管壁的响应度相关。这样，血管状态不同，也可能成为形成涩脉的直接原因。这样，涩脉也有可能出现于寸关尺三个指头中任一指头之下。所以，对同一个病人来说，滑脉与涩脉，也有可能同时存在。我将此定义为“滑涩并见”。滑涩并见，就是手感练习成功的第三个阶段。至此，我们可以说，学习者在手感上的实践达到小成，可以试着给人看脉了。

二、迟 数 何 主

1. 问题的提出

从理论上看，迟脉与数脉的临床意义似乎是没有疑问的。在《中医诊断学》中明确提出：迟脉主病“寒证，有力为寒积，无力为虚寒”；数脉主病“热证，有力为实热，无力为虚热”。迟数脉之名当首见于《黄帝内经》，但经文并未对迟脉及数脉进行明确的定义。

对数脉的明确定义见《脉经》，命曰：“去来促急”，之后又有小注曰：“一曰一息六七至，一曰数者进之名。”《脉经·脉形状指下秘诀第一》：“迟脉，呼吸三至，去来极迟”，之后又有小注曰：“一曰举之不足，按之尽牢。一曰按之尽牢，举之无有”。一般以正文为准。后人认为王叔和对“数脉”与“迟脉”的定义是合理的，是与《内经》《难经》的观点相合的，并遵从之。进而认为数脉主热，而迟脉主寒，并形成定论。但早在张仲景就已经提出问题。如《伤寒论》“阳明病，脉迟而有力，汗出不恶寒，潮热便硬，手足濈然……可攻其里，大承气汤。”这就已经提示，数脉主热、迟脉主寒的判断是有问题的。对此清·林之翰《四诊抉微》中以“迟脉主热须知”来进行表述。林之翰在《四诊抉微》又进一步说：“数脉主寒须知”，他说数脉其实也有主寒的机会，“今夫数脉所生之寒，乃阳虚阴盛所生之寒，是虚寒也。与外入之寒邪，郁而成热，为实热证，迥不同也。”如果你在数脉的时候发现寒冷的体征与症状，那么这个数脉就是提示寒象的证据。那这个数脉所指的寒象是什么呢？是阳虚阴盛之寒，即数脉之寒是虚寒。如果病人感受从身体外部进入的寒邪，因寒郁而形成热状，那么就是实热证，这是完全不一样的。这段意思就是说数脉也可以是寒证，是虚寒。所以说：数热迟寒是一个正常的情况，而以数为寒，以迟为热，这种情况有时也可以出现。

明代萧京《轩岐救正论·如迟脉》则设计了这样一个场景：“凡人伤寒初解，遗热未消，经脉未充，胃气未复，脉必迟滑，或见迟缓，岂可投以温中而益助余邪？”萧京说的这句话就有意思了，他说如果外感风寒之疾，疾病将愈、余热未清的时候，此时，正气尚未充满经络，人体的胃气也还未能平复，这时候的脉象必然是迟脉兼有滑象的，或者是迟脉而又从容和缓的。怎么可以给病人使用温中之药，而增加患者的邪热之气呢？萧京不仅仅是告诫大家此时不能用温热之药。更重要的是，他有意识地用了一个“必”字。“脉必迟滑，或见迟缓”，他用了一个必字，说明什么？感冒是个常见病，感冒后期余热未清自然也是常事。这个“必”字用出，恰恰说明，迟不主寒这事并不少见。同样，在《轩岐救正论·如数脉》则指出：“夫数按不鼓则为虚寒相搏之脉，数大而虚则为精血销竭之脉。”如果见到了数脉，但用力按下时脉的抬举感不明显，就说明这时是患者正气不足，而残余的正气与外来寒邪进行争斗的脉象。如果脉来迅速，但是脉形阔大、力度不足，就是人体精血不足以至于衰竭的脉象。“若假热之病，误服凉剂，脉亦见数也。”如果病人是真寒假热的情况，此时误服寒凉之品，也会出现脉来频数的数脉。说明，也不能仅凭数脉来判断病人属于热象。

回到《黄帝内经》的角度可以看到，经文中从来就没有说过，“数脉主热，迟脉主寒"这样的论断。《素问·脉要精微论篇》曰:"数则烦心",出现数脉的时候,病人会出现心烦气躁的情况。《素问·阴阳别论篇》曰:"迟者为阴,数者为阳"。迟脉是属于阴气范畴的脉象,数脉是属于阳气范畴的脉象。显然,此处的"阴阳"是个很大的概念,寒热只是阴阳中一个很小的部分。类似于《难经》"沉短涩阴也,浮大滑阳也",沉脉、短脉、涩脉是属于阴的脉象,浮脉、大脉、滑脉是属于阳的脉象。并不能从此推出数主热、迟主寒这个结论。在《素问·奇病论篇》有云:"帝曰:人有尺脉数甚,筋急而见,此为何病?岐伯曰:此所谓疹筋,是人腹必急,白色黑色见,则病甚。"黄帝问:临床是可以见到病人出现尺部脉搏跳动数疾(快速有力),腿上的筋脉拘急(紧张)并且清晰显露的,这是什么病呢?岐伯回答说:这就是所谓的疹筋病呀!这种病人的腹部必然是紧张拘急的。如果,同时见到患者面部出现白色或黑色的颜色,则病情就更加严重了。显然,此处的数脉与寒热之象并无关系。《黄帝内经》中对这个问题表述最明确的就是《素问·三部九候论篇》:"独疾者病,独迟者病,独热者病,独寒者病"。在三部九候十八个诊脉点之中,单独出现脉来迅速的脉点,提示其所主部位有病;单独出现脉来迟缓的脉点,提示其所主部位有病;单独出现一种与热相关的脉象,提示这个脉点其所主部位有病;单独出现与寒相关的脉象,提示这个脉点所主部位有病。我们可以看到在这里脉来的速度与寒热是完全不同的两组概念。

2. 问题的解释

如果说《黄帝内经》已经明确提示大家,迟数不主寒热。那么,后世脉法中为什么会形成这个概念,并成为定论呢?

让我们首先来想象一个场景。这个场景经常是在医院的门诊部或急诊科出现。患者,发热头痛为主诉就诊。特点:头痛发热、恶寒无汗、全身发紧、鼻塞声重。这是什么病?感冒了,这是一个典型的外感风寒。那么,这个人的脉搏应该是快的,还是慢的?当然,这个患者的脉率一定是快的。而且,脉象则应该是典型的浮紧数脉。那么,中医诊断是什么呢?诊断是伤寒,证候是风寒束表,用药是麻黄汤证。你看,问题出来了。数脉主热还是主寒?如果说数脉主热。那么,我们明明知道这病是风寒束表,是麻黄汤症,怎么会主热呢?如果说数脉主寒,那么病人明明有发热,而且这个发热与脉率快有明显的关联度。又怎么能说,数脉主寒呢?又如果说:此时病人还有出汗,那应该是什么方?那就应该是桂枝汤了。那这个是热还是寒呢?《素问·热论篇》有云“今夫热病者，皆伤寒之类也”，现在一般所说的热病，其实都属于伤寒类疾病。这里就明确告诉大家一个概念：此处所谓的热病，指的是具有体温升高的发热性的疾病，而此处的伤寒则指的是疾病的病因与病机。上过临床就知道了，人体有发热，一般都会有心率加快。反过来，如果心率加快则不一定是体温升高。这是逻辑，但古人不讲逻辑，只讲主观的感觉，所以，由体温高就心率快，反推出心率快则体温高。但体温高可以算是热病，就一定是热性病吗？当然不一定，体温高也可以是寒性病。所以，此处出现了一个简单的逻辑问题，一个概念的分类问题。大家就糊涂了。从文献上说，在汉以前，人们所说的热病指的是以发热为主的疾病。在汉以后的热病，则往往讲得是病因病机为热证的疾病。它们的内涵不同，判断标准不同，诊断依据也不同。所以在《四诊诀微》中提出“数不主热，迟不主寒”的问题之后，明清之间类似的论述是很多的。

黄元御《四圣心源》明确说：“然迟不尽寒，而数不尽热”，但是临床上遇见迟脉不一定都是寒证；同理，遇见数脉也不一定都是热证。黄宫绣《脉理求真》“如系细小强滑、细数绵软，纵有身热，须宜温治”。如果临床中见到了：脉形细小又似滑非滑，或脉细而数，按之绵绵无力这种情况，就算是患者有发热这样的症状（也属于虚寒），需要用温补的方法来治疗。值得注意的是此处的“强”应解释为勉强。如：《素问·热论篇》：“诸遗者，热甚而强食之，故有所遗也”。“矧有并无热候，症有虚寒，脉见虚数，温补尚恐不及，其可以数为热，妄用苦寒之味乎”。还有一种情况，就是患者没有发热的症状，但是有虚寒的证候，脉象的特征是无力而快速。这时赶忙用温补的方法治疗还嫌太慢，又怎么可以因为出现的数脉就认为患者是热证，而使用苦寒清热的办法呢？“然亦有热邪内结，寒气外郁，而见气口脉迟者”，临床上也有，热邪困阻于身体的内部，而寒邪郁结在身体的外部，于是出现气口脉象为迟脉的情况。“又有阳明腑症悉具，而见脉迟有力者”，还有阳明腑实证的症状与体征都具备，但脉象特征却是迟而有力的情况。“又有太阳脉浮。因误下结胸，而见脉迟者”，还有本身是太阳病（有发热症状）所引起的浮脉，因为误用下法，导致形成结胸证，此时出现迟脉的情况。“又有余热未清，而脉多迟滞”，还有外感热症将愈未愈，余热未清，此时出现脉象迟滞不畅的情况。提示，仅凭脉数脉迟不可以就定病机是或热或寒，而要根据其兼杂脉象，整体判断，才能确定疾病的属性。

问题为什么会变得如此复杂呢？就像前边所举的那个例子。患者是外感发热疾病体温升高,但从病机判断却是一个典型的寒证。《素问·热论篇》给了我们答案:"今夫热病者,皆伤寒之类也"。这句话提示:《黄帝内经》中的热病,与后世所说的热证是不同的。在《黄帝内经》的时代,只要是有体温高就可以诊断为热病。临床医生都知道体温升高就可以引起心跳加速形成数脉,但数脉不一定都是由体温升高引起。在明清以后所说的寒证、热证,则多指辨证结果。所以,风寒表证是寒邪,而多有发热,脉象则多为数脉。所以说这既是一个概念问题,又是一个逻辑问题。

让我们再设想一个场景。患者间断出现有心慌、气短、胸闷,上楼及活动后症状加重。时见双下肢浮肿、面肿,劳累后则症状加重。并见心率偏快、口唇青紫。那么临床首先考虑是什么呢?这种情况我们首先考虑的是慢性心衰。如前所述,此时患者大都心率是偏快的数脉。那么本病的中医辨证证型是什么呢?是热证、寒证还是虚证?这个病人的标准辨证应该是虚证,应该是气虚证,临床需要用人参、桂枝、黄芪这样的温热之品来治疗。当然,这个事古人也注意到了,如黄元御《四圣心源》曰:"人之将死,脉迟者少,脉数者多,阳气绝根,浮空欲脱,故脉见疾数。大概一息七八至以上,便不可救"。当人快要死亡之时,这时出现迟脉的机会比较少,反倒是出现数脉的情况比较多。当患者阳气衰绝于下,正气空虚外散,就会出现脉来快速的疾脉与数脉。大概上,如果出现一次呼吸心跳就是七八次这样的情况就救不过来了。这正是古人对心衰之时,脉来快速的直观观察。

面对上述的这些情况,我们还可以说数脉主热吗?如果,此时来的是个正常人,身体偏弱,体力偏差。此时,他的心率偏快还是偏慢?如果,又来个运动员,身体很棒,那他的心率是偏快还是偏慢?上过临床的人都知道,那个身体偏弱的一定是心率偏快的数脉;而且活动后,心率加速,就更快了。而那个运动员则是心率偏慢的迟脉。所以,数脉是心率快,但它本身并不主热证。迟脉是心率偏慢,它本身也不主寒证。

3. 迟数主病

我们总结一下,提出迟数不主寒热的理由:首先,临床实践不支持。第二是,由于汉朝与之后尤其是明清之间的语境不同,与一些基本概念的偏差,导致"数热迟寒"这个观点不能贯穿中医脉诊史的始终。第三个,认识模式不同,导致寒热这对概念自身的不统一,如汉时寒热更多的是讲症状,而到了明清时期,寒热多半是病机。于是,对寒热判定标准出现游移。

那么,如果"迟数不主寒热"。那么作为古人最早观察的成对出现的脉象,数脉与迟脉到底主何病?何证?

我们首先要下一个定义:就是在此处,数脉就是心率较正常为快,迟脉就是心率较正常为慢。我们先看看,正常情况下心跳情况如何。正常情况下,运动员及重体力劳动者的心率最慢,表现为常态下的生理性的心动过缓。这是为什么呢?原来,所谓的心跳就是心脏收缩一下,同时泵出血液,用于给人体全身提供营养与氧气。运动员及重体力劳动者,由于长期锻炼,他们的心脏收缩力更强,心脏每跳一下,泵出的血液比普通人泵出的血液更多。所以,单位时间内心脏少跳几下就可以满足人体对氧气与营养的消耗。于是,他们的心跳当然就慢了,此时就表现为缓脉。对于那些体力不好、平时不运动的人,心脏得不到良好的锻炼,心脏泵血的功能偏弱。于是,为了满足身体对营养与氧气的消耗,心脏只好在单位时间内多跳几下,于是就表现为数脉。当然,对于人体来说,这种调节完全是自动的,不需要意识的参与。这种调节机制靠的就是反馈机制。即人体的营养与氧气需求与心脏功能形成一对互补关系。在心脏功能不变的情况下,营养的需求加大,心跳就会加速;身体对营养的需求减少,则心跳速度减慢。同样道理,在营养需求不变的情况下,心功能增强,每搏输出血量增加,则心率减慢;心功能下降,每搏输出血量下降,则心率就会加快。对于人体来说,什么情况下的营养需求会快速升高或降低呢?那就是新陈代谢或能量代谢的改变。所以,在前一个推论中,我们完全可以将"营养"一词改为新陈代谢或能量代谢。

好了,现在我们可以试着解释一下什么时候会出现心跳加速,从而表现为数脉的情况。在外邪侵入人体之时,为了有效抵抗外感,人体就要提高新陈代谢,增加能量的消耗与应用。于是,身体就会要求更多的营养与氧气。这时,心脏跳动就会加速,出现数脉。从外界观察者的角度看,就是发热与数脉同步出现。但,实质上是代谢升高,诱发心率加快。黄杰熙《实践脉学》数脉"主病:阴虚有火","总之,不兼阴虚脉是不会数的。"当然,也有气血不足的数脉。如《伤寒论》第122条:"病人脉数,数为热,当消谷引食。而反吐者,此以发汗,令阳气微,膈气虚,脉乃数也。"本条文中的第一个数脉同时表现出发热、多食。我们可以知道是发热引起身体营养氧气需求量增加,进而心跳加速成为数脉。同时由于营养消耗,于是病人食欲增加。所以此处的数脉是实热证的指征,当是实而有力。第二个数脉则是病人呕吐发汗之后,体液不足,周围循环量不足,心脏负荷加重,心功能下降,引起心跳加速成为数脉。这就是气虚伴有阳气不足的数脉。黄氏则认为，即便是实热证的数脉者都是阴虚合并实热。结合之前的推论可知，数脉实际上是来源于心功能的相对不足，于是心跳被迫加速。所以，数脉更多是虚证。所以，可以这样认为，只要有数就有虚候。临床上，见到数脉就可以一概用“参”。纯粹的热象可以用西洋参；热盛伤阴就用沙参；阳虚有寒用高丽参、红参；气虚不足就用党参、生晒参。

当然，知道了“数不主热”，也就知道了“迟不主寒”。黄杰熙《实践脉学》迟脉：“迟而有力为阳主热结，无力为阴主虚寒”，明确表示，仅凭脉迟是不能定病机为寒为热的，还需要通过相兼脉象，才能确定此时的病机。《伤寒论》234条：“阳明病，脉迟，汗出多，微恶寒者，表未解也，宜桂枝汤”。大便不畅，脉来迟缓，病人多汗，而略微有点怕冷时，就是风寒表证之表邪未解，这时就要用桂枝汤。一般来说，遇到风寒表证，身体为了抗邪外出，就需要提高体温，增加能量，也就增加营养消耗。现在的情况是，大便不畅就是肠蠕动慢，有点怕冷就是能量产生不足。这种情况下，当然不会有大量的营养及氧气消耗，心跳自然就慢了，出现迟缓的脉象。这就是寒象的脉迟，治疗就是要提高能量代谢，用温性的桂枝汤。又如《伤寒论》208条“阳明病，脉迟而有力，汗出不恶寒，潮热便硬，手足濈然……可攻其里，大承气汤。”则说明内热郁结，不能疏散，人体就会自动降低能量代谢，所以就会出现迟脉，这是实热证的迟脉。《金匮要略·血痹虚劳病脉证并治》：“脉沉小迟，名脱气，其人疾行则喘喝，手足逆寒，腹满，甚则溏泄，食不消化也。”这段文字很有意思，它更多地提示的是一种体质状态。是说，一个人如果脉象的特点是脉象沉在、体积小，而且来得迟缓，就种情况就叫脱气。这种人的特点是一走快就气喘吁吁，平常都手足冰冷，肚子发胀。重则还会有腹泻，这是饮食不能消化的原因呀！可以看到，这是对一个人能量代谢低下的准确描述。综上所述，所谓的迟脉见于绝对的能量代谢下降或相对的能量代谢下降。所以古人说，迟脉主寒，也有他们的道理。因为能量代谢下降，人体就会通过收缩外周血管保护体内热量。于是就会出现手足变冷，体表温度下降的寒象。

再复习一下人体受外来微生物侵袭时的情景。首先是体温升高，免疫力增加，能量消耗增加，于是出现数脉。经过免疫系统的努力，致病微生物被清除，此时体温开始下降，能量代谢下降，心率就转慢变成缓脉了。这就是明代萧京所说：“凡人伤寒初解，遗热未消，经脉未充，胃气未复，脉必迟滑，或见迟缓，岂可投以温中而益助余邪”的原因。此处，数脉与迟脉先后出现,构成一个完整的流程。这个完整的流程就是应激。在各种外界因素的刺激下,人体通过神经内分泌系统的调节,出现一系列的身体反应,此时就会出现数脉。当应激事件过去,人体开始恢复正常状态,此时就会出现迟脉。用图形表示,就是:应激表现为一个钟形的曲线。在这条曲线的上升段,就会出现数脉。在曲线的下降段就会出现迟脉。在现实中,患者的反应既可以是一个完整的曲线,也可以停顿在这条曲线的任何一个点上,成为所谓的“变证”。

总结:迟脉与数脉的病机。首先,是人体能量需求与心功能之间相对关系。所以迟脉与数脉主寒还是主热,不是一个确定的事件。而要看脉象除了速率之外的其他特征。其次,是人体新陈代谢水平。新陈代谢水平高,能量需求相对较高,就会心率快。所以,婴幼儿正常的脉象就是数脉。反之,新陈代谢水平低,就会出现迟脉。第三就是应激。人在应激过程中的状态,决定了心跳速率。《孟子·尽心章句下》曰:“尽信书,则不如无书”,完全相信书中的言论,还不如从一开始就根本没见过这些言语。从中医脉诊的角度看:但能体会古人之心,自不必苛求于古人之言。所以,当我们掌握了现代医学的知识后,再回头来理解中医理论的各个知识点,就会更加的客观、理性。而且这种认识是可持续的、是可以面对未来的。

三、脉重解析

有一个学生请我为其诊脉。诊其脉:沉细弦,而有滑涩兼形之象。因此断她气郁体质,且平素体弱易感冒,症状则以脾虚怕冷为主,偶见痛经。为其处方四君子汤加疏肝解郁之品。她大为惊奇,遂自诊其脉良久说,我只是摸出自己脉有点滑,别的就都摸不出来了。再问我,以其自身为例,讲解脉法。我告诉她,首先,她得能摸出滑涩兼形这个脉象,然后要知道这些脉都是怎么来的,都有什么样的临床意义。最后,是这么一个脉象组合所提示的辨证论治的结论。并将这个结论转化为一组症状,与她自己的自身症状体验相对比。当辨证论治的结论得到证实后,才是处方用药。这是一个完整的脉诊辨证的信息处理流程,整个过程也就是几分钟的时间。但是掌握与熟练运用这个流程却需要很多年无数遍的练习。

经过对自己多年临床脉诊的实践经验分析,我认为摸脉与分析脉是脉诊中两个不同的阶段。比如我们讲涩脉,先要能摸出这个涩脉,摸清楚这个涩脉在脉体的浮中沉、上中下的哪一个部分,然后才能判断它是怎么来的,临床意义是什么?提示这个病例具有什么样的证候特点?分析时,还要看这个证候能不能统领其他的信息资料,如望诊与问诊的资料。最后依辨证结果处方用药。如此,则将整个的诊脉辨证过程实际上分成了三个层次。这三个层次分别是:切脉,解脉,断脉。切脉是就是用手指切诊,以查脉象的变化,它强调的是手感,也就是一般所说的"浮沉迟数,有力无力"。解脉则是对脉象的解释,也就是从人身内在病理的角度,以及所诊脉象的内在机制,来解释为什么会出现这样一个脉象?出现这样一个脉的组合?断脉就是通过脉象所提供的内容,形成一个辨证论治的结论。然后,将脉象结论所派生的症状,与望、闻、问诊所得到的症状进行比对。最后,才是将所有的临床资料进行汇总,得出最终辨证结果,指导临床施治。这三个层次,其实只是一分为三,合三为一的关系。在中国古人的脉学理论中更偏重于合三为一这样的认识方法。从一分为三的角度认识及分析脉象,在《黄帝内经》是没有的,在后世脉法中更没有。为什么没有?因为这样一种分类是从辩证法及三段论中来的。是以现代人的思维模式,反过来研究古人的知识得来的结论。但古人所缺的是认知理念,却不缺实践经验。这些知识内容,在《黄帝内经》里面就已经是很丰富了,只不过是古人都是混在一起讲,而没有分析。

切脉:诊断是脉诊的第一关,它就是人的一种感觉。有些很简单,有的却很难。于是古人尽量发挥智慧。采用了形象描述,象形描述及移觉等不同的方法来传达。如:数脉"脉流薄急,人一吸脉三动,一息脉三动而躁",可谓是形象描述。沉脉"冬日在骨,蛰虫周密,君子在室",可谓象形以指代。浮如"微风吹鸟背上毛",则是用视觉代替触觉。总之,古人用语逻辑性不强,难以对手指下的感觉进行细密分析。于是,尽量利用各种丰富的指代及意象,给后人传达他们的感受。像前边提到的"寸口脉沉而弱""寸口脉沉而横"都属于这一部分的内容。

解脉:是探求某一固有脉象形成的内在基础,并进而反推此脉象下患者的身体状态。如"诸急者多寒;缓者多热",形成脉急的原因多半是寒气,形成脉缓的原因多半是内热。有了这样一个基础,才有了"肺脉急甚为癫疾……脾脉微急为膈中……"这样一些论述。

断脉:是根据脉象断定疾病的证候。症状的解释,看看脉象的结论能否与临床症状相合:"尺热脉盛,谓之脱血",如果出现尺热脉盛的情况,则病人还应该有出血的症状。“尺寒脉细，谓之后泄”，尺寒脉细还应该有腹泻的症状。也有关于病机的解释：《素问·脉要精微论篇》：“推而外之，内而不外，有心腹积也。推而内之，外而不内身有热也”，也是此类。

前人常说，“读书要从无字中读出有字来”，也就是要读出字外之意。个人体会只有学以致用才能习得古人之心。习得古人之心，又要能用现代人所能理解的语言表达，才能说是真正将古书读懂学会。将脉诊分为诊脉、解脉、断脉这三个层次，是我提出来的。所用的是现代人的语言表达方式，但知识要点却仍然属于中国古人。

第九章

全息脉法与气韵脉法

最近几年,关于中医方面的书籍里多会提到“西学东渐”这四个字。的确,近两百年来现西方文明对中医学的影响是深远的。不过,一般人看到的多是科学知识的传播,而我看到的则是思维模式的转变。对中医来说,这种冲击不仅来源于生命知识的极大丰富,如:解剖、生理、生化等,更多则来源于思维理念、认知模式的冲击。这是直观、逻辑与意象、思辨的对比。当我们从小学开始,学习代数、几何、化学时,也就与中医传统越走越远了。可是,如果你真的将数理化学好了,并且可以正视这个问题时,回头看就会发现,面对传统中医自己又多出了一只眼。看过了几本脉书,经过了几多临床,我发现,脉学历史上的很多混乱实际上都是基本理念不同造成的。

通过上边的学习,可以看到在中医的脉学实践中,一直有着两种不同的指导思想:一种是以阴阳五行理论为指导,强调阳阴对待、五行生克、推病因、明病势,这种脉法诊查结论以辨证论治的语汇来表达。另一种认识则是将脉的整体与人体进行对应关联,以查病理、探病形、定病位,这种脉法的诊查结论,则是以疾病病名为表达。

在李时珍《脉诀考证·古今脉变》中提到:脉诊“特以诊五脏六腑之气也,而非诊五脏六腑之形”。说明李时珍已经清楚地认识到:从脉诊理念上,从来便有诊气与查形的区别。

所谓诊气,无非是气血阴阳,在脏在腑。或以浮沉而分内外,或以虚实而分邪正。辨证为先,审证查因,有鬼神不测之妙。也正是因为李时珍的这段话,故将这种诊脉法命名曰:气韵脉法。

与之相对的则是诊形为主的脉法。这种脉法的原头则是《黄帝内经》中“上竟上……下竟下……”一段文字。从现代观点来看,所谓查形的特点则是,分形定位:在肺在胃,在肠在肝。或知为痞积,大小之所在;或知为火痰,所生何所出。人谓有透垣之能,其实是脉诊可以通神。

从出身背景来说,得查气脉法者,必得饱读医书,明知病机,方可有返观病因，前瞻诸变之能。欲得查形脉法者，必须知晓脏腑之定位，尤其要手感惊人，或为经年老医，或为手感天成。故能得此法者，必有所因。唯诊脉查气之法与诊脉查形之法始终互有争执。且自脉诊之始兴，这种争执就已经是纠缠不休。前述查形脉法，肇始虽早，其技艺高低，全凭自身感悟，难与人言。故几千年来，此术时隐时显，或为时人所讥。以其手感难言，理念难明也。三十余年之前，有张颖清先生发明“全息生物律”。认为：生物体相对独立的部分包含了整个生物体的全面的生物学信息。并认为：相对独立的部分上各相关点的分布规律，与各相关部位在整体上的分布规律相同。张先生还认为：中医脉诊符合生物全息律的理论。可以看到的是，在这种理念指导下的脉诊实践正是以查形为主的脉法。也正因此，将查形为主的脉法命其为：全息脉法。

简单地说，以诊气为主的脉法叫气韵脉法，以查形为主的脉法为全息脉法。临证之时，则是各有所验，各有所凭。其互争高下之态，脉书中屡屡见之，又以气韵脉法略为胜出。盖主气韵脉法者，多有从儒入医之人，理明善言。学者固然手不能得，然可思而悟之，临证渐进。主全息脉法者，则多自神异而藏私，以其难信且难达也。近年来，生物全息律出，查形诊脉之理明，全息脉法而有渐兴之势。

然者，“医者之患患术少，患者之病病疾多”，以此两种脉法能兼而并之者，方称能者。此两者如太极之两仪，相生相克，相因相长，导致中医脉法之纷繁复杂。如大肠分布，到底在右寸，还是在右尺，历来争执不一。若能分清气韵脉法与全息脉法，则争论消矣。所谓右寸以候大肠者，候气也，所候者手阳明大肠经之气。右尺以候大肠者查形也，所候者五脏六腑之大肠腑也。验之临床，气虚不运之便秘，当从右寸以诊之，用药则以北黄芪、生白术为主，气足则运。肠腑积热之便秘，当从右尺以查之，用药则以大黄、芒硝以攻之，积去则通。中医治疗，在明病机，病机之论非止一途。有以气血阴阳为本者，为气虚、气盛、火热、阳极。有以经络明病位者，则有十二经络、奇经八脉。也有分立上、中、下三焦，在解剖明病位者也。故能得全者，方为良医。

全息脉法是从整体的角度去认识局部组织的改变问题。它所强调的是不同区间之间的对比，强调组织器官的相对独立性；更强调跨越组织层次，强调关联与投影。如手象针所代表的手针与手诊，它首先要有相对独立的结构。其次，它的治疗与感知体系是立体的，包括皮肤、血管神经、骨膜等不同的组织。而脉诊也是这样，全息脉法来源于组织与动脉的相互作用。也可以表述为,手腕周围的组织是人体内部状态的反应器,而动脉则是放大器,共同组成了一个完整的诊断体系。同理,它们的信息与治疗体验也是混合而且是泛化的。当我们将之放在一个更大的空间中分析时,就会走向气韵脉法。因之,如果思想理念不清,这两种脉法也会纠缠不清。

在中国古人之思想以笼统归纳为常,又以尊古为本,脉诊难以审辨种种异同。"气韵脉法"与"全息脉法"具有本体与理念之不同,所得者又多有学术背景之异,故历史上,此二者之间多有争执,少有辩驳。立足于临床有效性的基础,这种争论并未能够放大,反而造就了大量的骑墙派。然尊其一者,对另一派则多有微词,或谓不达,或曰不敏。

西学东渐,民智渐开,人们的思维模式也逐渐开放,这种情况反映到中医脉学之中,则是气韵脉法与全息脉法的纷争渐起。任应秋先生著《脉学研究十讲》即为气韵脉法张目之作。挟现代医学解剖分析之利器,全力攻击"寸口三部九候"的分类方法,极力称赞张仲景《伤寒论》中的脉法,以明辨病势为要。这也反映了《伤寒论》中的脉法是以气韵脉法为主的。但从本书"迟数脉辨"可知,张仲景对以诊脉形为主的脉法也是有所体会,只是不以此为主罢了。清代张秉成《脉诊便读》也以气韵脉法为主。其文曰:"《脉要精微》首言,'夫脉者,血之府也,长则气治,短则气病,代则气衰,涩则气少'等语。由此观之,脉虽血府,而所以主持其血运动不息者,惟一气而已,不特无寸关尺之分,且无脏腑之别,皆统言脉象受病之大体,亦一气也。"

张颖清先生"生物全息律"的提出,为全息脉法提供了理论上的指导。近年来,脉诊中的以分形定位为主的脉法又有渐兴之势。如近人金伟《金氏脉学》即是全息脉法张目之作。前人著述,则以黄宫绣《脉理求真》为真知"全息脉法"者。书中有"脉以独见为真"一节。文曰:"得其脉之独有所则,而脉又可断矣。盖独之义不一,如有以诸部无乖,或以一部稍乖者,是其受病在此,而可以独名也。有以五脏五脉各应互见,而六部六脉偏见一脏之脉者,是其病根伏是,而更可以独名也。独义无过于斯。"黄氏还指出此种脉法,具有个体化、渐进性的特点。这种诊脉的能力是需要长期修炼才能够达到,故曰:"此其独可以独知,而不可以共觉矣",说明这种感知的敏锐性,是与每个个体的特质有关,认识可共识,而感觉则很难沟通。他还提出,这种认识是有客观性的,如果过于主观则可害人。如"苟无独知之明,独见之真,独守之固,而曰惟我为独,独固是也,而恐则为独夫之独矣"。前三句"独知之明、独见之真、独守之固"说明,所谓的"独"是建立于对疾病本质的认识之上,所以可以坚守,而且一般而言必须坚守。“曰惟我为独,独固是也,而恐则为独夫之独矣”,如果,医者过于强调主观意识、刚愎自用就是害人,可称为“独夫之贼”。最后结语:“独亦是也,而恐则为毒人之独矣”,若过分强调主观之独,就是害人。

近百年来,西医挟科学之利,欲凌驾中医之上。其有放射线之利,则可穿胸以视脏腑;有电脑之能,可以观脑以通髓;先有光纤之生,后有导管之能,故查形之道,几毕矣。然分阴阳之盛衰,明气血之多寡,审气机之升降,现代医学所未达者,凭脉立论可得无差。至于前推病因,后断病变,固现代医学所未能也。故吾又以气韵脉法为重。

结 束 语

准确地说,我学脉诊的第一个师父应该是我的外公。当时人们传说他脉诊水平极高,凭诊脉就可以知道人的体质状态是什么,这人心脏有没有病,甚至于这个病人有没有救。他是西医出身,并没有系统地学过脉诊。他的一切诊查的依据都建立在对循环系统的认知之上。他诊脉诊查的是脉搏的强弱、盛衰、节律。但他通过诊脉所收集的材料已经远远超过一般的西医了。当我开始学习脉诊时,他给了一个重要的提示:“脉诊,摸什么并不重要,重要的是你能摸到什么”。这句话如此精辟,以至于它贯穿了这本书的始终。甚至于也贯穿于我全部的脉诊实践过程。也是出于对这句话的理解,形成了我对脉诊的第一个独有的概念——手感。这时的我是一边实践,一边学理论。当读过大量的脉诊专著后,有了一个奇怪的感受。就是:你不说我还能明白,你越说,我越糊涂。真的是读书越多越不明白。这时我姥姥给了我另一个提示:摸脉,不就是“左手心肝肾,右手肺脾门”吗?这句话真的很顶用。我再想一想这些脉书,的确,说来说去不过就是“左手心肝肾,右手肺脾门”这一句话。从现在的角度回顾,给脉诊这样一个简单的认定,肯定是值得商榷的。脉诊是非常细致入微的东西,它不可能那么简单。但当时这无疑是脉诊的基础,与认识脉学的出发点。

古人传艺有“真传一句话,假传万卷书”之论。我意以为:真传、假传皆是传。所异者,假传万卷书,传的是具体的技术、技巧。真传一句话,传的是思想、结构。如果将知识比喻为一棵大树,假传教的是大树的树冠与枝叶,真传教的是树干与树根,甚至于只是最早的一颗种子。这本书就是笔者对自己脉学理念的表达。通过对古籍的探索与自身临床实践的反复对比,探求中医脉诊最初的形态、演变过程,直到对每一个诊脉技巧的形成过程。出于时间与精力的关系,本书没能对脉象在每一个具体疾病中的表现,与具体疾病的诊脉技巧作太多描述。但作为一粒种子,我已经播下了。希望,这粒种子能够在读者的心中生根发芽,结出最美丽的花。